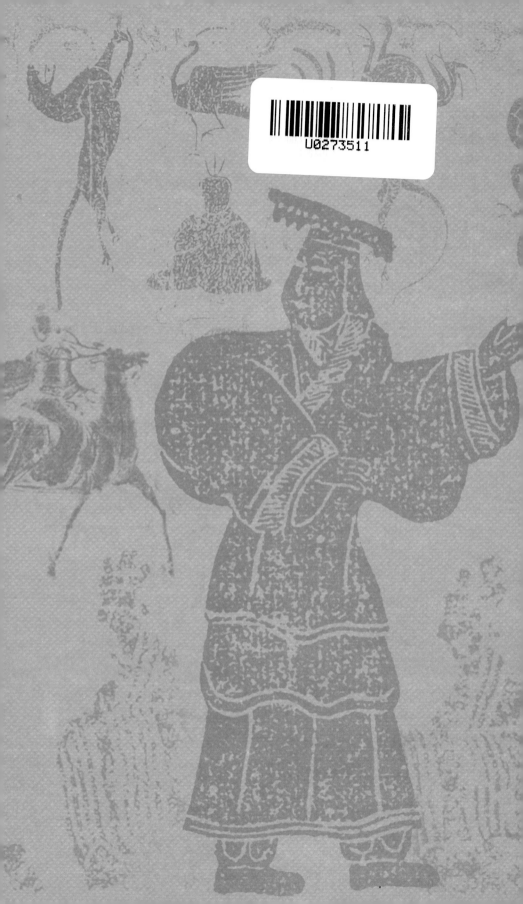

中国古医籍整理丛书

医林类证集要

（上）

明·王玺　编撰

焦振廉　张琳叶　胡　玲　武文筠　整理

中国中医药出版社

·北京·

图书在版编目（CIP）数据

医林类证集要：全 3 册/（明）王玺编撰；焦振廉等校注．—北京：中国中医药出版社，2016.11

（中国古医籍整理丛书）

ISBN 978 – 7 – 5132 – 3536 – 5

Ⅰ．①医…　Ⅱ．①王…　②焦…　Ⅲ．①中医学 – 临床医学 – 经验 – 中国 – 明代　Ⅳ．①R249.48

中国版本图书馆 CIP 数据核字（2016）第 161788 号

中国中医药出版社出版

北京市朝阳区北二环东路 28 号易亨大厦 16 层

邮政编码　100013

传真　010 64405750

保定市中画美凯印刷有限公司印刷

各地新华书店经销

*

开本 710×1000　1/16　印张 94.25　字数 967 千字

2016 年 11 月第 1 版　2016 年 11 月第 1 次印刷

书　号　ISBN 978 – 7 – 5132 – 3536 – 5

*

定价　265.00 元

网址　www.cptcm.com

国家中医药管理局
中医药古籍保护与利用能力建设项目
组织工作委员会

主　任　委　员　王国强

副　主　任　委　员　王志勇　李大宁

执　行　主　任　委　员　曹洪欣　苏钢强　王国辰　欧阳兵

执行副主任委员　李　昱　武　东　李秀明　张成博

委　　　　员

各省市项目组分管领导和主要专家

（山东省）武继彪　欧阳兵　张成博　贾青顺

（江苏省）吴勉华　周仲瑛　段金廞　胡　烈

（上海市）张怀琼　季　光　严世芸　段逸山

（福建省）阮诗玮　陈立典　李灿东　纪立金

（浙江省）徐伟伟　范永升　柴可群　盛增秀

（陕西省）黄立勋　呼　燕　魏少阳　苏荣彪

（河南省）夏祖昌　刘文第　韩新峰　许敬生

（辽宁省）杨关林　康廷国　石　岩　李德新

（四川省）杨殿兴　梁繁荣　余曙光　张　毅

各项目组负责人

王振国（山东省）　王旭东（江苏省）　张如青（上海市）

李灿东（福建省）　陈勇毅（浙江省）　焦振廉（陕西省）

蔡永敏（河南省）　鞠宝兆（辽宁省）　和中浚（四川省）

前　言

　　中医药古籍是传承中华优秀文化的重要载体，也是中医学传承数千年的知识宝库，凝聚着中华民族特有的精神价值、思维方法、生命理论和医疗经验，不仅对于传承中医学术具有重要的历史价值，更是现代中医药科技创新和学术进步的源头和根基。保护和利用好中医药古籍，是弘扬中国优秀传统文化、传承中医学术的必由之路，事关中医药事业发展全局。

　　1949 年以来，在政府的大力支持和推动下，开展了系统的中医药古籍整理研究。1958 年，国务院科学规划委员会古籍整理出版规划小组在北京成立，负责指导全国的古籍整理出版工作。1982 年，国务院古籍整理出版规划小组召开全国古籍整理出版规划会议，制定了《古籍整理出版规划（1982—1990）》，卫生部先后下达了两批 200 余种中医古籍整理任务，掀起了中医古籍整理研究的新高潮，对中医文化与学术的弘扬、传承和发展，发挥了极其重要的作用，产生了不可估量的深远影响。

　　2007 年《国务院办公厅关于进一步加强古籍保护工作的意见》明确提出进一步加强古籍整理、出版和研究利用，以及

"保护为主、抢救第一、合理利用、加强管理"的方针。2009年《国务院关于扶持和促进中医药事业发展的若干意见》指出，要"开展中医药古籍普查登记，建立综合信息数据库和珍贵古籍名录，加强整理、出版、研究和利用"。《中医药创新发展规划纲要（2006—2020)》强调继承与创新并重，推动中医药传承与创新发展。

2003~2010年，国家财政多次立项支持中国中医科学院开展针对性中医药古籍抢救保护工作，在中国中医科学院图书馆设立全国唯一的行业古籍保护中心，影印抢救濒危珍本、孤本中医古籍1640余种；整理发布《中国中医古籍总目》；遴选351种孤本收入《中医古籍孤本大全》影印出版；开展了海外中医古籍目录调研和孤本回归工作，收集了11个国家和2个地区137个图书馆的240余种书目，基本摸清流失海外的中医古籍现状，确定国内失传的中医药古籍共有220种，复制出版海外所藏中医药古籍133种。2010年，国家财政部、国家中医药管理局设立"中医药古籍保护与利用能力建设项目"，资助整理400余种中医药古籍，并着眼于加强中医药古籍保护和研究机构建设，培养中医古籍整理研究的后备人才，全面提高中医药古籍保护与利用能力。

在此，国家中医药管理局成立了中医药古籍保护和利用专家组和项目办公室，专家组负责项目指导、咨询、质量把关，项目办公室负责实施过程的统筹协调。专家组成员对古籍整理研究具有丰富的经验，有的专家从事古籍整理研究长达70余年，深知中医药古籍整理研究的重要性、艰巨性与复杂性，履行职责认真务实。专家组从书目确定、版本选择、点校、注释等各方面，为项目实施提供了强有力的专业指导。老一辈专家的学术水平和智慧，是项目成功的重要保证。项目承担单位山东中医药大学、南京中医药大学、上海中医药大学、福建中医药大学、浙江省中医药研究院、陕西省中医药研究院、河南省中医药研究院、辽宁中医药大学、成都中医药大学及所在省市中医药管理部门精心组织，充分发挥区域间互补协作的优势，并得到承担项目出版工作的中国中医药出版社大力配合，全面推进中医药古籍保护与利用网络体系的构建和人才队伍建设，使一批有志于中医学术传承与古籍整理工作的人才凝聚在一起，研究队伍日益壮大，研究水平不断提高。

本着"抢救、保护、发掘、利用"的理念，该项目重点选择近 60 年未曾出版的重要古医籍，综合考虑所选古籍的保护价值、学术价值和实用价值。400 余种中医药古籍涵盖了医经、基础理论、诊法、伤寒金匮、温病、本草、方书、内科、外科、女科、儿科、伤科、眼科、咽喉口齿、针灸推拿、养生、医案医话医论、医史、临证综合等门类，跨越唐、宋、金元、明以迄清末。全部古籍均按照项目办公室组织完成的行业标准《中医古籍整理规范》及《中医药古籍整理细则》进行整理校注，绝大多数中医药古籍是第一次校注出版，一批孤本、稿本、抄本更是首次整理面世。对一些重要学术问题的研究成果，则集中收录于各书的"校注说明"或"校注后记"中。

"既出书又出人"是本项目追求的目标。近年来，中医药古籍整理工作形势严峻，老一辈逐渐退出，新一代普遍存在整理研究古籍的经验不足、专业思想不坚定等问题，使中医古籍整理面临人才流失严重、青黄不接的局面。通过本项目实施，搭建平台，完善机制，培养队伍，提升能力，经过近 5 年的建设，锻炼了一批优秀人才，老中青三代齐聚一堂，有效地稳定了研究队伍，为中医药古籍整理工作的开展和中医文化与学术的传承提供必备的知识和人才储备。

本项目的实施与《中国古医籍整理丛书》的出版，对于加强中医药古籍文献研究队伍建设、建立古籍研究平台，提高古籍整理水平均具有积极的推动作用，对弘扬我国优秀传统文化，推进中医药继承创新，进一步发挥中医药服务民众的养生保健与防病治病作用将产生深远影响。

第九届、第十届全国人大常委会副委员长许嘉璐先生，国家卫生计生委副主任、国家中医药管理局局长、中华中医药学会会长王国强先生，我国著名医史文献专家、中国中医科学院马继兴先生在百忙之中为丛书作序，我们深表敬意和感谢。

由于参与校注整理工作的人员较多，水平不一，诸多方面尚未臻完善，希望专家、读者不吝赐教。

国家中医药管理局中医药古籍保护与利用能力建设项目办公室
二〇一四年十二月

许 序

"中医"之名立，迄今不逾百年，所以冠以"中"字者，以别于"洋"与"西"也。慎思之，明辨之，斯名之出，无奈耳，或亦时人不甘泯没而特标其犹在之举也。

前此，祖传医术（今世方称为"学"）绵延数千载，救民无数；华夏屡遭时疫，皆仰之以度困厄。中华民族之未如印第安遭染殖民者所携疾病而族灭者，中医之功也。

医兴则国兴，国强则医强。百年运衰，岂但国土肢解，五千年文明亦不得全，非遭泯灭，即蒙冤扭曲。西方医学以其捷便速效，始则为传教之利器，继则以"科学"之冕畅行于中华。中医虽为内外所夹击，斥之为蒙昧，为伪医，然四亿同胞衣食不保，得获西医之益者甚寡，中医犹为人民之所赖。虽然，中国医学日益陵替，乃不可免，势使之然也。呜呼！覆巢之下安有完卵？

嗣后，国家新生，中医旋即得以重振，与西医并举，探寻结合之路。今也，中华诸多文化，自民俗、礼仪、工艺、戏曲、历史、文学，以至伦理、信仰，皆渐复起，中国医学之兴乃属必然。

迄今中医犹为国家医疗系统之辅，城市尤甚。何哉？盖一则西医赖声、光、电技术而于20世纪发展极速，中医则难见其进。二则国人惊羡西医之"立竿见影"，遂以为其事事胜于中医。然西医已自觉将入绝境：其若干医法正负效应相若，甚或负远逾于正；研究医理者，渐知人乃一整体，心、身非如中世纪所认定为二对立物，且人体亦非宇宙之中心，仅为其一小单位，与宇宙万象万物息息相关。认识至此，其已向中国医学之理念"靠拢"矣，虽彼未必知中国医学何如也。唯其不知中国医理何如，纯由其实践而有所悟，益以证中国之认识人体不为伪，亦不为玄虚。然国人知此趋向者，几人？

国医欲再现宋明清高峰，成国中主流医学，则一须继承，一须创新。继承则必深研原典，激清汰浊，复吸纳西医及我藏、蒙、维、回、苗、彝诸民族医术之精华；创新之道，在于今之科技，既用其器，亦参照其道，反思己之医理，审问之，笃行之，深化之，普及之，于普及中认知人体及环境古今之异，以建成当代国医理论。欲达于斯境，或需百年欤？予恐西医既已醒悟，若加力吸收中医精粹，促中医西医深度结合，形成21世纪之新医学，届时"制高点"将在何方？国人于此转折之机，能不忧虑而奋力乎？

予所谓深研之原典，非指一二习见之书、千古权威之作；就医界整体言之，所传所承自应为医籍之全部。盖后世名医所著，乃其秉诸前人所述，总结终生行医用药经验所得，自当已成今世、后世之要籍。

盛世修典，信然。盖典籍得修，方可言传言承。虽前此50余载已启医籍整理、出版之役，惜旋即中辍。阅20载再兴整理、出版之潮，世所罕见之要籍千余部陆续问世，洋洋大观。

今复有"中医药古籍保护与利用能力建设"之工程，集九省市专家，历经五载，董理出版自唐迄清医籍，都400余种，凡中医之基础医理、伤寒、温病及各科诊治、医案医话、推拿本草，俱涵盖之。

噫！璐既知此，能不胜其悦乎？汇集刻印医籍，自古有之，然孰与今世之盛且精也！自今而后，中国医家及患者，得览斯典，当于前人益敬而畏之矣。中华民族之屡经灾难而益蕃，乃至未来之永续，端赖之也，自今以往岂可不后出转精乎？典籍既蜂出矣，余则有望于来者。

谨序。

第九届、十届全国人大常委会副委员长

许嘉璐

二〇一四年冬

王 序

中医学是中华民族在长期生产生活实践中，在与疾病作斗争中逐步形成并不断丰富发展的医学科学，是中国古代科学的瑰宝，为中华民族的繁衍昌盛作出了巨大贡献，对世界文明进步产生了积极影响。时至今日，中医学作为我国医学的特色和重要医药卫生资源，与西医学相互补充、相互促进、协调发展，共同担负着维护和促进人民健康的任务，已成为我国医药卫生事业的重要特征和显著优势。

中医药古籍在存世的中华古籍中占有相当重要的比重，不仅是中医学术传承数千年最为重要的知识载体，也是中医为中华民族繁衍昌盛发挥重要作用的历史见证。中医药典籍不仅承载着中医的学术经验，而且蕴含着中华民族优秀的思想文化，凝聚着中华民族的聪明智慧，是祖先留给我们的宝贵物质财富和精神财富。加强对中医药古籍的保护与利用，既是中医学发展的需要，也是传承中华文化的迫切要求，更是历史赋予我们的责任。

2010 年，国家中医药管理局启动了中医药古籍保护与利用能力建设项目。这既是传承中医药的重要工程，也是弘扬优秀民族文化的重要举措，不仅能够全面推进中医药的有效继承和创新发展，为维护人民健康做出贡献，也能够彰显中华民族的璀璨文化，为实现中华民族伟大复兴的中国梦作出贡献。

相信这项工作一定能造福当今，嘉惠后世，福泽绵长。

国家卫生和计划生育委员会副主任

国家中医药管理局局长

中华中医药学会会长

王国强

二〇一四年十二月

马 序

　　新中国成立以来，党和国家高度重视中医药事业发展，重视古籍的保护、整理和研究工作。自 1958 年始，国务院先后成立了三届古籍整理出版规划小组，分别由齐燕铭、李一氓、匡亚明担任组长，主持制订了《整理和出版古籍十年规划（1962—1972）》《古籍整理出版规划（1982—1990）》《中国古籍整理出版十年规划和"八五"计划（1991—2000）》等，而第三次规划中医药古籍整理即纳入其中。1982 年 9 月，卫生部下发《1982—1990 年中医古籍整理出版规划》，1983 年 1 月，中医古籍整理出版办公室正式成立，保证了中医古籍整理出版规划的实施。2002 年 2 月，《国家古籍整理出版"十五"（2001—2005）重点规划》经新闻出版署和全国古籍整理出版规划领导小组批准，颁布实施。其后，又陆续制定了国家古籍整理出版"十一五"和"十二五"重点规划。国家财政多次立项支持中国中医科学院开展针对性中医药古籍抢救保护工作，文化部在中国中医科学院图书馆专门设立全国唯一的行业古籍保护中心，国家先后投入中医药古籍保护专项经费超过 3000 万元，影印抢救濒危珍、善、孤本中医古籍 1640 余种，开展了海外中医古籍目录调研和孤本回归工作。2010 年，国家财政部、国家中医药管理局安排国家公共卫生专项资金，设立了"中医药古籍保护与利用能力建设项目"，这是继 1982~1986 年第一批、第二批重要中医药古籍整理之后的又一次大规模古籍整理工程，重点整理新中国成立后未曾出版的重要古籍，目标是形成并普及规范的通行本、传世本。

为保证项目的顺利实施，项目组特别成立了专家组，承担咨询和技术指导，以及古籍出版之前的审定工作。专家组中的许多成员虽逾古稀之年，但老骥伏枥，孜孜不倦，不仅对项目进行宏观指导和质量把关，更重要的是通过古籍整理，以老带新，言传身教，培养一批中医药古籍整理研究的后备人才，促进了中医药古籍保护和研究机构建设，全面提升了我国中医药古籍保护与利用能力。

作为项目组顾问之一，我深感中医药古籍保护、抢救与整理工作的重要性和紧迫性，也深知传承中医药古籍整理经验任重而道远。令人欣慰的是，在项目实施过程中，我看到了老中青三代的紧密衔接，看到了大家的坚持和努力，看到了年轻一代的成长。相信中医药古籍整理工作的将来会越来越好，中医药学的发展会越来越好。

欣喜之余，以是为序。

中国中医科学院研究员

马继兴

二〇一四年十二月

校注说明

《医林类证集要》10 卷，明代王玺编撰。王玺，明代高级武官，孤竹（今属河北唐山）人，生年不详，卒于明弘治元年（1488）。"习韬略，谙文事，勇而有谋"，武备西部边陲二十余年，官至节制甘肃诸军事平羌将军总兵官右军都督府都督。因感经典医书"书目污漫，词理雅奥"，于是"以《内经》《本草》为主，外考各医师家议说"，撰集《医林类证集要》。

书前有序、春德堂题识、凡例。正文共 10 卷。前八卷以各科病证为门，卷一为中风、厉风等 16 门，卷二为伤风、中寒等 16 门，卷三为气、痰饮等 8 门，卷四为伤寒 1 门，卷五为积聚、脾胃等 9 门，卷六为胀满、水肿等 12 门，卷七为痈疽发背、疔疮等 6 门，卷八为遗泄、淋等 17 门，凡 85 门。卷九为妇人门，列月经不调、血气作痛等。卷十为老人、小儿 2 门，老人门列治法、食戒及酒方、粥方等，小儿门列观形、察色、听声、视手纹等诊法及疾病证治。各门一般先为总论，后列治法、灸法及易简诸方。书后有正德本郑善夫《医林集要》序。该书为明代综合性医书中年代较早的一部，内容丰富，体例清晰，体现了理法方药一脉贯穿的中医临床思路，临床价值与文献价值并重。徐春甫、李时珍及朝鲜《东医宝鉴》多有征引。但清代以后流传不畅，各馆收藏较少，是相对稀见综合性医学全书。

本次整理，以上海中医药大学图书馆所藏明成化十八年（1482）春德堂刻本为底本，以明嘉靖八年（1529）书林刘氏自新堂刻本（简称"嘉靖本"）为主校本。

具体校注方法如下：

1. 原文中的繁体字，均改为规范简化字，并进行现代标点。

2. 原文中因刻写致误的明显错别字，予以径改，不出校。

3. 原文中的古字、异体字、俗写字，以规范简化字律齐，不出注。

4. 原文中的通假字保留，于首见处出注说明。

5. 原文中可以确认的脱文、衍文、文字颠倒，可据对校或他校资料校正，或据文义校正。

6. 原文字词无误而对校或他校资料义胜或有参考意义者，酌情出校。

7. 原文中文字有疑义，无对校或他校资料可据，难定是非者，出校存疑。

8. 原文中字词疑难或生疏者，予以简注。

9. 原文中明引前代文献，简注说明。其中引用与原文无差者，用"语出"；引用与原文有出入者，用"语本"。凡称引自某书而某书不见反见于他书者，用"语见"。

10. 原书各卷前有"孤竹王玺集"题署、末尾有"医林类证集要卷之某终"，今删去。

11. 原书中方位词"左""右"作今"上""下"义者，分别改为"上""下"。

序

　　盖闻禀天地之元气以生者，莫寿乎人；调人之元气以和者，莫贵乎医。医之所宗而神圣工巧①者，不越乎《内经》《本草》而已。是故病不②考于《内经》，不可以言病之源；药不见于《本草》，不可以言药之性。何则？《内经》《本草》乃生知圣人所箸③之书，诚万世不易之法也。然而去圣既远，降及战国汉唐以来，若越人之《难经》，王叔和之《脉诀》④，张仲景之《金匮方》，孙思邈《千金方》，罗谦甫《卫生宝鉴》，朱彦修《丹溪心法》，刘宗厚《玉机微义》，李东垣《十书》之属，皆专门明家所论，脉病证治，靡不殚备⑤，虽后之作者⑥，亦莫能逾焉。但书目污漫⑦，词理雅奥，未免人各自成一家之说，而使后世业医者尚不能折中众论，以为一定之见，惜乎！穷乡僻邑，后学之辈，临症之顷，以之疗疾，其不费检

---

　　①　神圣工巧：典出《难经·六十一难》。
　　②　不：原作"示"，据文义改。
　　③　箸：同"著"。宋代苏轼《和子由苦寒见寄》诗："念昔喜箸书，别来不成篇。"
　　④　《脉诀》：指《王叔和脉诀》，五代（一说北宋）人高阳生托名王叔和作，一卷，以歌诀阐述脉理，并立七表、八里、九道等名目，通俗易懂，流传广泛。
　　⑤　殚备：全都齐备。殚，尽。
　　⑥　作者：有学术开创之功者。
　　⑦　污漫：亦作"污墁"，涂饰，谓错互不一，不可为据。

阅体认者，几希①焉。予恒慨此而未遑②，兹赖皇威丕振③，戎阃多暇④，辄不揣庸陋，僭垂情于医道，由是专以《内经》《本草》为主，外考各医师家议说，有发明经旨者，爰作论断，分门析类，厘为10卷，题曰《医林集要》，俾养老慈幼者，虽未能尽脱疴起痏⑤之妙，然据众论以释经，对诸症而施剂，则庶免临渴问津⑥之患，殆亦小补云。予不敢自谓之必是，姑俟知医者而檃括⑦焉。

成化⑧壬寅二月癸卯节制甘肃诸军事平羌将军总兵官
右军都督府都督同知荣禄大夫孤竹王玺序

---

① 几希：甚少。
② 未遑：没有时间顾及。
③ 丕振：大振。丕，大。
④ 戎阃（kǔn 捆）多暇：公事之余颇多闲暇。戎阃，将帅议事之所。王玺督兵于外，因称。
⑤ 痏：原作"痏"，据嘉靖本改。
⑥ 临渴问津：喻病至紧急才去探寻医理。
⑦ 檃（yǐn 隐）括：亦作"檃栝"，古时用以矫正竹木斜曲的工具，揉曲为"檃"，正方为"括"，引申为矫正。
⑧ 成化：明宪宗朱见深年号，公元 1465 年至 1487 年。

春德堂题识①

　　《医林类证集要》，乃节制甘肃诸军事总兵官平羌将军都督王公手集之书也。凡古今圣贤良方秘术，与夫载诸②遗经，纪③诸人舌，镌④诸碑石，曾收奇效者，悉采而辑之，复专以《本草》《内经》为主，外者各医师家议说与经旨药性不相背驰者，爰作论断，始于中风，终于小儿，凡10卷。然病有大小而无不经之论，药有精粗而无不效之方，张掖耆老乡士彭澧、胡霁、扬政、谢钊、周广、张玉等，惜秘藏于一人一己之私，遂各捐己资，鸠工⑤锓梓⑥，以广其传，是知向所未真知之病，定见之药，今皆得以知见，俾养老慈幼者咸跻仁寿⑦之域，而无夭折之厄，不惟有以惠人于一时，将有以惠人于无穷矣。噫！王公之用心，何其仁哉？

成化壬寅岁春德堂刊谨识

---

①　春德堂题识：此题原无，今补。

②　诸：于。

③　纪：通"记"。《释名·释言语》："纪，记也，记识之也。"清毕沅疏证引叶德炯："纪、记二字古通。"

④　镌（juān 绢）：镌刻。

⑤　鸠工：聚集工匠。鸠，聚集。

⑥　锓（qǐn 寝）梓：刻版印行。锓，刻版。梓，木名，古时刻版多用梓木，因称书版为"梓"。

⑦　仁寿：有仁德而长寿。典出《论语·雍也》。

凡 例

是书论病源专以《内经》为主，复外考各医书，有发明经者亦录于次，与经相背者去之。《内经》有不载者，亦折衷诸医师家议说引论于前，以为定见，庶无惑于学者。

论药性专以《本草》为主，《本草》不收者不录。

论脉专以《脉经》《脉诀》与各医书论脉精微者为主。

论针灸专以《针经》为主，《针灸四书》① 为主。

附录养生方、导引法，引用《巢氏病源》与《道藏经》所收者。

治法，悉考古今诸明医②语录曾收奇效者，附录于下，以为后学临证用药之指南。

分门，每一大证下或分数小证，如心腹痛有九种之类。

新增老人门，恐后学不知老人阳盛阴虚，而妄与壮年人同治。

---

① 《针灸四书》：元代窦桂芳辑《子午流注针经》《针经指南》《黄帝明堂灸经》《灸膏肓腧穴法》四书而成。

② 明医：明于医学，指高明的医生。

总目录

卷之一

目　录

中风门

风痹门

卷之一

中风门

黄帝问曰：风之伤人也，或为寒热，或为热中，或为寒中，或为厉风，或为偏枯，或为风也，其病各异，其名不同，或内至五脏六腑，不知其解，愿闻其说。岐伯对曰：风气藏于皮肤之间，内不得通，外不得泄，风者善行而数变，腠理开则洒然^①寒，闭则热而闷。其寒也，则衰食饮；其热也，则消肌肉，故使人怢栗^②而不能食，名曰寒热。风气与阳明入胃，循脉而上至目内眦，其人肥则风气不得外泄，则为热中而目黄；人瘦则外泄而寒，则为寒中而泣出。风气与太阳俱入，行诸脉俞，散于分肉之间，与卫气相干，其道不利，故使肌肉愤膜而有疡；卫气有所凝而不行，故其肉有不仁也。疠^③者，有荣卫热胕，其气不清，故使鼻柱坏而色败，皮肤疡溃，风寒客于脉而不去，名曰疠风，或名曰寒热。以春甲乙伤于风者为肝风，以夏丙丁伤于风者为心风，以季夏戊己伤于邪者为脾风，以秋庚辛中于邪者为肺风，以冬壬癸中于邪者为肾风。风中五脏六腑之俞，亦为脏腑之风；各入其门户所中，则为偏风；风气循风府而上，则为脑风；风入系头，则为目风眼寒；饮酒中风，则为漏风；入房汗出中风，则为内风；新沐中风，则为首风；久风入中，则为肠风飧泄；外在腠理，则为泄风。故风者，百病之长也，至其变化，乃为他病也，无常方，然致有风气也。

---

① 洒然：寒冷貌。
② 怢（tū 突）栗：猝然寒战貌。怢，忽然。
③ 疠：恶疮。

帝曰：五脏风之形状不同者何？愿闻其诊①及其病能②。岐伯曰：肺风之状，多汗恶风，色皏然③白，时咳短气，昼日则瘥，暮则甚，诊在眉上，其色白；心风之状，多汗恶风，焦绝，善怒吓，赤色，病甚则言不可快，诊在口，其色赤；肝风之状，多汗恶风，善悲，色微苍④，嗌干善怒，时憎女子，诊在目下，其色青；脾风之状，多汗恶风，身体怠堕⑤，四支⑥不欲动，色薄微黄，不嗜食，诊在鼻上，其色黄；肾风之状，多汗恶风，面痝然⑦浮肿，脊痛不能正立，其色炱⑧，隐曲不利⑨，诊在肌上，其色黑；胃风之状，颈多汗，恶风，食饮不下，鬲⑩塞不通，腹善满，失衣则䐜胀，食寒则泄，诊形瘦而腹大；首风之状，头面多汗，恶风，当先风一日则病甚，头痛不可以出内，至其风日则病少愈；漏风之状，或多汗，常不可单衣，食则汗出，甚则身汗，喘息恶风，衣常濡，口干善渴，不能劳事；泄风之状，多汗，汗出泄衣上，口中干，上渍⑪，其风不能劳事，身体尽痛则寒⑫。

《要略》云：风之为病，当半身不遂，经络空虚，贼邪不泻，或左或右，邪气反缓，正气即急，正气引邪，㖞僻不遂。邪在于

---

① 诊：征象。

② 能：通"态"。《荀子·天论》："耳目鼻口之形能。"王念孙杂志："'形能'当连读，'能'读为'态'。"

③ 皏（pěng 捧）然：浅白貌。

④ 苍：青色。

⑤ 堕：通"惰"。《文选·七发》李善注引郭璞《方言注》："堕，懈堕也。"

⑥ 支：同"肢"。《正字通·支部》："支，与'肢'通，人四体也。"嘉靖本作"肢"。

⑦ 痝（máng 忙）然：肿起貌。

⑧ 炱（tái 抬）：烟灰，引申为黑色。

⑨ 隐曲不利：二便或房事之疾。

⑩ 鬲：通"膈"。《洪武正韵·陌韵》："膈，胸膈心脾之间，通作'鬲'。"

⑪ 上渍：肤表汗出如水浸渍。

⑫ 黄帝……则寒：语本《素问·风论》。

络，肌肤不仁，在经即重不胜邪，入腑则不识人，入脏即难言，口①吐涎。

《发明》云：中脏者性命厄②。

《要略》云：脉微而数，中风使然。头痛脉滑者中风，风脉虚弱也。又，寸口脉浮而紧，寸口脉缓而迟，皆曰中风也。

《脉经》云：浮而大者风。又，浮而缓，皮肤不仁，风寒入肌肉。又，滑而浮散者，瘫痪风。又，诊人被风，不仁痿蹷③，其脉虚者生，坚急疾者死。

又云：发直吐沫，摇头上窜，直视口开，手撒眼合，遗尿，不知人，或面赤如妆，或头面青黑，汗缀如珠，声如鼾睡，皆不可治④。

治 法

卒中风，奄忽⑤不知人事，牙关紧急，涎潮壅塞，口眼㖞邪⑥，半身不遂，精神恍惚，惊悸恐怖，仓卒之际，宜以搐鼻法或通顶散开其关窍，次以苏和香丸擦启牙关。如无苏和香丸者，或用白梅，或破棺散，擦启牙关，连进以生姜自然汁，俟其苏醒，然后辨其脉病，若的是中风者，方可本门之药以治之。

中血脉，外有六经之形证，则从小续命汤之类加减。中腑，内有便溺之阻隔，宜三化汤或麻仁丸之类通利之。外无六经之形证，内无便溺之阻隔，宜养血通气，大秦艽汤、羌活愈风汤之类主之。中脏，痰涎昏冒，宜至宝丹之类主之。

治风当通因通用，惟宜宣发以散之。有当下者则下，不当下

---

① 口：原作"曰"，据《金匮要略·中风历节病脉证并治》改。

② 发明云……命厄：语本《仁斋直指方论》卷三。《发明》，指《医学发明》，金代张元素著。

③ 蹷（jué 决）：跌倒。

④ 脉经……可治：语本《玉机微义》卷一。

⑤ 奄忽：突然。

⑥ 邪：同"斜"。《玉篇·邑部》："邪，音'斜'。"

者不可辄便造次妄投苦寒镇坠之剂以下之。

如小便少，不可以药利之，既以①自汗，则津液外亡，小便自少，若利之，使荣卫枯竭，无以制火，烦热愈甚，当候热退汗止，小便自行也。兼此证乃阳明经，大忌利小便。若饮食坐卧如常，但失音，小续命去附子，加石菖蒲。

若人自苏，能言饮食，惟身体不遂，急则挛蜷，缓则軃曳②，经年不愈，以加减地仙丹常服。

凡人初觉大拇指及次指麻木不仁，或手足不用，或肌肉蠕动者，三年内必有大风至，经曰肌肉蠕动，命曰微风③，宜先服八风散、愈风汤、天麻丸各一料为效。故手大指次指，手太阴、阳明经，风多著此经也，先服祛风涤热之剂，辛凉之药，治内外之邪。

若风中脏，痰涎昏冒，有烦热者，宜用牛黄清心丸。

痰壅盛者，口眼㖞斜，不能言者，皆当用吐法，一吐不已，再吐。轻者用瓜④蒂一钱，或稀涎散，或虾汁汤，服后鹅翎探引吐痰。用虾者，盖引其风出耳。重者用藜芦半钱或三分，加麝香少许，虀汁调，吐其痰。若口噤昏迷者，灌入鼻内吐之，虚者不可吐。

凡肺中风者，急灸肺腧百壮，服续命汤救之。其肝中风、心中风、脾中风、肾中风、大肠中风，各灸本腧百壮，亦服续命汤主之。

治风之法，大段⑤宜灸最善。凡觉心中愦乱，神思不怡，或手足麻痹，此将中脏之候，不问是风与气，可速灸下文灸法内百会等七穴各五七壮，一曰随年壮灸之。如素有风人，须留意此灸法，可保无虞，此法能灸卒死。经云凡人风发，强忍怕痛，不肯灸，忽然卒死，谓是何病，风入脏故也⑥。

---

① 以：同"已"。《正字通·人部》："以，与'已'同。"
② 軃（duǒ 躲）曳：上肢无力而下垂，下肢不便而行走拖曳。軃，下垂。曳，拖曳。
③ 肌肉……微风：语出《素问·调经论》。
④ 瓜：原作"苽"，据嘉靖本改。
⑤ 大段：大略。
⑥ 经云……故也：语本《卫生宝鉴》卷八。

老人中风治法，当与老人门参看。

已①下诸证与中风病形俱相似，世医多一概误作风证治之，今附录于下，以备详察云，余皆仿此。

《病机》云：四肢不举，俗曰瘫痪，经谓土大过则令人四肢不举，此真膏粱②之疾，非肝肾经虚，其治则③泻，令气弱阳虚，土平而愈，三化汤、调胃承气汤选而用之。若脾虚，亦令人四肢不举，其治可补，十全散加减四物，去邪留正④。治法见脾胃门。

严用和云：人之元气强壮，荣卫和平，腠理致密，外邪焉能为害？或因七情饮食劳役，致真气先虚，荣卫空疏，邪气承虚而入，故致此疾。若内因七情而得者，法当调气，不当治风，外因六淫而得者，亦当先调气，后依所感六气治之，此良法也，宜八味顺气散⑤。治法见气门。

许学士云：世言气中者，虽不见于方书，然暴怒伤阴，暴喜伤阳，忧愁不已，气多厥逆，往往得此疾，便觉涎潮昏塞，牙关紧急，若便作中风用药，多致杀人，惟宜苏和香丸灌，便醒，然后随寒热虚实而调之，无不愈者。经云：无故而喑，脉不至，不治自已，谓气暴逆也，气复则已⑥。审⑦如是，虽不服药自可⑧。治法见气门。

---

① 已：同"以"。《荀子·非相》："人之所以为人者何已也？"杨倞注："已，与'以'同。"

② 粱：通"粱"。《说文通训定声·壮部》："粱，段借为'粱'。"

③ 则：原脱，据《素问病机气宜保命集》卷中补。

④ 《病机》……留正：语本《玉机微义》卷一。《病机》，指《素问病机气宜保命集》，金代刘完素著。

⑤ 严用和……气散：语本《玉机微义》卷一。严用和，宋代医家，字子礼，庐陵（今江西吉安）人，著有《严氏济生方》十卷。

⑥ 无故……则已：语见《全生指迷方》卷一。《素问·大奇论》："肝脉骛暴，有所惊骇，脉不至，若喑，不治自已。"

⑦ 审：确实。

⑧ 许学士……自可：语本《玉机微义》卷一。许学士，即许叔微，宋代医家，字知可，真州（今江苏仪征）人，曾任翰林学士，因称"许学士"，著有《普济本事方》十卷。

《元戎》云：酒湿之为病，亦能作痹证，口眼㖞斜，半身不遂，浑似中风，舌强不正，当泻湿毒，不可作风治而汗也①。治法见风痹门。

丹溪曰：湿热之病，当作诸痿论治②。治法见痿门。

痉证类风治法见痉门。

尸厥、痰厥、气厥、血厥、酒厥等证，亦与中风相似。治法见卒厥门。

丹溪曰：诸痹类风状③。治法见风痹门。

王履《中风辨》④：河间论中风，专主于火，东垣论中风，专主于气，丹溪论中风，专主于湿。一云：痿湿火热痰气虚诸证而似中风，故古今治例不一，是以徐彦纯⑤折衷⑥诸经之旨，辨已上诸证不得与中风同治。

附：养生方导引法

一法，正倚壁，不息行气，从头至足止，愈疽疝，大风偏枯，诸风痹。

一法，仰两足指，五息止，引腰背痹，偏枯，令人耳闻声，常行，眼耳诸根⑦无有挂碍。

一法，以背正倚，展两足及指，瞑心⑧，从头上引气，想以达足之十趾及足掌心，可三七引，候掌心似受气止，盖谓上引泥

---

① 元戎……汗也：语本《玉机微义》卷一。《元戎》，即《医垒元戎》，十二卷，元代王好古撰。

② 湿热……论治：语本《局方发挥》。

③ 诸痹类风状：语见《玉机微义》卷一。

④ 中风辨：《医经溯洄集》篇名。

⑤ 徐彦纯：元末明初医家，字用诚，会稽（今浙江绍兴）人，著有《医学折衷》。后刘纯增补其书，成《玉机微义》五十卷。

⑥ 折衷：亦作"折中"，取正。

⑦ 诸根：即"六根"，佛家称眼、耳、鼻、舌、身、意为"六根"，以为种种烦恼之根。

⑧ 瞑心：屏除意虑。

丸①，下达涌泉是也。

一法，正住②倚壁，不息行气，从口趣③令气至头始止，治疝痹大风偏枯。

一法，一足踏地，足不动，一足向侧相转，身敧④势，并手尽急回，左右迭二七，去脊风冷，偏枯，不通润。

一法，手前后递互拓，极势三七，手掌向下，头低面心，气向下至涌泉、仓门，却努一时取势，散气放纵，身气平，头动，髆⑤前后敧侧，柔转二七，去髆并⑥冷血筋急，渐渐如消。

一法，两手抱左膝，伸⑦腰，鼻内气七息，展右足，除难屈伸拜起，胫中痛萎。

一法，两手抱右膝箸膺⑧，除下重，难屈伸。

一法，踞坐，伸右脚，两手抱左膝头，伸腰，以鼻内气，自极七息，展右⑨足著外，除难屈伸拜起，胫中疼痹。

一法，立，身上下正直，一手上拓，仰手如似推物势，一手向下如捺物，极势，上下来去，换易四七，去髆井内冷血内风，两髆两腋筋脉挛急。

一法，踞⑩，伸左脚，两手抱右膝，伸腰，以鼻内气，自极七息，展左足著外，除难屈伸拜起，胫中疼。

一法，偃卧，合两膝，布两足，伸腰，口内气，振腹七息，

---

① 泥丸：道教对脑神之称。
② 住：原作"柱"，据嘉靖本、《诸病源候论》卷一改。
③ 趣：快速。
④ 敧（qī 七）：倾斜。
⑤ 髆（bó 帛）：肩胛。
⑥ 并：《诸病源候论》卷一作"井"。
⑦ 伸：原作"生"，据《诸病源候论》卷一改。按本书"养生方导引法"引自《诸病源候论》，其"伸"字多作"生"，丁光迪以为讹字，在其《诸病源候论养生方导引法研究》中已为改正。今从丁氏说，此下本书引《诸病源候论》"伸"作"生"者改为"伸"，不出校。
⑧ 箸膺：挨住胸部。箸，同"着"。《诸病源候论》卷一作"著膺"。
⑨ 右：原作"大"，据《诸病源候论》卷一、《外台秘要》卷十九改。
⑩ 踞：当作"踞坐"二字。

除壮热疼痛，两胫不随。

一法，治四肢疼闷及不随，腹内积气，床席必须平稳，正身仰卧，缓解衣带，枕高三寸，握固者以两手，各自以四指把手拇①指，舒臂，令去身各五寸，两脚竖指，相去五寸，安心定意，调和气息，莫思余事，专意念气，徐徐漱醴泉者，以舌舐略唇口牙齿，然后咽唾，徐徐以口吐气，鼻引气入喉，须微微缓作，不可卒急强作，待好调和，引气勿令自闻出入之声，每引气，心心念送之，从脚趾头使气出，引气五息六息，一出之为一息，一息数至十息，渐渐增益，得至百息二百息，病即除愈。不用食生菜及鱼肥肉。大饱食后，喜怒忧患，悉不得辄行气，惟须向晓清静时行气，大佳，能愈万病。

一法，展两足上②，除不仁胫寒之疾也。

地仙丹方见历节风门

十全散方见□③

调胃承气汤方见伤寒门

瓜蒂散方见风痫门

麻仁丸方见二便不通门

苏合香丸方见气门

稀涎散　治风涎不下，喉中作声，状如牵锯。

半夏大者，十四个　猪牙皂角一个，净

上咀，作一服，水二盏煎一盏，入生姜自然汁少许，服。不能咽者，徐徐灌④入⑤。

救急稀涎散　治中风涎潮，膈塞气闭不通。

明矾　猪牙皂角肥实不蛀者，炙，去皮弦，各一两

① 拇：原作“栂”，据《诸病源候论》卷一改。
② 展两足上：《外台秘要》卷十九作“展左足右足上”六字。
③ 方见□：按原书方名下“方见”多有阙文者，今予注明，并以“□”示之，后见不注。
④ 灌：原作“嚾”，据《重订严氏济生方·诸风门》改。
⑤ 入：原脱，据嘉靖本补。

上为末，每服一二钱，不拘时白汤调服，即吐。

虾汁汤 以虾半斤，入酱、葱、姜等料物，水煮，先吃虾，次饮汁，后以鹅翎探引吐痰。用虾者，盖引其风出耳。

搐鼻法 治卒中风昏塞，不省人事，牙关紧急，药不得下咽者。

细辛洗，去土叶　猪牙皂角去子，各等分

上为细末，每以纸捻蘸药入鼻，或用竹管轻轻吹入，得嚏后进药，或以苏合香丸擦开牙关，连进。以生姜自然汁或以生姜擦牙，亦效。

通顶散 治中风中气，昏愦不知人事，急用吹鼻，即苏。

藜芦　甘草生用　川芎　细辛　人参各一钱　石膏五钱

上为末，吹入鼻中一字，就提头顶中发，立苏。有嚏者可治。

皂角散

萝卜子　猪牙皂角各等分

上为细末，每服二三钱，水煎，热服半盏，即吐。

香粉散 治风涎暴作，气塞倒卧。

苦丁香末三钱　轻粉一字

上为末，用水半盏调匀，灌之，良久涎自出。如未出，含沙糖即吐。

破棺散 治中风，牙已关紧，无门下药。

南星半钱　龙脑一字

上为细末，频擦令热，牙自开。

麝香散 治卒中风瘖[1]哑，倒地不省，左右瘫痪，口眼㖞斜，诸药未服者服之。

真麝香二钱　真香油二两

若遇此证，将麝香研细，入油搅匀，开口灌之，其人自苏，不独治中风，且全其语言不塞，手足不瘫，服此方后服顺气疏风之剂，盖麝香通关节，可以行至病所也。

---

① 瘖：原作"瘖"，据嘉靖本改。

分涎散 治中风涎潮，作声不得出，口噤，手足搐搦。

藿香叶　白附子　干蝎各一两　丹砂　腻粉　粉霜各二两　天南星炮，一两，已上藿、蝎、附、天四味同为末

上件同研细末，每服一钱或二钱，薄荷汤或茶清调服，未吐再服。

治大人小儿禁口风

皂角炙，去皮子　萝卜如无用子

上以皂角研末，用萝卜或子同米醋研，鸡翎拂药，涂牙龈，即苏。

歌曰[①]：

中风气逆有痰涎，苏合姜调灌下咽。

次用省风小续命，多增木麝二香煎[②]。

八味顺气散 治中风先宜服此，次进治风药。

白术　白茯苓　青皮去白　白芷　陈皮去白　乌药　人参各二钱　甘草炙，一钱

上㕮咀，分二贴，每贴水二盏煎八分，去柤[③]，食远温服。

顺风匀气散 治中风中气，半身不遂，口眼㖞斜，先宜服此。

白术四钱　天麻一钱　沉香　白芷　青皮　甘草炙，各半钱　人参一钱　乌药三钱　紫苏　木瓜各半钱

上㕮咀，分二贴，每贴水二盏，姜三片，煎八分，食远温服。或风湿腰腿疼痛，亦宜服之。

歌曰：

风中须将气饮详，姜调苏合橘皮汤。

省风续命徐徐进，二药仍须入木香。

星香汤 治中风痰盛，服热药不得者，痰厥气厥，身热面赤，正宜服此。

---

① 曰：原书歌诀前多有"歌曰"二字，个别作"歌"者，今据文例补，后仿此。

② 木麝二香煎：此五字原脱，据嘉靖本、《普济方》卷八十九补。

③ 柤（zhā 扎）：药渣。《广韵·麻韵》："柤，煎药滓。"

南星八钱　木香一钱

上咬咀，每服四钱，姜十片，水一盏，煎七分，去粗，温服。

三生饮　治卒中，昏不知人，口眼㖞斜，半身不遂，咽喉作声，痰气上壅，或六脉沉伏，或脉浮盛，并宜服之，兼治气厥痰厥及眩晕一名顺元散。治痰厥气虚，身微冷，面淡白，昏闷不知人，和一切气，通血脉，无出此药。风湿手足缓，不能转动，须人扶策，三服效。

南木香一钱半　南星六钱，生用　川乌三钱，生用　附子去皮，生，三钱

星、附、乌三味炮熟用，名顺元散。

上咬咀，每服五钱，水二盏，姜十片，煎八分，不拘时温服。

星附汤　治因虚中风，痰涎壅塞，不省人事，脉沉伏，服凉药不得者。

南木香二钱半　南星生，五钱　附子生，五钱

上咬咀，分二贴，每贴水二盏，姜五片，煎八分，去粗，食远温服。寒甚者，当用熟星、附；沉困甚，手足厥冷者，加川乌，名三生饮；服药未效，加天雄，名三建汤；痰涎壅塞，声如牵锯，服药不下，宜丹田穴多灸之。

二香三建汤　治男妇中风虚极，六脉俱虚，舌强不语，痰涎壅盛，精神如痴，手足偏废，不能举用，此等证候，不可攻风，止可扶虚。

天雄　附子　川乌皆生用，去皮脐，各二钱　木香一钱　沉香旋入水，研用

上咬咀，分二贴，每贴水二盏，生姜十片，煎八分，去粗，食远温服。

排风汤　治男妇风虚冷湿，邪气入脏，狂言妄语，精神错乱，肝风发则面青，心闷吐逆，呕沫胁满，头眩重，耳不闻人声，偏枯筋急，曲拳而卧，心风发则面赤，翕然①而热，悲伤嗔怒，目张

---

① 翕（xī夕）然：忽然。

呼唤，脾风发则面黄，身体不仁，不能行步，饮食失味，梦寐倒错，与亡人相随，肺风发则面白，咳逆，唾脓血，上气，奄然①而极，肾风发则面黑，手足不随，腰疼，难以俛仰，痹冷骨疼，若有此疾候，令人心惊，志意不定，恍惚多忘，此汤安心定志，聪耳明目，此药大理荣血，去肝邪，服有微汗不妨。

白鲜皮　当归酒浸一宿　官桂去皮　白芍药　杏仁去皮尖，炒　甘草炙　防风　川芎　白术各一钱一分　独活　麻黄去节　茯苓去皮，各一钱六分半

上㕮咀，分二贴，每贴水二盏，生姜五片，煎八分，去粗，食远温服。

省风汤　治中风，痰涎壅塞，口眼㖞斜，半身不遂，不省人事。

半夏汤洗　防风　甘草炙　白附子　川乌生　木香　南星生，各一钱　全蝎一个

上㕮咀，分二贴，水二盏，姜十片，煎八分，食远温服。入麝香少许，更增木香。

独活酒　治中风，通身冷，口噤不知人。

独活四两，去芦

好酒四大盏煎二盏，分三二次热服。

小续命汤　治卒暴中风，不省人事，渐觉半身不遂，口眼㖞斜，手足颤掉，语言蹇涩，肢体麻痹，神情昏乱，头目眩晕，痰涎并多，筋脉拘挛，不能屈伸，骨节烦疼，不得转侧，诸风服之皆验，治脚气缓弱，久服得瘥，久病风人每遇天色阴晦，节候变更，宜预服之，以防喑哑。

防己　桂心　黄芩　杏仁去皮尖，炒　白芍药　甘草炙　川芎　麻黄去节　人参各一钱四分　防风二钱　附子炮，七分

上㕮咀，分二贴，每贴水二盏，姜五大片，枣一枚，去核，煎八分，服。精神恍惚，加茯神、远志《古今录验》无桂心，名续命汤；

---

① 奄然：忽然。

骨节烦疼，有热者，去附子，倍芍药；心烦多惊，加犀角；骨节疼痛，倍加官桂、附子；呕逆腹胀，加半夏，倍人参；燥闷，大便涩，去附子，倍芍药，入竹沥；脏寒下痢，去防己、黄芩，倍附子，加白术；自汗，去麻黄、杏仁，加白术；脚膝弱，加牛膝、石斛；身疼，加秦艽；腰痛，加桃仁去皮尖，炒、杜仲姜入汁炒；失音，加杏仁。

凡治风，不审六经之刑①证加减，虽治，与不治同无异也。加减法具②后：

麻黄续命汤，治中风无汗恶寒，本方中麻黄、防风、杏仁各加一倍；

桂枝续命汤，治中风有汗恶风，本方中桂枝、芍药、杏仁各加一倍；

白虎续命汤，治中风身热无汗，不恶寒，本方中加知母、石膏各一钱四分，去附子；

葛根续命汤，治中风身热有汗，恶风，本方中加葛根、官桂、茯苓各一钱半；

附子续命汤，治中风无汗身凉，本方中加附子一倍，干姜一钱；

桂附续命汤，治中风有汗无热，本方中加桂、附、甘草各一倍；

羌活连翘续命汤，无已上形证，或肢节挛痛不仁，本方中③加羌活、连翘各一钱半。

贝母瓜蒌汤 治肥人中风口喝，手足麻木，左右俱作痰治。

贝母 瓜蒌 南星炮 荆芥 防风去芦 羌活 黄柏 黄芩 黄连 白术 陈皮去白 半夏汤洗七次 薄桂 甘草炙 威灵仙

---

① 刑：通"形"。《墨子·经上》："生，刑与知处也。"毕沅注："刑，同'形'。"《卫生宝鉴》卷七作"形证"。

② 具：原作"且"，据嘉靖本改。

③ 方中：此二字原倒，据嘉靖本乙正。

天花粉各等分

上㕮咀，每服七钱，水二盏，姜三片，煎八分，至夜服。

神仙飞步丹 治男子诸风湿瘫痪等证。

苍术八两　草乌不去皮尖，四两　杜芎①　白芷各二两

上㕮咀，用生姜四两，连须葱四两，捣细，和前药拌匀，以磁器筑药于内令实，纸封瓶口，勿令出气，春三夏二秋七冬九日，以天气凉暖为候，取出晒干，或焙干，与姜葱同为细末，醋糊丸如桐子大，每服十五丸，空心茶酒任下。忌热物。

侧子散 治中风，手足不遂，言语蹇涩，用之累效。

侧子炮　附子炮　人参　白术煨，各七分半　防己半钱　茯苓七分半　麻黄七分半　防风一分半　甘菊　细辛　肉桂各一钱半　赤芍药七分半　当归酒浸　川芎　秦艽　茯神各七分半　甘草四分

上㕮咀，分二贴，每贴水二盏，姜三片，煎八分，去粗，食远温服。

歌曰：

积年痰饮渐成风，口眼㖞斜语不通。

苏合香丸调姜汁，青州丸子有神功。

青州白丸子 治男子妇人手足瘫痪，风痰壅盛，呕吐涎沫，及小儿惊风，并皆治之。

白附子二两，生用　半夏②白好者，水浸洗过，生用　南星二两，生用　川乌去皮尖脐，半两，生用

上捣罗为末，以生绢袋于井花水内摆出，未出者更以手揉令出，以滓更研，再入绢袋，摆尽为度，放瓷盆中，日晒夜露，每日一换新水，搅而复澄，春五日，夏三日，秋七日，冬十日，去水，晒干如玉片，研碎，以糯米粉煎清为丸如绿豆大，常服二十丸，生姜汤下，不拘时。如瘫痪风，以温酒下；如小儿惊风，薄荷汤下三五丸。

---

① 杜芎：川芎的别名。
② 半夏：用量原缺。

加味青州白丸子　治男子妇人卒中风邪，半身不遂，口眼㖞斜，痰涎壅塞，喘急咳嗽，胸膈满闷，小儿惊风，妇人血风，一切风证并治。

白附子　南星　半夏　白姜蚕①各一两　白姜　天麻　全蝎炒，去毒，各五钱　川乌二钱半

上八味并生用，为细末，面糊丸如梧桐子大，每服三五十丸，不拘时生姜汤下。瘫风，温酒送下；小儿惊风，薄荷汤下。孕妇勿服。

秘方白丸子　治证同前。

大半夏汤泡七次　白附子洗泡　南星洗泡　川乌炮，去皮尖　天麻　全蝎炒，去毒　木香　枳壳去穰，麸炒，各一两

上为细末，姜②汁糊丸如梧桐子大，每服三二十丸，临卧茶清送下，熟水亦可，余证同前下。

一方，加味白丸子。

八味一料内加苏合香丸一两，姜汁糊丸，小儿惊风，生姜薄荷汤下。

天仙膏　治卒中风，口眼㖞斜。

大南星一个　白及一钱　大草乌一个　僵蚕七个

上为细末，用生鳝鱼头血调涂㖞处，正即洗去。

正舌散　治中风，舌本强难转，语不正，神效。

蝎梢去毒，二七个　茯苓一两　薄荷二两，焙

上为细末，每服一钱，食前温酒调服，又擦牙，更效。

附子汤　治中风挟寒，手足厥冷，肌肉不仁，口眼㖞斜，牙关紧急。

附子炮　桂心各二钱　细辛　防风　人参　干姜炮，各二钱半

上咬咀，分二贴，每贴水二钟煎八分，去粗，食远温服。

---

① 白姜蚕：白僵蚕。
② 姜：原作"羌"，据嘉靖本、《普济方》卷一百一十五改。

防风汤 治中风挟暑，卒然运①倒，口眼㖞斜，四肢缓弱不仁。

防风 泽泻 桂心 杏仁 干姜 甘草炙，各二钱七分半

上咬咀，分二贴，每贴水二盏煎八分，去柤，食远温服。

资寿解语汤 治中风心脾，舌强不语，半身不遂。

附子炮 防风 酸枣仁 天麻各二钱四分 羚羊角灰 官桂各二钱八分 甘草 羌活各一钱二分

上咬咀，分二贴，每贴水二盏煎八分，去柤，入竹沥二匙再沸，服。

大醒风汤 治中风痰厥，涎潮昏运，半身不遂，及历节痛风，筋脉拘挛。

南星生，六钱 防风三钱 独活 附子生 全蝎略炒 甘草生，各一钱半 生姜十片

上咬咀，分二贴，每贴水二盏煎八分，去柤，食远温服。

星附散 治中风，虽能言，口不㖞斜，而手足弹曳者。

南星 半夏二味姜制 黑附子 白附子 川乌去皮脐 人参 茯苓 僵蚕炒，各一钱八分

上咬咀，分二贴，水酒共二盏煎八分，去柤，食后热服，得汗愈。

清气宣风散 治上焦风热，气不升降，隔②上有痰，兼治两目赤涩，耳鸣耳塞不聪，并皆治之。

川芎 羌活③ 半夏 生地黄 姜蚕炒，各八钱 当归 白术 白芍药各一钱 防风去芦 甘菊花 枳壳麸炒 陈皮 荆芥 升麻 黄连 山栀子炒，各五分 蝉退④炒 茯苓各六分 甘草三分

---

① 运：通"晕"。《金匮要略·五脏风寒积聚病脉证并治》高学山注："运，与'晕'同。"

② 隔：同"膈"。《字汇补·阜部》："隔，与'膈'同。"嘉靖本作"膈"。

③ 羌活："羌"原作"姜"，据嘉靖本改。

④ 蝉退：蝉蜕。

上咬咀，分二贴，每贴水二盏，姜三片，枣一枚，食远温服。忌生冷腥物。

防风通圣散 本方合①有羌活，盖河间用洗肝、洗心、凉膈三方合而为一，仍加桔梗、石膏、滑石也 治诸风潮搐，手足瘈疭，小儿急慢惊风，大便结闭，邪热暴甚，肠胃干燥，寝汗咬牙，上窜睡语，筋转惊悸，肌肉蠕动，每服用大黄一钱，栀子二钱，调茯苓末二钱，羌活末半钱；若破伤风，每服加荆芥、大黄各一钱，调全蝎末②一钱，羌活末半钱；若腰胁痛，走注疼痛，加硝石③、当归、甘草各一钱，调车前子末、海金砂末各一钱；若④头旋脑热，鼻塞，浊涕时下，每服加薄荷、黄连各一钱。

防风 川芎 当归 芍药 大黄 芒硝 连翘 薄荷 麻黄各七分半 山栀 石膏 桔梗 黄芩 白术 荆芥各半钱 甘草 滑石各一钱半

上咬咀，分二贴，每贴水二盏，生姜三片，煎至八分，温服。涎嗽，加半夏半两，姜制。

转舌膏 治中风瘈疭，舌蹇不语。

即凉膈散加菖蒲、远志，为末，炼蜜丸如弹子大，朱砂为衣，薄荷汤化开，食后或临卧服。

活命金丹 治中风，神不清。

即凉膈散加青黛、蓝根，为末，炼蜜丸如弹子大，朱砂为衣，金箔盖，茶清化开，食后临卧服。

凉膈散 治心火上盛，膈热有余，目赤头眩，口疮唇裂，鼻衄吐血，涎嗽稠粘，二便淋闭，胃热发斑，小儿惊急潮搐，疮疹黑陷，大人诸风瘈疭，手足搐搦，筋挛疼痛。加入黄连三钱，重名为清心汤。

---

① 合：应该。
② 末：此下原衍"各"字，据文义删。
③ 石：原作"若"，据《素问病机气宜保命集》卷中改。
④ 若：原作"石"，据嘉靖本改。

连翘四钱　甘草　山栀　黄芩　大黄　薄荷各二钱　朴硝一钱

加黄连三钱。头眩，加川芎、防风、石膏。

上咬咀，分二贴，每贴水二盏，竹叶十片，煎八分，去粗，入蜜少许，温服。

换骨丹　治瘫痪中风，口眼㖞斜，半身不遂，并一切风痫暗风，并宜服之。

颂①曰：

我有换骨丹，传之极幽秘。

疏开病者心，扶起衰翁背。

气壮即延年，神清自不睡。

南山张仙翁，三百八十岁。

槐皮芎术芷，仙人防首蔓。

十件各停匀，苦味香减半。

龙麝即少许，朱砂作衣缠。

麻黄煎膏丸，大小如指弹。

修合在深房，勿令阴人见。

夜卧服一粒，遍身汗津满。

万病自消除，神仙为侣伴。

桑白皮　仙术　川芎　香白芷　威灵仙　人参去芦　防风去芦　何首乌　蔓荆子　苦参　木香　五味子　朱砂研　龙脑　麝香研　麻黄煎膏　槐角取子

上为末，桑白皮单捣细，秤，以麻黄煎膏和就，杵一万五千下，每两分作十丸，每服一丸，以硬物击碎，温酒半盏浸，以物盖，不可透气，食后临卧一呷咽之，衣盖覆，当自出汗，即差。以和胃汤调补，及避风寒，茶下半丸，盖出汗。入膏时如稠，再入水少许煎动，入药唯少为妙，其麻黄膏不可多也。

脑麝祛风丸　治左瘫右痪，最效。

白花蛇头一个，带项三寸，酒浸，炙　乌梢蛇尾三个，长七寸，酒

---

① 颂：一种文体，用于赞颂。

浸，炙　川乌尖七个，去黑皮　附子底四个，去黑皮　白附子　细辛
防风　天麻　全蝎去毒，炒　姜蚕炒，去嘴　南星炮　草乌炮，各五
钱　麝香　龙脑研，各一分　半夏姜制，各五钱

上为细末，姜汁糊丸如梧桐子大，每服五十丸，煎小续命
汤下。

三化汤　治中风之法，如外有六经之形证，先以加减小续命
汤随证治之，若内有便溺之阻隔，复以此三化汤导之。

厚朴　大黄　枳实麸炒　羌活各三钱半

上㕮咀，分二贴，每贴水二盏煎八分，去粗，食前温服，以微
利则已。如内邪已除，外邪已去，宜愈风汤调理。

羌活愈风汤　疗肾肝虚，筋骨弱，语言难，精神昏愦，及治
风湿内弱者，是风湿体重也，或瘦而一肢偏枯，或肥而半身不遂，
或恐而健忘，兼以①多思，思忘之道，皆精不足也，故心乱则百病
生，静则百病息，是以此药安神养心，调阴阳，无偏胜，无问男
女小儿风痫急慢惊风等病，服之神效。

羌活　甘草炙　防风　黄芪　蔓荆子　川芎　细辛　枳壳麸炒
人参　地骨皮　麻黄去节　知母　甘菊花　薄荷　枸杞子　当归
独活　白芷　秦艽　杜仲炒，去丝　柴胡　半夏制　厚朴制　熟地
黄　防己各二两　芍药　黄芩　白茯苓各三两　石膏　生地黄　苍
术各四两，泔浸　官桂一两　前胡二两

上㕮咀，每服一两，水二盏煎八分，空心温服。如遇天阴，加
生姜三片。空心一服送下二②丹丸，为之重剂，临卧送下四白丹，
为之轻剂，此法是动以安神，静以清肺。

天麻丸　治因风热而生，热盛则动，宜以静胜其燥，是养
血也。

天麻　牛膝酒浸　萆薢　玄参各六两　杜仲七两，炒，去丝　附
子炮，一两　羌活十四两　当归十两　生地黄一斤

---

① 兼以：原作"喜已"，据《卫生宝鉴》卷七改。
② 二：原作"三"，据《卫生宝鉴》卷七改。

一方有独活五两。

上为末，炼蜜为丸如梧桐子大，每服七十丸，温酒下，或白汤送下。

四白丹 清肺气，养魄，中风多昏冒，肺气不清也。

白术 白茯苓 人参 缩砂 香附 甘草 防风 川芎各五钱 白芷一两 白檀香三钱半 知母二钱 羌活二①钱半 薄荷 独活各二钱半 细辛二钱 麝香一钱，另研 牛黄半钱，另研 龙脑半钱，另研 藿香一钱半 甜竹叶二两

上为细末，炼蜜丸，每两作十丸，临卧嚼一丸，煎愈风汤送下。上清肺气，下强骨髓。

大秦艽汤 治中风，外无六经之形证，内无便溺之阻隔，知为血弱不能养筋，手足不能运动，舌强不能言，宜养血而筋自荣。

秦艽 石膏各二钱 甘草 川芎 当归酒浸 羌活 独活 防风 黄芩 白芍药 白芷 白术 生地黄 熟地黄 白茯苓各一钱 细辛半钱

上㕮咀，分二贴，每贴水二盏煎八分，去粗，温服。天阴，加生姜七片；痞，加枳壳一钱，不拘时。

豨莶丸 治偏风，口眼㖞斜，时吐涎沫，语言蹇涩，筋脉拘挛，手足缓弱，伏床不起，并宜服，久服耳目聪明，髭鬓乌黑，筋力壮健。

豨莶一名火枚草，生于沃土间，带猪苓气者是

上以五月五日、六月六日收采，洗去土，摘取叶，不拘多少，九蒸九曝②，每次蒸用少酒蜜水洒之，蒸一饭久，曝干，如此九次曝干，为末，炼蜜为丸如桐子大，每服一百丸，空心温酒或米饮送下。

去风丹 治瘫痪风，大风，一切诸风，仍治脚气，并打扑伤

---

① 二：此上原衍"各"字，据文义删。

② 曝：原作"爆"。原书"曝"多有讹作"爆"者，今据《严氏济生方》改，后见径改，不出校。

损及破伤风，服过百丸即为全人，大能出汗。又名紫萍一粒丹。

紫色浮萍七月半采，不以多少

上为末，炼蜜丸如弹子大，每服一丸，豆淋酒化开，空心服，出汗。

全生虎骨散　治半身不遂，肌肉干瘦，偏枯证也，忌发汗，宜润筋去风。

当归四两　赤芍药　川续断　白术　藁本　虎骨酥炙①，各二两
乌蛇肉一两

骨节疼痛，加生地黄。

上为细末，每服二钱，食后温酒调服。

祛风至宝丹　治诸风热等证。

防风一两半　石膏一两　川芎二两半　滑石三两　当归酒浸，二两半　甘草二两　大黄五钱　白术一两三钱　连翘　荆芥　薄荷　麻黄各五钱　山栀六钱　黄芩一两　芒硝　桔梗　熟地黄　天麻　人参
羌活　独活　黄连　黄柏　细辛各五钱　全蝎五钱　芍药一两半

上为细末，炼蜜和丸如弹子大，每服一丸，食后细嚼，茶酒任下。

至宝丹　疗卒中急风不语，中恶气绝，又疗心肺积热，及小儿诸痫，急惊心热，并皆治之。

生乌犀屑研　朱砂研，飞　雄黄研，飞　生玳瑁屑研　琥珀研，各一两　麝香研　龙脑研，各一钱　金箔一半入药，一半为衣　银箔研，各五十片　牛黄研，各半两　安息香一两②半，为末，以无灰酒搅澄，飞过，滤③去沙土，约得净一④两，慢火熬成膏

上将生犀⑤、玳瑁为细末研匀，安息香膏重汤煮凝成后，入诸药中，和搜成剂，盛不津器中，并旋丸如梧桐子大，用人参汤化

---

① 炙：原脱，据《妇人大全良方》卷三补。
② 两：此下原衍"一"字，据《和剂局方》卷一删。
③ 滤：原作"演"，据《和剂局方》卷一改。
④ 一：原字漫漶，据嘉靖本、《和剂局方》卷一补。
⑤ 犀：原脱，据《和剂局方》卷一补。

下二丸至五丸。又疗小儿诸痫，急惊心热，卒中客忤，不得眠睡，烦燥，风涎搐搦，每二岁儿服二丸，人参汤化下。

牛黄清心丸 治诸风，缓纵不随，语言蹇涩，痰涎壅盛，心怔健忘，或发癫狂，并皆治之。

羚羊角末一两　麝香另研　龙脑另研，各一两　人参去芦，二两半　白茯苓　芎劳　柴胡　桔梗　杏仁去皮尖，炒，各一两一钱半　防风去芦　白术　白芍药　麦门冬去心　黄芩各一两　牛黄另研，一两二钱　犀角末一两　雄黄另研，二钱　金箔一千二百片，内四百片为衣　甘草炙，五两　山药七钱　大枣一百个，蒸熟，去皮核，研成膏　神曲炒，二两半　蒲黄炒，二两半　干姜炮，七钱半　当归酒浸，两半　大豆黄卷　肉桂　阿胶各一两七钱半　白蔹七钱半

上除枣、杏、金箔、二角末及牛黄、麝香、雄黄、龙脑四味，为末，入余药和匀，炼蜜同枣肉膏为丸，每两作十丸，以金箔为衣，每服一丸，食后温水化下。

镇风丹 治诸风瘫痪等证。

防风　天麻　白附子　细辛　当归酒浸　白术　地龙去土　白茯苓　甘松去土　官桂各一两　川乌去皮脐　甘草炙　川芎　麻黄去根节　羌活　白芷　草乌去皮脐　赤小豆　香附子　南星炮　芍药各二两　没药　白胶香另研　朱砂另研　乳香　全蝎炒　麝香另研，各半两

上件二十七味，除乳香、没药、白胶香别研，余药俱为细末，炼蜜为丸，每两作十丸，朱砂为衣，食后细嚼，茶酒任下。破伤风，小儿诸风，服半丸，大人服一丸，用生姜自然汁同酒化下。

乌药顺气散 治男子妇人一切风气攻注，四肢骨节疼痛，遍身顽麻。凡卒中，手足瘫痪，言语蹇涩者，先宜多服此药，以疏风道，然后随证投以风药。

麻黄去根节　陈皮去白　乌药各二两　白僵蚕炒　川芎　白芷　甘草炙　桔梗各一两　干姜炮，半两　枳壳去穰，麸炒，一两

上为末，每服三钱，水一盏，姜三片，枣一枚，煎七分，温服。憎寒壮热，头痛，肢体怠倦，加葱白三寸同煎并服，出汗；

或身体不能屈伸，温酒调服；遍身瘙痒，抓之成疮，用薄荷煎，常服。

人参顺气散　治感风头疼，鼻塞声重，及一应中风，宜服此药，疏通气道，然后进以风药。

干姜　人参各一两　川芎去芦　甘草炙　苦梗①去芦　厚朴去皮，制　白术去芦　陈皮去白　白芷　麻黄去节，各五两　葛根三两半

上㕮咀，每服三钱，水一盏，姜三片，枣一枚，薄荷五叶，煎七分，温服，不拘时。

龙麝紫芝煎　治诸风，顺气消痰，去恶。

麝香二分　天麻　藿香去土　甘松去土　细辛　沉香　川芎　白芷　防风　麻黄　川乌炮　香附子　草乌炮　丁香　藁本　三奈　陈皮去白　木香　小茴香炒，各一两

上为细末，豆粉一斤炒黑色，甘草末一斤，一半入药，一半熬成膏子，和前药，捏作锭子，每两作十锭，每服一锭，食后细嚼，茶清送下。

家宝丹　治一切风证，左瘫右痪，手足痿痹，口眼㖞斜，邪入骨髓者，其病如只在肌表者不宜用，否则引风入骨髓，如油入面，莫能出。

川乌　南星　五灵脂用姜汁制，另研　草乌各六两　白附子　全蝎　没药另研　辰砂另研，各二两　羌活　乳香另研　僵蚕各三两　片脑另研，一两半　天麻三两　麝香另研，一两二钱　地黄四两　雄黄另研　轻粉各一两

上为细末，作散调服，或蜜和作弹子大，含化。

若止风麻痹走注，肢节疼痛，或喑不语，壅滞，宜防风天麻散。

防风天麻散

防风　天麻　川芎　白芷　草乌　羌活　白附子　荆芥穗　当归各半两　甘草　滑石另研，各二两

---

①　苦梗：桔梗。

上为末，酒化蜜少许，调半钱服，加至一钱。

通关散　治中风伤寒，发热恶风，头痛目眩，鼻塞声重，肩背拘急，身体酸疼，肌肉眴动，牙关紧急，久新头风攻注，眼暗，并宜服之。

抚芎二两　川芎一两　川乌二两　龙脑　薄荷一两半　白芷　甘草各三两　细辛半两

上为细末，每服一大钱，葱白茶清调下，薄荷汤亦得，不拘时。

灵宝丹　见《和剂局方》。

千金地黄煎　治热风，心烦闷，及脾胃间热，不下食。

生地黄汁　枸杞子汁各二升　生姜汁　酥各三升　荆沥五升　天门冬　人参各半斤　茯苓六两　大黄　栀子各四两　竹沥五升

上十一味，以五物为细末，先煎地黄等汁成煎，内①药末，调服方寸②，日再，渐加至三，以利为度。

夺命散　治卒暴中风，涎潮气闭，牙关紧急，眼目上视，破损伤风，搐搦潮作，及小儿急惊风证，并皆治之。

甜葶苈　香白芷　天南星　半夏汤洗去滑　巴豆去壳，不去油，五味各等分，并生用

上为细末，每服半钱，用生姜自然汁一呷调下。牙关紧急，汤剂灌不下者，此药辄能治之。小儿以利痰或吐为愈。

搜风大九宝饮　治挟气中风，痰虽微去，当先服此顺气，并开其关窍，不致枯废，然后进以风药。

天雄大附子代亦可　沉香　防风去芦　南星炮　薄荷叶　地龙去土　木香不见火③　全蝎去毒，各等分

上咬咀，每服五钱，姜五片，水一盏，煎熟，入麝香啜服，不拘时。

---

① 内：同"纳"。《史记·秦始皇本纪》："百姓内粟千石，拜爵一级。"
② 方寸：方寸匕，古时抄取药散的工具。
③ 火：原作"方"，据《奇效良方》卷三改。

雄附醒风汤 治中风涎潮，牙关紧急，不省人事。

附子一个，七钱重　天雄一个　南星一个，各一两重，并生用，去皮脐　蝎梢半两

上㕮咀，每服五钱，水盏半，姜七片，煎七分，不拘时服。

是斋回阳汤① 治风中气中，手足瘫痪，口眼㖞斜，言语蹇涩。

川乌炮　益智　干姜各一两　附子一个，八钱重者，生用　青皮半两

上㕮咀，每服半两，水二盏，姜十片，枣一个，盐少许，煎至七分，去柤，空心温服。

牵正散 治中风，口眼㖞斜，半身不遂。

白附子　白姜蚕　全蝎去毒，并生用

上等分为末，每服二钱，热酒调下，不拘时。

独活散 治风懿②不能言，四肢不收，手足弹曳。

白芍药栝楼根　独活　桂心各二两　甘草三两

上㕮咀，每服四钱，姜五片，水一盏煎，入生葛汁一合，和服。

小竹沥汤 治中风，涎潮不语，四肢缓纵不收。

秦艽去苗土，剉　防风去芦，剉　附子炮，去皮脐　独活各一钱

上水四盏煎二盏，入生地黄汁、竹沥各半盏，煎，分四服。

疏风汤 治半身不遂，或肢体麻痹，筋骨疼痛。

麻黄三两，去节　益智仁　杏仁炒，去皮，各一两　甘草炙　升麻各五两

上㕮咀，每服一两，水二盏煎至一盏，去柤，通口服，脚登热水葫芦，以大汗出去葫芦。冬月不可。

小省风汤 治左瘫右痪，口眼㖞斜，口噤，全不能言，半身

---

① 是斋回阳汤：本名"回阳汤"，出宋代王璆《是斋百一选方》，因名。

② 风懿：中风病证之一，证见奄忽不知人，咽中塞窒窒然，舌强不能言等。参见《备急千金要方》卷八。

不遂，手足麻顽。

防风二两　天南星二两　甘草一两

上㕮咀，每服一两，水二盏，生姜五片，煎至一盏，去滓温服，不拘时候。气逆，加紫苏二钱半，木香三钱半；气虚，加附子一两，沉香二钱；胸膈不利，加半夏一两，人参五钱；头晕，加天麻五钱，全蝎二钱，煎熟，入麝香少许。

红龙散　治一切中风，先开关窍，不致枯废，服此药后服治风药。

朱砂另研　五灵脂各一两半　全蝎五钱　茯神　萆薢各①一两
脑子别研　麝香别研，各半钱

上为末，每服二钱，酒调，或煎荆芥汤、薄荷汤下。

生朱丹　诸风痰盛，头痛目眩，气郁积滞，胸膈不利。

石膏烧通红，令冷，半斤　白附子炮，去皮脐，半斤　朱砂一两二钱半　龙脑一字

上为末，烧粟米饭为丸如小豆大，朱砂为衣，每服三十丸，食后茶酒任下。

三圣散　治中风，手足拘挛，口眼㖞斜，脚弱，行步不正。

当归洗，炒　肉桂去粗皮　玄胡索微炒，并为末，各等分

上为末，每服二钱，空心温酒调下。

四生丸　治中风，左瘫右痪，口眼㖞斜。

川乌去皮　五灵脂　当归　骨碎补各等分

上为末，用无灰酒②打糊，丸如梧桐子大，每服十丸，加至十五丸，温酒下。服此药不可服灵宝丹。

千金保命丹　治诸风瘫痪，不能语言，心忪③健忘，恍惚去

---

① 各：原脱，据《三因极一病证方论》卷二补。原书方药用量多有脱"各"字者，今据《三因极一病证方论》改，后见径补，不出校。

② 无灰酒：古时造酒以石灰防酒过酸，如酸度适中，即不用石灰，称"无灰酒"。

③ 心忪（zhōng 中）：心动悸。

来，头目晕眩，胸中烦郁，痰涎壅塞，仰气①攻心，精神昏愦，又治心气不足，神志不定，惊恐怕怖，悲忧惨蹙②，虚烦少睡，喜怒不时，或发狂颠③，神情昏乱，及小儿惊痫惊风，抽搐不定，及大人暗风，并羊颠猪颠，发叫如雷，此药大能治之。

朱砂一两　珍珠三钱　南星一两　麻黄去根节　白附子炮　雄黄龙脑各半两　琥珀三钱　僵蚕炒　犀角镑　麦门冬去心　枳壳　地骨皮　神曲　茯神　远志去心　人参　柴胡各一两　金箔一百片　牛黄二钱　天麻半两　胆矾五钱　脑子少许　麝香少许　牙硝四钱　毫车④　天竺黄　防风　甘草　桔梗　白术　升麻各一两　蝉蜕半⑤两黄芩一两　荆芥二两

上为细末，炼蜜为丸如弹子大，每服一丸，薄荷汤化下，不拘时候，忌猪羊虾核桃动风引痰之物及猪生血。更加大川乌炮，去皮脐、半夏生姜汁浸、白芷、川乌各一两，猪牙皂角一两，上和前药作末为丸。

上清散　治因风头痛，眉骨眼眶俱痛，不可忍者。

川芎　郁金　芍药　乳香　荆芥穗　没药各一钱　脑子半钱薄荷叶　芒硝各半两

上为细末，每服用一字，鼻内搐。

独活散　消风化痰，治头目眩晕。

细辛去叶土，一两　石膏研　甘草炙，各半两　防风去芦　藁本去土　旋覆花　蔓荆子　川芎　独活去芦，各一两

上为细末，每服二钱，水一大盏，姜三片，煎七分，食后热服。

---

①　仰气：《仁斋直指方论》卷三作"抑气"。

②　惨蹙（cù 促）：惨戚。

③　狂颠：狂癫。颠，同"癫"。《说文通训定声·坤部》："颠，段借为'癫'。"

④　毫车：《仁斋直指方论》卷三、《普济方》卷一百一十四同，未详何物。或是"河车"。

⑤　半：此上原衍"各"字，据嘉靖本、《仁斋直指方论》卷三删。

荆芥丸　治一切风邪上攻头目，咽膈不利，或伤风发热头疼，鼻塞声重，并皆治之。

荆芥穗十二两　天麻去苗　附子炮　白附子炮　乌药洗　当归洗　川芎各一两

上为细末，炼蜜为丸，每一两作十丸，朱砂为衣，每服一丸，食后细嚼，茶酒任下。

天麻散　治头项痛，头面肿，拘急，风伤荣卫①，发燥热。

川芎　苦参　地骨皮　细辛　威灵仙　何首乌　薄荷叶　蔓荆子　菖蒲　杜蒺藜　虼蚆草②　荆芥穗　牛蒡子　防风已上各半两　天麻一两　甘草炙，二两

上为末，每服二三钱，用蜜水调下，茶酒任下，不计时候。

解风散　治风成寒热，头目昏眩，肢体疼痛，手足麻痹，上膈壅滞。

人参　川芎　独活　麻黄去节，汤洗，焙，各一两　细辛去苗，半两　甘草一两

上为末，每服五钱，水一盏半，生姜五片，薄荷叶少许，同煎至八分，不计时候③。

仙术芎散　治风热④壅塞，头目昏眩，明耳目，清痰饮，清神。

川芎　连翘　黄芩　山栀子　菊花　防风　大黄　当归　芍药　桔梗　藿香叶各五钱　苍术一两　石膏二两　甘草　滑石各三两　荆芥穗　薄荷叶　缩砂仁各二钱半

上㕮咀，每服三钱，水一盏煎至七分，去滓，通口食后服。

搜风丸　治气邪上逆，以致上实下虚，风热上攻，眼目昏耳鸣鼻塞，头痛眩运，躁热上壅，痰逆涎嗽，心腹痞痛，大小便

---

①　卫：原作"何"，据嘉靖本、《黄帝素问宣明论方》卷三改。

②　虼蚆草：《黄帝素问宣明论方》卷三、《普济方》卷四十五同，未详何物。

③　同煎……时候：《黄帝素问宣明论方》卷二同，按文义当有脱文。

④　热：原字漫漶，据《普济方》卷一百零三补。

结滞，清利头面①，鼻聪耳鸣②，宣通血气。

人参去芦　茯苓　天南星　薄荷各五钱　半夏汤洗七次　寒水石③各一两　蛤粉　黄芩　大黄各二两　牵牛　滑石各四两　藿香一钱半　干生姜　白矾生，各一两

上为末，滴水为丸如小豆大，每服十丸，姜汤送下，加至二十丸，日三服。

羌活散　治风气不调，头目昏眩，痰涎壅滞，遍身拘急，及风邪塞壅，头痛项强，鼻塞声重，肢节烦疼，天阴风雨，预觉不安。

前胡去芦　羌活去芦　麻黄去根节　白茯苓去皮　川芎　黄芩　甘草炙　蔓荆子去白皮　枳壳去穰，麸炒　细辛去苗　石膏别研　菊花去梗萼　防风去芦，各一两

上咬咀，每服一两，姜四片，薄荷三叶，水二盏煎至一盏，去滓，温服。

愈风丹　治诸风证，偏正头痛。

防风通圣散、四物汤、黄连解毒汤各一料，加羌活、细辛、甘菊花、天麻、独活、薄荷、何首乌各一两

上为细末，炼蜜丸如弹子大，每一丸细嚼，茶清下，不拘时。

大圣一粒金丹　治中风昏仆，舌强涎潮，瘫痪偏枯，顽痒麻痹，癫痫倒地，闭目作声，项强反张，口噤直视。

大川乌炮　大附子炮，去皮脐　新罗白附子④炮，各二两　川五灵脂　白僵蚕炒，去丝嘴　白蒺藜炒，去刺，各一两　白矾枯　朱砂　没药　麝香别研，各半两

---

①　面：《奇效良方》卷二作"目"。
②　鼻聪耳鸣：《奇效良方》卷二作"开通鼻窍，聪耳明目"八字。
③　寒水石：亦名凝水石，矿物药，性味辛咸寒，能清热泻火，利窍消肿。
④　新罗白附子：产于新罗的白附子。新罗，朝鲜半岛古国名。

上为细末，合和，用松烟墨①半两，新汲水磨汁搜圆②，每两作陆圆，金箔二百片为衣，令自干，每服一丸，以生姜半两取自然汁，磨开，温酒半盏调服，盖取微汗为效。

大铁弹丸 治中风瘫痪，口眼㖞斜，筋骨挛疼，肢体麻木。

自然铜烧红，醋淬七次，一两半　虎胫骨酒浸，炙黄　当归酒浸，焙　白附子炮　川乌炮，去皮脐　五灵脂炒　麻黄去节，各一两　没药　乳香　全蝎焙　安息香　白芷　僵③蚕炒，去丝，各半两　乌蛇肉酒浸，焙干，三分　木鳖二十一个，去壳炒熟　朱砂　麝香各一分

上为末，以酒煮安息香，入飞白面为糊，丸如弹子大，每一丸，温酒磨下。

独活汤 治风虚昏愦，不自觉知，手足瘫痪，坐卧不能，或发寒热，血虚不能服发汗药，及中风自汗，尤宜服之。

川独活　羌活　人参去芦　防风　当归　细辛　茯神去木　半夏汤洗　桂心　白薇　远志去心　菖蒲去毛　川芎各五钱　甘草三分

上㕮咀，每服一两，水二盏，生姜五片，煎至八分，去粗，食后温服。

续命煮散 治风气留滞，心中昏愦，四肢无力，口眼瞤动，或时撒搦，亡失津液，渴欲饮水，此能扶荣卫，去虚风，中风自汗及产后中风自汗，尤宜服之。

防风　独活　当归　人参　细辛　葛根　芍药　川芎　甘草　熟地黄　远志去心　荆芥各五钱　官桂七钱半　半夏五钱

上㕮咀，每服一两，生姜三片，水二盏煎至一盏，去粗，通口服，不拘时候。汗多不止者，加牡蛎粉一钱半。

御风丹 治一切中风，半身不遂，神昏语蹇，口眼㖞斜，妇人头风血风，暗风倒仆，呕哕涎痰，手足麻痹。

---

① 松烟墨：用松木所烧烟灰制成的墨。
② 搜圆：和为药丸。圆，圆而小之物。《仁斋直指方论》卷四"圆"作"丸"。
③ 僵：原作"彊"，据嘉靖本改。

川芎　白芍药　桔梗　细辛去叶　白姜蚕炒　川羌活　天南星姜制, 各半两　麻黄去根节　防风去芦　白芷各一两半　干生姜　甘草炒, 各三分　朱砂二钱半, 为衣

上为细末, 炼蜜丸如弹子大, 每服一丸, 热酒化下, 食前日三服。神昏有涎者, 加朱砂二钱半。

大乌药顺气散　治诸风气, 手足瘫痪。

归芍地黄芎, 乌药陈地龙。

香附缩砂枳, 芩半与防风。

苏桔并甘草, 乳没沉香停。

姜枣均煎服, 诸风气立通。

清阳汤　治口呙, 颊腮急紧, 胃中火盛, 必汗不止而小便数也。

升麻　黄芪　当归身各二钱　葛根一钱半　红花一分　苏木半钱炙甘草一钱　酒黄柏一分　生甘草半钱　桂枝一分

上㕮咀, 作一服, 酒三盏煎至一盏三分, 去粗, 温服。

胃风汤　治虚风证, 能食麻木, 牙关急搐, 目内蠕瞤, 胃中有风, 面肿。

白芷一钱二分　升麻二钱　葛根一钱　苍术一钱　甘草一钱半, 炙柴胡　藁本　羌活　黄柏　草豆蔻各三分　麻黄半钱, 不去节　蔓荆子一分　当归身一钱

上㕮咀, 水二盏, 姜三片, 枣子一枚, 煎至一盏, 去粗, 温服。

归来轩毡道人风药

红曲半斤　苍术　乌药　天花粉　何首乌　白芷　陈皮　蝉壳①　川楝子　补骨脂　天南星炮　苏木　藁本　鹭鸶藤　黑牵牛姜蚕　五灵脂　地龙去土　宣木瓜　香附子　荆芥　川芎　当归细辛　萆薢　蚕沙　赤芍药　防风各半斤　川乌五斤　草乌二十二斤乳香四两

---

① 蝉壳: 蝉蜕。

上为末，面糊丸如黄豆大，治男子妇人左瘫右痪，口眼㖞斜，八种头风，五种①腰疼，筋骨缩疼，半身不遂，手足麻木，血风燥痒，疮癣疥癞，眼流冷泪，一切风痰，并皆治之，每早饭后服二丸，临卧服二丸，嚼碎，茶送下，酒亦得。孕妇勿服。

珍珠丸 治肝虚，为风邪所干②，卧则魂散而不守，状若惊悸。

珍珠母三分，研细 当归 熟地黄各一两半 人参 酸枣仁 柏子仁各一两 犀角 茯神 沉香 龙齿各半钱

上为末，炼蜜为丸如梧桐子大，辰砂为衣，每服四五十丸，金银薄荷③汤食后吞下。

皂角六一丸 疏风活血，肌肉不紧实者，最宜服之。

川乌 草乌各一两 天台乌药二两 乌豆一升 何首乌二两 猪牙皂角五个，汤泡，去皮 乌梅鳖裙者，去核，五十个

上剉如指面大，用无灰酒、醇醋各二升浸一宿，瓷瓦铫内慢火煎干，取出晒焦，拣何首乌一味，别为末煮膏，以六味焙干碾末，以前煮药余酒醋及何首乌膏和丸，每服三十丸，酒下。

乌附丸 去风疏气。

川乌二十斤 香附子半斤，姜汁浸一宿，炒

上焙干为末，酒糊为丸，每服十数丸，温酒下。肌体肥壮及有风疾者，宜常服。

八风散 治风气上攻，头目昏眩，肢体拘急，皮肤瘙痒，瘾疹成疮，治寒壅不调，鼻塞声重。

藿香去土，半斤 白芷 前胡去芦，各一斤 黄芪④去芦 甘草 人参去芦，各二斤 羌活去芦 防风去芦，各三斤

---

① 种：原作“肿”，据嘉靖本改。

② 干：触犯。

③ 金银薄荷：一种家园栽种的小叶薄荷。参见清代周学海《读医随笔》卷五。

④ 芪：原作“蓍”，据《和剂局方》卷一改。原书“黄芪”之“芪”多有讹作“蓍”者，今据《和剂局方》改，后见径改，不出校。

上为末，每服二钱，水一盏，入薄荷少许煎汤调下，食后温服，茶清亦可。

追风散 治诸风上攻，头疼目眩，鼻塞声重，皮肤瘙痒，眉角牵引，妇人血风，及一切头风，并治之。

白僵蚕去丝嘴，炒，二两 石膏四两 川乌炮，去皮脐，四两 防风去芦叉，四两 全蝎炒，一两 川芎三两 麝香一两，研 甘草炙，二两 荆芥二两

上为末，每服半钱，食后临卧茶调下。

清神散 消风化痰，治头目眩，耳鸣鼻塞，咽嗌不利①。

檀香剉，十两 人参去芦，十两 羌活去苗，十两 细辛去苗，洗，焙，五两 薄荷去土，二十一两 荆芥穗去土，二十两 甘草炙，二十两 石膏研，五两 防风去芦，十两

上为细末，每服二钱，沸汤食后点服，或入茶末尤好。

四生散 治男子妇人肝肾风毒，上攻眼赤痒痛，羞明多泪，下疰②脚膝生疮，及遍身风癣，两耳内痒，服之尤效。

黄芪 川羌活 蒺藜沙③苑者 白附子并生用

上等分，为细末，每服二钱，薄荷酒调下。如肾脏风下疰生疮，以猪腰子批开，入药末二钱在内合定，裹煨熟，空心细嚼，用盐酒下。

大辰砂丸 清④头目，化痰涎，及感冒风寒，鼻塞声重，头目昏眩，项背拘急，皮肤瘙痒，并皆治之。

天麻去苗，一两 防风去芦，二两 细辛去苗叶土，半两 薄荷叶半两 川芎一两 甘草炙，一两 黄白芷一两 朱砂一两，为衣

上以七味为细末，炼蜜丸如弹子大，朱砂为衣，每服一丸，细嚼，食后生姜汤下，茶清亦可。

---

① 利：原作"痢"，据嘉靖本、《和剂局方》卷一改。
② 下疰：《和剂局方》卷一作"下注"。疰，流注。
③ 沙：原作"炒"，据《和剂局方》卷一改。
④ 清：原作"消"，据《御药院方》卷一改。

卷之一

四一

防风散 治头目不清，常服去风明目。

防风去芦 川芎 香白芷 甘菊花 甘草炙

上各等分，为末，每服二钱，食后荆芥汤调下。

羌活丸 治风气不调，头目昏眩，痰涎壅滞，遍身拘急，及风邪塞壅，头痛项强，鼻塞声重，肢节烦疼，天阴先觉不安。

羌活去芦 甘菊花去梗 麻黄去根节 川芎 防风去芦 石膏 前胡去芦 黄芩 细辛去叶 甘草炙 枳壳去穰，麸炒 白茯苓去皮 蔓荆子去皮，各一两 朱砂一两五钱，为衣

上为末，水糊丸如桐子大，每服四十丸，姜汤下，临卧食后服。

龙脑川芎丸 消风化滞，除热消痰，聪利七窍，爽气清神。

桔梗一两半 片脑六钱 缩砂仁二钱 白豆蔻五钱 薄荷去土，五两三钱 川芎 甘草 防风去芦，各一两

上为末，炼蜜为丸，每两作二十丸，每服二丸，细嚼，茶清送下。

夺命还真丹 专治男子妇人一切瘫痪，中风癫病，将死不救，洗头风，惊痫吐涎，暗风血风，妇人产前产后血气不调，及筋骨疼痛，尽皆治之。

天麻 人参 木香 白术菟丝了酒浸 藁本 独活 川芎各一两半 姜蚕炒 黄芩 全蝎 半夏 熟地黄 蔓荆子 甘草炙 官桂 生地黄 地骨皮 薄荷 黄连 菊花各一两 防风 茴香炒 知母 甘松 茯苓 柴胡 桔梗 陈皮 枳壳去穰，炒 石膏 当归各二两 羌活三两 芍药 麻黄各二两半 细辛半两 蛤蚧一对，酥炙 金箔五十片，为衣

上为细末，炼蜜为丸，每一两分作十丸，每服一丸，细嚼，热酒或茶清送下。妇人，香附末二钱，酒调送下，食前服，日进三服，立愈。

追风如圣散 治男子妇人大小诸般风证，左瘫右痪，半身不遂，口眼歪斜，腰腿疼痛，手足顽麻，语言塞涩，行步艰难，遍身疮癣，上攻头目，耳内蝉鸣，痰涎不利，皮肤瘙痒，偏正头风，

无问新旧，及破伤风，角弓反张，蛇犬咬伤，金刃所伤，血出不止，敷贴立止。

川乌　草乌　苍术各四两　川芎五钱　金钗石斛一两　香白芷　细辛　当归　防风　麻黄　荆芥　何首乌　全蝎　天麻　藁本各五钱　甘草三两　人参三钱　两头尖①二钱

上为细末，每服半铜钱，临卧茶清调下，温酒亦可。不许多饮酒，服药后忌一切热物饮食一时，恐动药力。

酒浸九转丹　善治男妇大小远近诸般风证，左瘫右痪，半身不遂，口眼歪斜，腰腿疼痛，手足顽麻，语言蹇涩，行步艰难，遍身疮癣，上攻头目，耳内蝉鸣，痰涎不利，皮肤瘙痒，偏正头风，无问新旧，及破伤风，角弓反张，五种厥证，并皆治之。

广木香一两　川乌七钱，炮　当归一两半　天麻二两　白花蛇六两　姜蚕　乳香　没药　牛膝　砂仁各五钱　川芎七钱

上十一味同和，咬咀，用生绢袋一个盛放，用糯米二斗蒸饭，入曲七斤，捣烂，然后煎浆水，将饭与曲拌匀，看天色寒热下瓮，将药袋放入瓮内，封其口，春二七，夏一七，秋九日，冬三七日，开瓮，入榨②上压之，澄清，每日早晚服酒三钟，忌一切动风之物，酒尽病愈，其效如神。

天麻饼子　治男妇诸般头风，一切惊风，头疼不可忍者。

草乌　川乌　防风　苍术　香白芷　甘草　两头尖　薄荷　甘松　天麻　荆芥　细辛各五钱　全蝎　雄黄各一钱半

上为细末，酒糊为丸如梧桐子大，捻作饼子，每服七饼，细嚼，茶清送下，重者九饼，其痛即止。

白鲜皮汤　治肝虚不足，中风目眩，视物不明，筋肉③抽掣。

白鲜皮　人参各一钱　芍药　川芎各七钱半　知母一钱　款冬花

---

①　两头尖：即鼠粪。《古今医统大全》卷八中风门引此方，两头尖后注："即牡鼠粪，主风痫。"

②　榨：一种器具，用于挤压物体内的汁液。

③　肉：原作"物"，据《圣济总录》卷五改。

二钱　百合　前胡各一钱　茯神一钱半　防风三钱　黄芩七钱半

上㕮咀，每服七钱，水二盏煎八分，入竹沥少许，再煎三沸，临卧温服。

消风散　治诸风上攻，头目昏眩，项背拘急，鼻嚏声重，耳作蝉鸣，及皮肤顽麻，瘙痒瘾疹，妇人血风，头皮肿痒，并治之。

荆芥穗　甘草炒，各二两　陈皮去穰，洗焙，半两　人参　茯苓去皮　白僵蚕炒　防风去芦　芎䓖　藿香去梗　蝉蜕去土，炒，各二两厚朴去粗皮，半两，姜制　羌①活一两

上为末，每服二钱，感风头疼，鼻流清涕者，用荆芥汤、茶清调下，遍身疮癣，温酒下，不拘时。

羌活散　治中风偏废。

附子一个　羌活　乌药各一两

上㕮咀，每服四钱，水一盏煎七分，去粗，温服。

灸　法

灸风中脉，口眼㖞斜：听会，在耳微前陷中，脉动宛宛中，张口得之；颊车，在耳下曲颊端陷中；地仓，夹口吻傍②四分，有脉微微动者是。上三穴，左㖞灸右，右㖞灸左，七壮或一七壮。

灸风中腑，手足不遂：百会，在顶中央；肩髃，在肩端两骨间陷宛宛中，举臂取之；曲池，在两肘横文③头；风市，正立，垂两手着腿当中指头陷中；足三里，膝下三寸，胫骨外廉两筋间；绝骨，在足外踝上三寸。上六穴，凡觉手足麻或痛，此将中腑之候也，便宜灸之，在左灸右，在右灸左。

灸风中脏，气塞涎上：百会一穴，如前；风池二穴，项后发际陷中；大椎，在第一椎上陷中；肩井，在肩上，以三指按之，取当中指下陷中；间使，在掌后三寸两筋间；曲池二穴，如前；

---

① 羌：原作"姜"，据嘉靖本、《和剂局方》卷一改。
② 傍：同"旁"。《广韵·唐韵》："傍，亦作'旁'。"
③ 文：纹理。

足三里二穴，取度如前。上七穴，凡觉心中愦乱，神思不悦，或手足麻，此将中脏之候，可速灸此七穴，随年壮。

灸中风眼戴，不能上视者，灸三椎、第五椎上，各五壮或七壮，齐下火，立愈。

易简诸方

《圣惠方》① 治中风，口眼㖞斜，用栝楼绞取汁，和大麦面，捏作饼，灸令热，熨正便止，勿令太过。

一方，治卒中风，昏愦若醉，痰涎壅盛，四肢不收，用砒霜如绿豆大研，以新汲水调下少许，用热水投，大吐即愈。

一方，**青藤膏**：治诸风证，出太平府荻港上青藤，二三月间采，不拘多少，入于釜内，用微火熬七日夜，成膏，收于磁器②内。若欲治病，先备梳三五把，量病虚实加减，服一茶匙，温酒调下，不拘时，服毕，将患人身上拍一掌，其拍处先痒，遍身极痒，急以梳梳，若要痒止，饮冷水一口解之，病愈。

一方，治中风口㖞，巴豆七枚，去皮烂研，㖞左涂右手心，㖞右涂左手心，仍以暖水一盏安向手心，须臾即便正，洗去药，并频抽掣中指。用蓖麻子亦可。

一方，用大鳝鱼一条，以针刺头上血，左㖞涂右，右㖞涂左，正即洗去，鳝放之。

一方，用皂角一两，去皮弦子，炒，为末，醋调敷。

一方，治卒中风不语，以竹烧沥，灌饮之，良。

一方，治中风烦热，皮肤瘙痒，用醍醐四两，每服酒调下半匙。

一方，治风头眩，用蝉壳一两，微炒，为末，温酒下一钱。

---

① 圣惠方：即《太平圣惠方》，北宋王怀隐等纂，一百卷，分1670门，载方16834首。

② 磁器：瓷器。磁，通"瓷"。《五杂俎·物部》："今俗语窑器谓之磁器者，盖河南磁州窑最多，故相沿名之。"

一方，治心脏风热，气壅膈胀，用薄荷煎作茶饮，立效。及治中风失音吐痰，除贼风，下气，消宿食，阴阳毒气，伤寒头痛，能引诸药入荣卫。

一方，治风，顺气利肠，以紫苏子一升，微炒，杵，以生绢袋盛，内于三斗清酒中，浸三宿，少少饮之，食远。

一方，治偏风，手足不遂，皮肤不仁，宜服仙灵脾酒浸，仙灵脾一斤好者，细剉，以生绢袋盛，于不通津器①中用无灰酒二斗浸之，以厚纸重重蜜②封，不通气，春夏三日，秋冬五日，后旋开，每日随性暖饮之，常令醺醺，不得大醉。若酒尽，再合服之，无不效验。合时，切忌鸡犬见之。

一方，治一切风疾，若能久服，轻身明目，黑发驻③颜。用南烛树，春夏取枝叶，秋冬用根皮，拣择细剉五升。水五斗慢火煎取④二斗，去滓，别于净锅中慢火煎如稀饧，以磁石器盛，用时以温酒调一匙，日进三服。

一方，治一切风疾，宜多食梨，可愈。正月勿食梨。

一方，治中风，左瘫右痪，口眼㖞斜，用川乌去皮、五灵脂、当归、骨碎补等分，为末，酒糊丸如梧桐子大。每服十丸至十五丸，温酒送下。

一方，治风壅痰涎，唾多，咽膈不利，用牛蒡子微炒、荆芥穗各一两，甘草炙半两，共为末，食后、临卧汤点二钱服。

《胜金方》⑤治中风口㖞，以苇莴子长五寸，一头刺于耳内，四面以面蜜封，塞不透风，一头以艾灸之七壮，患右灸左，患左灸右。耳痛亦灸。

---

① 不通津器：不渗漏之器。通津，渗漏。

② 蜜：同"密"。嘉靖本作"密"。

③ 驻：原作"注"，据《太平圣惠方》卷二十五改。按原书"驻（颜）"多有讹作"注（颜）"者，今据《太平圣惠方》改，后见径改，不出校。

④ 取：原作"灰"，据《太平圣惠方》卷二十五改。

⑤ 胜金方：医书名，见《证类本草·所出经史方书》。

《千金方》治中风口噤，不知人，苍术四两，酒三升煮取一升，顿服。

一方，治中风遍身冷，口噤，不知人，独活四两，入酒一升，煎取半升，分温再服。

一方，治口㖞不正，取空青一豆许，含之，即效。

一方，治口㖞，大豆面三升炒令焦，酒三升淋取汁，频①服，日一服。

一方，治中风，面目相引偏僻，颊车急，舌不可转，桂心以酒煮取汁，故布蘸搨病上，正即止，左㖞搨右，右㖞搨左，常用大效。

一方，治口㖞，青松叶一斤，捣令汁出，清酒一升浸二宿，近火一宿，初服半升，渐至一升，头面汗即止。

一方，治中风失音，并一切风疾，及小儿客忤，男子阴痒痛，女人带下，以白僵蚕七枚，为末，酒调服方寸匕，立效。

一方，治中风不省人事，用香油或生姜自然汁灌之，即醒。

一方，治风，项强不得顾视，穿地作坑，烧令通赤，以水洒之令冷，内生桃叶铺其席下，卧之，令项在叶上，以衣着项边，令气上蒸，病人汗出，良久差。

一方，治风劳毒，肿疼挛痛，或牵引及小腹腰痛，桃仁一升，去皮尖，熬令黑烟出，热研，捣如脂膏，以酒三升搅匀相和，服取汗，不过三服，瘥。

一方，治一切风虚，常头恶痛欲破者，杏仁去皮尖二升，水九升研滤如作粥法，缓火煎令如麻腐②，起取，和羹粥酒，内一匙服之，每食前不拘多少服，七日后大汗出。慎风冷，忌猪鱼鸡蒜大酢。一剂后诸风减差。春夏恐酢③，少作服之，秋九月后煎之。此法神妙，可深秘之。

---

① 频：《备急千金要方》卷八作"顿"。

② 麻腐：一种用脂麻和绿豆粉做的食品，因味如麻酱而形似豆腐得名。宋代孟元老《东京梦华录》载东京（今开封，北宋国都）夏季名馔有麻腐鸡皮。

③ 酢（cù 促）：酸。

一方，以五月五日午时附地刈①取苍耳叶，洗，曝干，捣为细末，酒或浆水服方寸匕，日三服，作散。若吐逆，可蜜和丸，准计一方匕数也。风轻易治者，再服。若身体有风处皆作粟肌出，或如麻豆粒，此为风毒出也，可以针刺溃去之，皆黄汁出，乃止。五月五日多取阴干，着大瓮中，稍②取用之，皆能辟恶。若欲省病看③病者，使服之，令人无所畏。若时气不和，举家服之。若病胃胀满，心闷发热，即服之，并杀三虫肠痔，能进食，一周年服之佳，七月七日、九月九日可采用之。

一方，治风痱，卒不能语，口禁，手足不随而强直，伏龙肝五升，以水八升和搅取汁，饮之，尽为善。

《经验后方》治中风不语，独活一两剉，酒二升煎一升，大豆五合，炒有声，将药酒热投，盖④良久，温服三合，未瘥再服。

一方，治一切风，口眼偏斜，青荆芥一斤，青薄荷一斤，一处入砂盆内研，用生绢绞汁于磁器内，看厚薄煎成膏，余滓三分去一分，漉滓不用，将二分滓晒干为末，以膏和为丸如梧桐子大，每服二十丸，早至暮可三服。忌动风物。

一方，治中风及壅滞，以旋覆花洗去尘令净，捣末，炼蜜为丸如梧桐子大，夜卧以茶汤下五十丸。

一方，治急中风，目瞑牙噤，无门下药者，用此末子，以中指点末，揩齿三二十，揩大牙左右，其口自开，始得下药。名开关散，天南星捣为末、白龙脑，二件各等分，研，自五月五日午时合，患者只一字至半钱。

一方，治风气客于皮肤，瘙痒不止，蝉退、薄荷叶等分，为末，酒调一钱匕，日三服。

---

① 刈（yì义）：割。

② 稍：渐渐。

③ 看：原作"着"，据《备急千金要方》卷八改。

④ 盖：原作"尽"，据《证类本草》卷六改。

一方，治中风口偏，用生鹿肉并生椒①同捣，傅②之，左患傅左，右患傅右，看正即除之。

一方，解风热，疏积热风壅，消食化气导血，大解壅滞，大黄四两，牵牛四两半生半熟，为末，炼蜜丸如梧桐子大，每服十丸，如要微动，服十五丸，茶汤下。冬月中最宜服，并不搜搅人。

一方，治风痰鼻揭③，蓖麻子去皮，每个擘为二片，用黄连等分搋碎，二件用水一处浸七宿后，空心、日午、卧时只用浸者水吞下一片，水尽旋添，勿令干。服两月后，吃大蒜、猪肉试验，如不发动，便是效也。若发动时，依前法再服，直候不发，如是腿胀，用针出毒物，累有神效。

一方，治惊风，坠痰涎，天南星一个，重一两，换酒浸七伏时④取出，于新瓦上周回炭火炙令干裂，置于湿地去火毒，用磁器合盛之，冷，捣末，用朱砂一分研，同拌⑤匀，每服半钱，荆芥汤调下，每月空心午时进一二服。

一方，治风瘙痒痛，用吴茱萸一升，酒五升煮一升半，去滓⑥，暖洗。

《肘后方》治中风，但腹中切痛，以盐半斤，熬令水尽，著口中，饮热汤二升，得吐即愈。

一方，治卒风不得语，煮大豆汁如饧，含之。亦浓煮饮之，佳。

一方，治中风卒不得语，以苦酒煮白芥子，傅颈一周，以帛包之一日一夕，乃瘥。

一方，治中风身直，不得屈伸反覆者，刮枳树皮一升，酒三升浸一宿，服五合至一升，酒尽再作，良。

---

① 并生椒：此三字原脱，据《卫生易简方》卷一补。
② 傅：通"敷"。《说文通训定声·豫部》："傅，叚借为'敷'。"
③ 揭：《普济方》卷一百零四作"塌"。
④ 伏时：一周时，即十二时辰。
⑤ 拌：原作"伴"，据《小儿卫生总微方论》卷五改。
⑥ 滓：原作"粗"，据《证类本草》卷十三改。

一方，治卒得中风，觉耳中恍惚者，急取盐五升，甑蒸使热，以耳枕之，冷复易①。

《斗门方》治中风，口面㖞斜，向右即于左边用石灰水磨涂之，向左即于右边涂之，候②才正如旧，即须以水洗下，大妙。

一方，治中风急喉闭欲死者，白姜蚕火焙干令黄色，捣筛为末，生姜汁调，灌喉中，效。

一方，治风气所攻，脏腑积滞，用牵牛，以童子小便浸一宿后，长流水洗半日，却用生绢袋盛，挂当风处令干，每日盐汤下三十粒，极能搜风，亦善消虚肿，久服令人体清爽。

一方，治卒风肿毒，气急痛，以柳白皮一斤剉，以酒煮令热，帛裹，熨肿上，冷再煮③，易之，甚妙也。

《外台秘要》治疗偏④风，半身不遂，冷癖痃，附子一两生用，无灰酒一升，㕮咀，入于酒中浸七日，隔日饮之，服一小合，瘥。

一方，治卒中风，不省人事，痰壅，用生白矾二钱为末，生姜自然汁调，斡⑤开口灌下，化痰，或吐即醒。

一方，治男妇远近风中，左瘫右痪，语言蹇涩，风湿脚弱，手足拘挛，不能行立，用杏仁去皮尖、麻黄去根节、地骨皮去粗皮、木鳖子去皮壳各四两，为粗末，用沙锅一口，水一斗五升熬至七分，去滓，再熬至一升，分作四分，用好酒一盏食后调服，即睡下，从顶至足通身汗出，第三日再服，大疾不过三服，必愈。

《简要济众》治中风，不省人事，牙关紧急者，藜芦一两，去芦头，浓煎防风汤，浴过，焙干碎切，炒微褐色，捣为末，每服半钱，温水调下，以吐出风涎为效。如人行三里未吐，再服。

---

① 复易：此二字原倒，据《证类本草》卷四乙正。

② 候：原作"后"，据《证类本草》卷五改。

③ 冷再煮："冷"原作"令"，"煮"原作"熨"，并据《证类本草》卷十四改。

④ 偏：原作"遍"，据《证类本草》卷十改。

⑤ 斡（wò 卧）：原作"幹"，据嘉靖本、《卫生易简方》卷一改。斡，挖。

一方，治中风，口噤不开，涎潮吐方，用皂角一挺，去皮，涂猪脂，炙令黄色，为末，每服一钱匕，非时温服。如气实脉盛，调二钱匕；如牙关不开，用白梅揩齿，口开即灌药，以吐出风涎、瘥。

《日华子》云：治中风失音，胡桃仁、葱汤浴，可出汗也。

一方，治服风药过多，不省人事，用甘草一两煎汤，入生姜自然汁一盏，和服。

一方，治一切风疾，浑身瘙痒，用胡麻、威灵仙、何首乌、苦参、甘草、石菖蒲等分，为末，每服三钱，酒调下。

《食疗》云：治水肿风疾，中风脚弱，及风毒脚气，筋挛膝痛，大豆和甘草煮汤，饮之。

一方，治暗风，用谷精草为末，少许水㗖，时复搐左右鼻。

《神仙夏禹经》：菖蒲薄切令晒干者三斤，以绢囊盛之，玄水一斛清者，玄水者酒也，悬此菖蒲，蜜封闭一百日，出视之如绿菜色，以一斗熟黍米内中，封十四日开出，饮酒，则一切三十六种风有不治者悉效。

一方，治偏①风，口喎斜，以火炙热牛角鰓②，于不患处一边熨之，渐正。

一方，**密陀僧散**：治暗风及惊气入心，口暗不能言，以密陀僧研细末，每服一钱，食远茶清调服，即愈。

神验乌③龙丹　治缓风④，手足颤曳，口眼喎斜，语言蹇涩，步履不正。

川乌头去皮脐　五灵脂各五两

上为末，入龙脑、麝香，研令细匀，滴水丸如弹子大，每服一丸，先以生姜汁研化，次温酒调服之，一日两服，空心、晚食

① 偏：原作"遍"，据嘉靖本、《证类本草》卷十六改。
② 牛角鰓：按《证类本草》卷十六当是白水牛鼻。
③ 乌：原作"马"，据《证类本草》卷十改。
④ 缓风：《证类本草》卷十作"瘫缓风"三字。

前服。治一人只此三十丸，服得五七丸，便觉抬得手，移得步，十丸可以自梳头。

一方，治肝肾二脏受风，筋急项强，不可转侧，用木瓜二个，取盖去穰，没药二两，乳香一分，研细，入木瓜内，仍盖签定，蒸烂，研成膏，每服三五匙，以生地黄汁半盏，无灰酒一盏，和热化膏吞下。

《御药院方》① 治膈壅风痰，半夏不拘多少，酸浆水浸一宿，温汤洗五十遍，去恶气，日中晒干，捣为末，浆水捏饼子，日晒干，再为末，每五两入生脑子一钱，研匀，以浆水浓脚丸如鸡头大，纱袋盛，通风处阴干，每一丸，好茶或薄荷汤下。

《崔氏海上集》②：威灵仙，去中③风，通十二经脉，此药朝服暮效，疏宣五脏冷脓④宿水，变病微利不泻，人服此四肢轻健，手足温暖，并得清凉。时商州有人患重，足不履地，经十年不差。忽遇新罗僧，见云：此疾有药可理。遂入山求之，遣服，数日平复，后留此药名而去。此药治丈夫妇人中风，手足不遂，口眼㖞斜，筋骨节风，胎风头风，暗风，心风风狂，伤寒头痛，鼻流清涕，服经二度，伤寒即止。头眩目旋，白癜风，极治大风，皮肤风痒六毒，热毒风疮，治劳疾，连腰骨风，绕腕风，言语涩滞，痰积，宣通五藏腹内宿滞，心头痰水，膀胱宿脓，口中涎水，好吃茶滓，手足顽痹，冷热气壅，腰脚疼痛，久立不得，浮风瘴气，

① 御药院方：此方见《证类本草》卷十"半夏"条，原文无"方"字，非出元代《御药院方》可知。宋太宗至道三年（977）置御药院，掌按验秘方，秘制药剂，以备皇帝及宫廷需用。《证类本草·所出经史方书》有"《御药院方》"，当指此。

② 崔氏海上集：即《海上集验方》，唐代崔元亮集，十卷，已佚，部分佚文见《证类本草》。

③ 中：《证类本草》卷十一作"众"。

④ 脓：原作"浓"，据《证类本草》卷十一改。原书"脓"多有讹作"浓"者，今据《证类本草》改，后见径改，不出校。

增①寒壮热，头痛尤甚，攻耳成脓而②聋，又冲眼赤，大小肠闭，服此立通，饮食即佳。黄疸，面无颜色，瘰疬遍项，产后秘涩，蹞③腰痛，曾经损坠，心痛注气，膈气冷气，攻冲肾藏，风壅肚腹胀满，头面浮肿，注毒脾肺，气痰热，咳嗽气急，坐卧不安，疥癣等疮，妇人月水不来，动经多日，血气冲心，阴汗鸦臭④秽甚，气息不堪，勤服威灵仙，更用热汤尽日频洗，朝以苦吐⑤调药，涂身上内外，每日一次涂之，当得平愈，以威灵仙一味洗焙，为细末，用好酒和令微湿，入在竹筒内，牢塞口，九蒸九晒，如干，添酒重洒之，以白蜜和，为丸如梧桐子大，每服二十丸至三十丸，酒下。

　　孙真人云：治卒患偏风，口㖞语涩，取白衣鱼摩耳下，㖞向左摩右，向右摩左，正即止。

---

　　① 增：通"憎"。《墨子·非命下》："于下帝式用增。"孙诒让闲诂："增，当读为'憎'。"
　　② 而：原作"耳"，据《证类本草》卷十一改。
　　③ 蹞（guì 贵）：突作腰痛。原作"槼"，据文义改。
　　④ 鸦臭：体臭味。鸦，指喜鹊，喜鹊食腐，有臭气。
　　⑤ 吐：《证类本草》卷十一作"唾"。

厉风门 附风疹、癜风、癣、肾脏风、皮风瘙痒

《内经》云：肺风或为厉风者，荣卫热腑，其气不清，故使鼻柱坏而色败，皮肤疡溃，风寒客于脉而不去，故名厉风。又曰脉风，俗曰癞风，又曰大麻风。

《丹溪心法》云：大风病是受得天地间杀物之风，古人谓之厉风，以其酷烈暴悍可畏耳。

张仲景曰：脉浮而大，浮为风虚，大为气强，风气相搏，必成瘾疹，身体为痒，痒者名泄风，久久而为痂癞①。

治 法

先分上下，看疙瘩与疮。若上先见者，上体多者，在上也；若下先见者，下体多者，在下也；上下同得者，在上复在下也。在上者，以醉仙散取涎血于齿缝中出；在下者，以通天再造散取恶物陈虫于谷道中出。取虫虽有道路之殊，然皆不外乎阳明一经耳。

凡厉风，肌肉麻木，疮癣疙瘩，脓汁淋漓，眉发堕落，手足指脱，顽痹痛痒，白皮脱落，鼻梁坍倒，眼烂齿豁，色枯唇揭，病证之恶，无越乎此，负此病者，百无一生。切戒房室，公私世②务，一切口味，悉宜屏置。治法，先服桦皮散，从少至多，服五七日，灸承浆穴七壮，灸疮愈后再③灸，凡三灸之后，服二圣散泄热，祛血中之风邪，时更以升麻汤煎，送下泻青丸为佳。倘年深日久，则以愈风丹、换肌散等方详而用之。

桦皮散 治肺脏风毒，遍身疮疥，及瘾疹瘙痒，搔之成疮，又治面上风刺及粉刺。

桦皮四两，烧灰 荆芥穗二两 甘草炙，半两 杏仁二两，去皮尖，

---

① 脉浮……痂癞：语出《注解伤寒论》卷一。
② 世：原作"无"，据《三因极一病证方论》卷十五改。
③ 再：原作"在"，据《素问病机气宜保命集》卷中改。

用水一碗于银铫子内熬，候水减半取出，放①令干　枳壳四两，去穰用，于火烧存性，取出，于湿物上令冷

上除杏仁另研极细外，都捣罗为末，入杏仁研匀，每服二钱，食后温酒调下。

醉仙散　治大风疾，遍身瘾疹，瘙痒麻木。

胡麻子　牛蒡子　枸杞子　蔓荆子各一两，同炒　白蒺藜　苦参　瓜蒌根　防风各半两

上为末，每十五钱末入轻粉一钱，拌匀，每服一钱，茶清调下，晨午夕各一服。后五七日，先于牙缝内出臭黄涎，浑身疼痛，昏闷如醉，次后利下脓血，恶臭气，病根乃去。按丹溪方，轻粉二钱，药八味，各半两，前四味为粗末，炒紫色为度，云须量人大小虚实与之，证候重而急者，须先以再造散下之，候补养得还，复与此药。服此药，须断盐酱醋，诸般鱼肉椒料果实煨烧炙煿等，止可淡粥，及煮熟时菜，亦须淡食，茄亦不可食，惟诸般蛇，以淡酒蒸熟食之，可以助药。

凌霄花散　治厉风②。

蝉退　地龙炒　白姜蚕　全蝎各七个　凌霄花半两

上为细末，每服二钱，酒调下。于浴室内常在汤中住③一时，调服药效。

一方，治风疾癞病，遍身生疮。

天麻七钱半　荆芥二钱半　薄荷二钱半　白花蛇四两，酒浸

上为末，好酒二升，蜜四两，石器中熬成膏子，每服一盏，温服，日三，煎饼压下，急于暖处令汗出，十日效。

二圣散

皂角刺三斤，炭火烧存性

---

①　放：原作"於"，据《和剂局方》卷八改。

②　厉风：疠风。厉，同"疠"。《诗经·大雅·瞻卬》："降此大厉。"《毛诗故训传》："厉，恶也。"

③　住：原作"任"，据《玉机微义》卷四十改。

上为细末，每服二钱，用大黄煎汤调服。

河间治法，早服桦①皮散，午前升麻汤下泻青丸，晚服二圣散。此数药皆是缓剂，疏泄脉中之风热也。

升麻汤 治诸风热癫，肌肉极热，体上如鼠走，口反纵，皮色变，皆治。

升麻三两 茯神去皮 人参 防风 犀角镑 羚羊角镑 羌活各一两 官桂半两

上为末，每服四钱，水二盏，生姜三片，入竹沥少许，煎至一盏，温服，不拘时。

泻青丸方见小儿门

浮萍散 治诸风疥癣及癫风。

浮萍四钱 荆芥穗 川芎 甘草 麻黄去节 赤芍药 当归各二钱

上㕮咀，分二贴，每贴水二盏，葱白二茎，豆豉五六十粒，煎八分，热服取汗。

治癫得效第一方 用桑柴灰一斗，热汤淋，取汁洗头面，次用大黑豆、绿豆浆添汤，三日一浴，一日一洗面，却用侧柏叶蒸，曝干，白胶香等分，为末，炼蜜为丸如桐子大，每服五七丸，温水送下，日三②服。

愈风丹 治癫。

皂角一斤，去皮弦，剉作四指许，用无灰酒浸一宿，漉出，同新汲水一碗擦作浓汁，滤去粗，以沙锅慢火熬膏　苦参四两，为末　土蝮蛇一名白饭锹头，头尾全用，阴干为末③

上二味末，以皂角膏丸如桐子大，每服七十丸，空心用防风通圣散煎成送下，日二服，二三日入浴出汗，病重者不过一料。病微者，用乌梢蛇。

---

① 桦：原作"华"，据上文本方方名改。
② 三：原脱，据《古今医统大全》卷九补。
③ 末：原字漫漶，据《医学纲目》卷十一补。

换肌散 治大风疾年深，久不能愈，以至眉毛堕落，鼻梁坍倒，额颅肿破，服此，不逾月取效。

白花蛇 黑乌蛇各三两，酒浸一宿 地龙去土，三两 当归酒浸 细辛 白芷各一两 天麻二两 蔓荆子 威灵仙 荆芥穗 甘菊花 苦参 紫参 沙参 木贼 沙苑蒺藜 不灰木 甘草炙 天门冬 赤芍药 九节菖蒲 定风草① 何首乌 胡麻炒黄 川芎 草乌头 苍术米泔浸 木鳖子去壳，各三两

上同为极细末，每服五钱匕，食后酒调服，酒多为妙。

如圣散 洗药。

顽荆子② 苦参 玄参 厚朴 荆芥 紫参 陈皮 沙参 麻黄去节，各一两 蔓荆子 防风 白芷 威灵仙各二两

上为细末，每服五钱，桃柳枝各一把，水五升煎，临卧热洗。忌五辛。

通天再造散 治大风恶疾。

郁金一两半 大黄一两，煨 白牵牛六钱，炒 皂角刺一两，炮，经年者佳

上为末，每服五钱，日未出面向东以无灰酒调服，尽量为度，至晚必利黑头小虫，或如鱼肠臭恶物。忌食毒物半年，但食稠粥软饭，渐渐皮肤毛发如常，甚者不过三两次服，须将息，戒房室劳力，及终身不可食牛、马、驴、犬等肉。

八叶汤 淋洗大风疮。

桑叶 荷叶 地黄 皂角 苍耳叶 菖蒲 何首乌 箬叶

上八件叶晒干，等分，烧存性，为末如面药，洗身上。

大风丸 治疥癞。

大枫子一斤 全蝎一两半 蝉蜕二钱半 当归须五钱 白姜蚕二钱半 苦参 防风 羌活各二两 独活一两 大黄半两 荆芥二两 乌蛇肉二两 川芎两半

---

① 定风草：即天麻。

② 顽荆子：《医学纲目》卷十一作"蔓荆子"。

上如法修制，为细末，用白米饭捣和，为丸如桐子大，每服五十丸，茶清送下。

歌曰：

疮毒年深大癞风，鼻坍眼烂遍身红。

枫油要使乌沉和，两月调停必奏功。

乌沉汤方见气门　用大枫油化开和药，面糊丸如桐子大，每服五十丸，茶清送下。

白癞疮，每日退白皮一升许①如蛇退，宜服解毒雄黄丸。

解毒雄黄丸　治中风，卒然倒卧，牙关紧急，不省人事，并解上膈壅热，痰涎不利，咽喉肿关，一应热毒。

郁金二钱　巴豆去皮油，十四个　雄黄研，飞，二钱半

上为末，醋糊为丸如绿豆大，每服七丸，用热茶清下，吐出顽涎，立苏，未吐再服。如牙关紧闭，灌药不下者，即以刀尺铁匙斡开口，灌下。

风　疹

何首乌散　治脾肺风毒攻冲，遍身癣疥瘙痒，或生瘾疹，搔之成疮，肩背拘倦，肌肉顽痹，手足皲裂，风气上攻，头面生疮，及治紫癜、白癜、顽麻等风。

荆芥穗　蔓荆子　蚵蚾草威灵仙　何首乌　防风　甘草炙，各等分

上为末，每服三钱，温酒调，食后服。白汤亦可。

加味羌活散一名清肌散　治风寒温热，外搏肌肤，发为瘾疹，憎寒发热。

羌活　前胡各二钱半　人参　桔梗　甘草炙　枳壳麸炒　川芎天麻各一钱二分　蝉退　薄荷各七钱半　柴胡半钱　茯苓一钱二分半

上㕮咀，分二贴，每贴水二盏，姜三片，煎至八分，食远服。

消风散方见中风门　治男妇诸风上攻，皮肤瘙痒，瘾疹痰逆。

①　一升许："一""许"二字原脱，据《世医得效方》卷十九补。

胡麻散 治脾肺风毒攻冲，瘙痒，或生疮疥瘾疹，搔时侵淫成疮，久而不瘥，愈而复作，面上游风如虫行，紫白癜、顽麻等风，或肾脏风攻注，脚胫生疮。

胡麻六两　荆芥穗　苦参　何首乌五两　甘草炙　威灵仙三两

上为末，每服三钱，用薄荷煎汤或茶汤调，食后服，或酒亦可服。服后频浴，得汗效。一方加防风、石菖蒲、牛蒡子微炒、菊花、蔓荆子、蒺藜各一两。

歌曰：

针签白芷就灯烧，存性研来温酒调。

每服只须二钱许，遍身瘾疹绝根苗。

歌曰：

调酒白芷治皮风，服药随时便见功。

上体疹生盘足坐，下停遍体立行通。

加味乌荆丸 治瘾疹，上攻头面，赤肿瘙痒，搔之皮落，作疮痛淫溢，走注如虫行。

川乌洗浸三五次，去皮尖　荆芥穗各一两　薄荷六钱半　当归酒浸焙，三两

上为末，醋煮米粉丸如桐子大，每服五十丸，酒送下。一方用川乌、草乌俱浸三日，去皮，晒干各五钱。

洗法

用蚕沙，以新水煎汤，蜜①室内浴洗。

敷法

明矾　朴硝等分

上为末，水调，敷患处。

歌曰：

妇人面上血风疮，荆芥烧灰存性良。

轻粉香油调贴上，湿疮干掺便无妨。

凡风疹，俗呼为冷瘼，皆由热气客于皮肤，又为风邪所闭，

---

① 蜜：嘉靖本作"密"。

可先与升麻汤，加荆芥煎服，次与犀角消毒饮，加山茨菰、白芷煎服。如更不退，用凌霄花浸酒，调服消风散，吞下皂角丸。

升麻汤 方见前

消风散 方见中风门

犀角消毒饮 治大人小儿内蕴邪热，痰涎壅滞，或腮项结核，遍身疮疹，风毒瘙痒，及小儿豆①疹已出未出，热未解，急进二三服，效。

防风去苗，八两　鼠粘子炒，六十四两　荆芥二斤　甘草炙，一斤

上咬咀，每服三钱，水一盏煎七分，食后温服。一方加犀角。

皂角丸 治风气攻疰，头面肿痒，遍身拘急，痰涎壅滞，胸膈烦闷，头痛目眩，鼻塞口干，皮肤瘙痒，腰脚重痛，大便风秘，小便赤涩，及咳嗽喘满，痰唾稠浊，语涩，痰涎多，手足麻痹，暗风痫病，偏正头疼，夹脑风，妇人血风攻疰，遍身疼痛，心怔烦躁，瘾疹瘙痒，并宜服之。

皂角搥碎，以水十八两六钱揉汁，用蜜一斤同熬成膏　薄荷叶　槐角爐，各五两　青橘皮去穰　知母　贝母炒　半夏洗七次　威灵仙洗　白矾枯　甘菊去枝，各二两　牵牛炒，二两

上为末，以皂角膏搜和，为丸如梧桐子大，每服二十丸，食后生姜汤送下。痰实咳嗽，用蛤粉甋汁下；手麻痹，用生姜薄荷汤下；语涩涎盛，用荆芥汤下；偏正头疼，夹脑风，用薄荷汤下。

补气泻营汤 治厉风，满面连颈极痒，眉毛已脱，须用热水沃之稍缓，每昼夜须数次，或砭刺亦缓，按《内经》云厉者荣卫热胕，治者以锐针刺其肿处，按出其恶气，肿尽乃止，如以药治，当破恶血，去热升阳，去痒泻营，运辛温散之，甘温补之，行阳明经，泻心火，补肺气，乃治之正也。

升麻　连翘各六钱　苏木　当归　黄连　黄芪　全蝎　地龙各三分　生地黄　黄芩生，各四分　人参二分　甘草一分半　桔梗半钱

---

① 豆：同"痘"。《徐霞客游记·滇游日记七》："是方极畏出豆……互相牵染，死者相继。"

桃仁三个　麝香少许　梧桐泪一分　蝱虫去翅足，炒，二个　水蛭炒令烟尽，二个　白豆蔻二分

上件除连翘另剉，胡桐泪①研，白豆蔻为细末，二味另放，麝香、蝱虫、水蛭三味为细末，另放，都作一服，水二盏煎，入酒一盏，煎至一盏六分，入连翘煎，去滓，再入豆蔻二味并麝香等三味，再熬至七分，稍热服，早饭后。忌酒面及生冷硬物。兼治瘾疹。

天麻散　治风热瘾疹。

天麻　川芎　川升麻　半夏制，各三钱　防风　细辛　羌活
荆芥穗　蝉壳去嘴足　甘草焙，各二钱

上㕮咀，每服五钱，水二盏，姜三片，煎七分，服。挟寒者，加官桂；挟暑者，加柴胡、黄芩；挟湿者，加茯苓、苍术。

胡麻散　治风气挟热，瘾疹瘙痒。

胡麻子十二两　苦参　荆芥穗　何首乌各八两　威灵仙　防风
石菖蒲　牛蒡子炒　菊花　蔓荆子　蒺藜炒，去刺　甘草炙，各六两

上为细末，每服二钱，食后薄荷汤调服，或好茶清亦可。

僵蚕散　治瘾疹。

白僵蚕直者，去嘴，焙尽丝令黄

上为末，好茶清入些姜汁调下。

傅药

明矾　朴硝

上等分，为末，井水调，鸡羽扫傅。

癜　风

白癜者，面皮颈项身体皮肉色变白，与肉色不同，亦不痒痛，谓之白癜，此亦是风邪搏于皮肤，血气不和所生也。

一方，治紫白癜风。

---

① 胡桐泪：又名梧桐泪、胡杨碱，为杨柳科植物胡杨的树脂流入土中多年后形成。

硫黄　轻粉　杏仁各等分

上为极细末，姜汁调擦。

又法，治紫癜风，用舶上硫黄为末，醋调，以茄蒂蘸擦患处。

何首乌散、胡麻散，二方在前，皆可服。

歌曰：

紫癜白癜一般风，附子硫黄最有功。

姜汁调匀茄①蒂蘸，擦来三度永②无踪。

一方，硫黄一两，米醋煮一日　海螵硝二斤③

上为细末，浴后以生姜蘸擦④，仍须避风处擦，数度绝根。

一方，雄黄　黄丹　硫黄密陀僧　南星各等分

上为末，先用姜汁擦患处，次用姜蘸药末擦，后渐黑，次后再擦，黑散则无恙矣。

追风丹　治癜风。

苍术米泔水浸，焙干　何首乌　荆芥穗　苦参各等分

上为细末，用好皂角三斤，去皮弦，于瓷器内熬膏，和丸如梧桐子大，每服五十丸，空心好酒送下。忌动风物。

癣

治法：一女子，两股间湿癣，长四五寸，发时极痒，痒定极疼，乃以铍⑤针磨令尖快，当痒时于癣上刺百余针，其血出尽，盐汤洗之，如此四次方除，盖湿淫于内于血，不可不砭，后服浮萍散出汗。

一方，治诸癣，甚妙。

斑蝥二十一枚，生用　明硫黄　藜芦各三钱　轻粉一钱半

上为细末，麻油调，擦患处。

---

① 茄：原作"加"，据《古今医统大全》卷九改。
② 永：原作"水"，据《古今医统大全》卷九改。
③ 斤：《世医得效方》卷十三作"个"。
④ 蘸擦：《世医得效方》卷十三作"蘸药热擦"四字。
⑤ 铍：原作"排"，据《儒门事亲》卷六改。

一方，石膏　白及　硫黄各等分　斑蝥减半

上为细末，以羊蹄根先擦之，后敷此药。

神效涂癣药

新羊蹄根二两　明矾　使君子肉　百药煎　生姜各二钱

上将药一处细捣，先擦后敷。

歌曰：

羊蹄根与百药煎，治癣之功胜似仙。

合和烂捣研令熟，敷之三次更安然。

神扫散

羊蹄根烧存性　明矾　巴豆　花椒各等分

上为细末，米醋调，涂患处。

胡粉散　治一切疮癣，痒瘙甚者。

胡粉一分　砒霜半分　蝎梢七个　雄黄一分　大草乌①　硫黄一分，另研　斑蝥一个　麝香少许

上为细末，先用羊蹄根点醋擦动，次用药少许敷之。此方甚效。

遍身牛皮癣方

川乌　草乌去皮脐　何首乌　白芷　苏木各等分

上为细末，用腊月猪脂截一十片，熬焦候冷，入盐少许，瓷器内收贮，时常挑一匙，空心酒调下。

剪草散　专治顽癣久不瘥者。

梗②树皮八两，杭州有　剪草四两　白及三两　巴豆十四粒，连壳③研

上为细末，用新汲水调如糊，厚傅癣上，干则去之再傅，立效。

一方，治癣疮。

---

① 大草乌：用量原缺。
② 梗：《瑞竹堂经验方》卷五作"槿"。
③ 壳：原脱，据《重订瑞竹堂经验方·疮肿门》补。

黄丹　龙骨　川椒去目　古石灰各等分　轻粉少许

上为细末，用石油①调擦患处，立效。

治诸般恶癣，先用韭叶煎洗，次用蛇床子、海桐皮末付之。兼治小儿奶癣。

青金散　治小儿湿癣，浸淫疮。

白胶香二两，研　蛤粉半两　青黛一钱半

上研匀，干付。干湿宜用，羊蹄根捣自然汁，调腻粉涂之。

乌头丸　治宿患风癣，遍身黑色，肌体麻木，痹痛不常。

草乌头一斤，剉，洗，去皮令净，晾干，用芝麻油②四两，盐四两，一处慢火炒令深黄色，倾去油，只留盐并药，再炒令黑色烟出为度，取一枚拍破，心内点如米白者恰好，如白多再炒

上为末，醋糊为丸如桐子大，每服二十丸，空心温酒下，仍间食乌豆粥解其毒。

肾脏风

四圣散　治肾脏风，并一切癣。

白附子　沙苑蒺藜　黄芪　羌活各等分

上三味并生用，为末，每服二钱，盐酒调下，日三服。久癣不瘥，服十日效。如肾脏风下疰生疮，以猪腰子批开，以药末二钱合定，裹煨香熟，空心细嚼，盐汤下。居常③觉中痒④，正宜服此。

合掌散　治肾脏风，发疮疹。

大槟榔二个，破开，以黄丹三钱合在内，用纸裹水温煨　全蝎六个　明硫黄四钱

三味为细末，入轻粉研、麝香研、青黛末各半钱。上和匀，于

---

①　石油：即今之石油。《梦溪笔谈》卷二十一："鄜延境内石油，旧说高奴县出脂水，即此也。生于水际，沙石与泉水相杂，惘惘而出，土人以雉尾裹之，乃采入缶中，颇似淳漆。"

②　油：原作"由"，据嘉靖本改。

③　居常：平时。

④　中痒：《和剂局方》卷一作"两耳中痒"四字。

瓷器内收贮，每用少许，香油调，安掌心，临卧掩两外肾，妇人擦两乳上，次夜又用，效。

又法，只用大红椒去目，水蘸湿半日，夹生杏仁研膏，涂手心，依前法。

歌曰：

细研五倍及蛇床，蚌粉又加轻粉良。

或研腊茶津液傅，此方皆治肾风疮。

皮风瘙痒

消风散一两　蝉蜕去土，二两　薄荷叶二两

上二味为细末，同消风散和匀，每服三钱，用茶清调，食远服，酒调更好。

治饮酒醉，遍身痒如风疮，抓至血出而又痛。

蝉蜕去头足土　薄荷叶各等分

上二味为末，每服二钱，食远温酒调服。

澡洗药　治一切风疾瘙痒。

干荷叶二斤　藁本　零陵香①　茅香　藿香　威灵仙各一斤
甘松　白芷各半斤

上剉，每用三两或五两，以生绢袋盛，水二桶熬十数沸，避风处浴洗，此药光腻皮肤。

绿灵散　治风毒发疮，一如大风疾。

生桑叶洗，蒸熟晒干

上为细末，每服二钱，白汤调，日进三服。

灸　法

日中时灸癣处影上三壮，咒曰：癣中虫，毛戎戎，若欲治，待日中。

又法，八月八日日出时，令病人正当东向户长跪，平举两手，

---

①　零陵香：报春花科植物灵香草的带根全草。

持户两边，取肩头小垂际骨解宛宛中灸之，两火齐烧，各七壮，十日愈。

《千金翼》灸白癜白驳等，重五日①午时灸膝外屈脚当文头，随年壮，一时下火，不得动。

又，白癜白驳，浸淫疬疡，着头颈胸前，灸两乳间，随年壮，立瘥。

易简诸方

一方，治大风诸癞，用肥长皂角二十挺，灸，去皮弦及子，用酒同煎得稠粘，滤出清，稠者入雪糕②，杵为丸如梧桐子大，每服五十丸，食远酒送下。

《图经》③曰：治疮疹最多用，亦可治癞风疾，其法用苦参五斤切，以好酒三斗浸三十日，每饮一合，日三，常服不绝，若觉痹即瘥。取根皮为末服之，亦良。

一方，治大风，杀虫，用干虾蟆一两灸，肥长皂角一条灸，去皮弦子，酒浸，又灸，捣为末，以竹管引入羊肠内，系两头，用麸二升铺甑内，置麸上蒸熟，去麸捣烂，为丸如桐子大，每服二十一丸，空心酒送下。

一方，治大风疾，令眉毛再生，用侧柏叶，九蒸九晒，捣为末，炼蜜为丸如桐子大，每服三十丸，白滚汤送下，日进二服，夜进一服，效。

一方，治白癜，用马鞭草不限多少，为末，每服荆芥、薄荷煎汤调服。

一方，治风癞，引胁牵痛，发作则吐，耳如蝉鸣，用天门冬捣为末，每服三钱，酒调，食远服。若人久服，亦能长生。

---

① 重五日：农历五月初五日。

② 雪糕：一种冰奶食品。按宋代有"冰澌"，类似今之雪糕，且有以樱桃着色者。

③ 图经：即《本草图经》，宋代苏颂纂，原书佚，部分佚文及图见《证类本草》。

《圣惠方》治大风癞疾，骨肉疽败，百节酸疼，眉毛脱落，身体习习痒痛，以马先蒿捣为末，每服二钱，空心酒调服。

一方，治紫癜风，用猪牙皂角烧灰，每服二钱，酒调，不拘时服。

一方，治久癣不瘥，用水银霜，细研如粉，和腊月猪膏，先以泔清洗，拭干，一涂即瘥，再涂永瘥。

《孙真人食忌》① 治白癜风，用白蒺藜子捣为末，每服三钱，白汤调下。

治遍身风疮，远年顽癣，久不效，依法食之，不过二三服，大风证者常服，久而必愈，用乌鲤鱼一个，俗名黑火头，去肠肚，苍耳填腹内，内锅中，先铺苍耳罨②之，少着水，慢火煨③熟，去皮骨，淡吃，勿与盐酱同食，功效甚大。

① 孙真人食忌：医书名，原书佚，北宋唐慎微《证类本草》多引其方。
② 罨（yǎn 演）：覆盖。
③ 煨（wǔ 五）：煮。

风痹门

黄帝问曰：痹之安生？岐伯对曰：风寒湿三气杂至，合而为痹也。其风气胜者为行痹，寒气胜者为痛痹，湿气胜者为著痹也。

帝曰：其有五者何也？岐伯曰：以冬遇此者为骨痹，以春遇此者为筋痹，以夏遇此者为脉痹，以至阴遇此者为肌痹，以秋遇此者为皮痹。

帝曰：内舍五脏六腑，何气使然？岐伯曰：五脏皆有合，病久而不去者，内舍于其合也。故骨痹不已，复感于邪，内舍于肾；筋痹不已，复感于邪，内舍于肝；脉痹不已，复感于邪，内舍于心；肌痹不已，复感于邪，内舍于脾；皮痹不已，复感于邪，内舍于肺。所谓痹者，各以其时重感于风寒湿之气也。凡痹之客五脏者，肺痹者，烦满①，喘而呕；心痹者，脉不通，烦则心下鼓，暴上气而喘，嗌干善噫，厥气上则恐；肝痹者，夜卧则惊，多饮，数小便，上为引如怀；肾痹者，善胀，尻以代踵，脊以代头；脾痹者，四肢解堕，发咳呕汁，上为大塞；肠痹者，数饮而出不得，中气喘争，时发飧泄；胞痹者，少腹膀胱按之内痛，若沃以汤，涩于小便，上为清涕。阴气者，静则神藏，躁则消亡。饮食自倍，肠胃乃伤。淫气喘息，痹聚在肺；淫气忧思，痹聚在心；淫气遗溺，痹聚在肾；淫气乏竭，痹聚在肝；淫气肌绝，痹聚在脾。诸痹不已，亦益内也。其风气胜者，其人易已也。

帝曰：痹，其时有死者，或疼久者，或易已者，其故何也？岐伯曰：其入脏者死，其留连筋骨间者疼久，其留皮肤间者易已。

帝曰：其客于六腑者何也？岐伯曰：此亦其食饮居处为其病本也。六腑亦各有俞，风②寒湿气中其俞，而食饮应之，循俞而入，各舍其府也。

---

① 满：通"懑"。《说文通训定声·乾部》："满，又叚借为'懑'。"
② 风：原脱，据《素问·痹论》补。

帝曰：以针治之奈①何？岐伯曰：五脏有俞，六腑有合，循脉之分，各有所发，各随其过，则病瘳也。

帝曰：荣卫之气亦令人痹乎？岐伯曰：荣者，水谷之精气也，和调于五脏，洒陈于六腑，乃能入于脉也，故循脉上下，贯五脏，络六腑也；卫者，水谷之悍气也，其气慓疾滑利，不能入于脉也，故循皮肤之中，分肉之间，熏于肓膜，散于胸腹，逆其气则病，从其气则愈，不与风寒湿气合，故不为痹。

帝曰：善痹，或痛，或不痛，或不仁，或寒或热，或燥或湿，其故何也？岐伯曰：痛者，寒气多也，有寒，故痛也；其不痛不仁者，病久入深，荣卫之行涩，经络时疏，故不通，皮肤不营，故为不仁。其寒者，阳气少，阴气多，与病相益，故寒也；其热者，阳气多，阴气少，病气胜，阳遭阴，故为痹热。其多汗而濡者，此其逢湿甚也，阳气少，阴气胜，两气相感，故汗出而濡也。

帝曰：夫痹之为病不痛何也？岐伯曰：痹在于骨则重，在于脉则血凝而不流，在于筋则屈不伸，在于肉则不仁，在皮则寒，故具此五者则不痛也。凡痹之类，逢寒则虫，逢热则纵。帝曰：善②。

《脉经》云：脉涩而紧，痹痛。

严氏曰：其脉大而涩为痹，脉来急亦为痹，脉涩而紧者亦为痹，又有风血痹，阴邪入于血经故也③。

治 法

或问曰：血痹病者何得之？师曰：尊荣人骨弱，肌肤盛④，重因疲劳汗出，卧不时动摇，加被⑤微风，遂得之，但以脉自微涩，

---

① 奈：同"奈"。《广韵·泰韵》："奈，本亦作'奈'。"
② 黄帝……善：语本《素问·痹论》。
③ 其脉……故也：语本《严氏济生方》卷一。
④ 盛：丰盛，此为肥胖。
⑤ 被：遭受。

在寸口关上脉①紧，宜针引阳气令脉和，紧去则愈。血痹，阴阳俱微，寸口关上微，尺中小紧，外证身体不仁，如风痹状，黄芪五物汤主之②。

附：养生方导引法

一曰以右③踵拘左足拇趾，除风痹；二曰以左踵拘右足拇趾，除厥痹；三曰两手更引足跌④置膝上，除体痹。

一法，偃卧，合两膝头，翻两足，伸腰坐，口内气胀腹，自极七息，除痹痛热痛，两胫不随。

一法，踞坐伸腰，以两手引两踵，以鼻内气，自极七息，布两膝头，除痹呕，引两手。

一法，偃卧，端展两手足臂，以鼻内气，自极七息，摇足三十而止，除胸足寒，周身痹，厥逆。

一法，正倚壁，不息行气，从头至足止，愈大风偏枯诸痹。

一法，左右手夹据地，以仰引腰，五息止，去痿痹，利九窍。

一法，仰两足指，引五息，止腰背痹枯，令人耳闻声，久行眼耳诸根无有挂碍。

一法，踞坐⑤，伸右脚，两手抱左膝头，伸腰，以鼻内气，自极七息，除难屈伸拜起，胫中痛疼，痹。

一法，左右拱两臂，不息九通，治臂足痛，劳倦，风痹不随。

一法，凡人常觉脊倔强而闷，仰面，努膊并向上，头左右两向挼之，左右三七一住，待血行气动定，然始更用。初缓后急⑥，不得先急后缓。若无病人，常欲得旦起、午时、日没三辰。如用辰，别二七，除寒热病，脊腰颈项痛，风痹，两膝颈头，以鼻内气，自极七息，除腰痹背痛，口内生疮，牙齿风，头眩尽除。

---

① 脉：《金匮要略·血痹虚劳病脉证并治》作"小"。
② 或问……主之：语本《金匮要略·血痹虚劳病脉证并治》。
③ 右：原作"有"，据《诸病源候论》卷一改。
④ 跌：脚掌。《诸病源候论》卷一作"趺"，足背。
⑤ 坐：原脱，据《诸病源候论》卷一补。
⑥ 急：原作"心"，据《诸病源候论》卷一改。

黄芪桂枝五物汤

黄芪　芍药　桂枝各五钱　生姜一两　大枣三枚

上㕮咀，分二贴，每贴水二盏煎八分，服。

蠲痹汤　治身体烦疼，项背拘急，或疼或重，举动艰难，及手足冷痹，腰腿沉重，筋无力。

当归酒浸　赤芍药　黄芪　片子姜黄　羌活各三钱　甘草炙，一钱

上㕮咀，分二贴，每贴姜五片，枣一枚，煎八分，温服。

三痹汤　治男妇血气凝滞，手足拘挛，风痹气痹等疾。

川续断　杜仲去皮，姜制　防风　桂心　细辛　人参　茯苓　当归酒浸　芍药　甘草炙，各一钱　秦艽　生地黄　川芎　独活各一钱　牛膝酒浸　黄芪各二钱

上㕮咀，每服七钱，水二盏，姜五片，枣一枚，煎至八分，温服。

芎附散　治五种痹痛，自腿臂间发作不定者。

小川芎　附子炮，去皮脐　黄芪　白术　柴胡去芦　防风去芦　熟地黄　当归酒浸　桂心　甘草炙，各等分

上㕮咀，每服七钱，水二盏，姜三片，枣二枚，煎八分，空心服。

五痹汤　治风寒湿气客留肌体，手足缓弱，麻顽不仁。

片子姜黄一两，洗去灰土　羌活　白术　防己各一两　甘草微炒，半两

上㕮咀，每服四钱，水盏半，姜七片，煎至八分，去粗，病在上食后服，病在下食前服。

茯苓汤加减　治痛痹，四肢疼痛，拘倦浮肿。

赤茯苓去皮　桑白皮各二两　防风　官桂去粗皮　川芎　芍药　麻黄去节，各一两半

上㕮咀，每服五钱，水二盏，枣二枚，煎八分，温服，以姜粥投之，汗泄为度，效矣。

茯苓川芎汤　主之治着痹，留注不去，四肢麻木，拘挛浮肿。

即茯苓汤内加当归、甘草。

上依前煎服。如欲汗吐，以粥投之。

附子汤 治骨节疼痛，皮肤不仁，肌肉重著，四肢纵缓，腰脚疾疼，兼治疲极筋脉，气虚倦怠，遍体酸疼。

附子生，四钱　白芍药　官桂　茯苓　人参各二钱　白术一钱二分半　甘草炙，一钱

上㕮咀，分二贴，每贴水二盏，姜三片，煎八分，食远温服。

乌头汤 治风寒冷湿，留痹筋脉，拘挛不得转侧。

乌头　细辛　川椒　甘草　秦艽　附子　白芍药　官桂各一钱二分　干姜　茯苓　防风　当归各七钱半　独活一钱

上剉咀，分二贴，每贴水二盏，枣二枚，煎八分，空心服。

黄芪酒 治风湿痹，身体瘝麻①，皮肤瘙痒，筋脉拘挛，言语謇涩②，手足不遂，时觉不仁。

黄芪　防风　官桂　天麻　萆薢　石斛　虎骨酥炙　白芍药　当归　云母粉　白术　茵芋叶　木香　仙灵脾　甘草　川续断各一两

上剉咀，生绢袋盛，好酒一斗浸之，春五夏三冬十，每服一盏，温服，不拘时候，常令酒气相续为佳。

防风汤 治血痹，皮肤不仁。

防风三钱　独活　当归　赤茯苓　秦艽　赤芍药　黄芩各一钱半　桂心　杏仁　甘草各七分半，炙

上咀，分二贴，生姜五片，煎服。

补气汤 治皮肤间麻木，此肝气不行故也。

黄芪三钱　白芍药四钱　陈皮四钱半　泽泻一钱半　甘草炙，二钱

上咀，分二贴，水煎服。

虎骨散一名乳香趁痛散　治风毒邪气乘虚攻疰皮肤骨髓之间，血气相搏，往来交击，痛无常处，游走不定，昼静夜剧，少得眠

---

① 瘝（qún 群）麻：麻痹不仁。瘝，肢体麻痹。

② 謇涩：原作"酸"一字，据《严氏济生方》卷一改。

睡，筋脉拘挛，不得屈伸。

苍耳子微炒　骨碎补　自然铜火煅醋淬，研　血竭另研　白附子炮　赤芍药各一两　当归　肉桂　白芷　没药　防风　牛膝酒浸，各一两　五加皮　天麻　槟榔　羌活各三钱三分半　虎胫骨酥炙　败龟板酥炙，各六钱七分

上为细末，每服一钱，温酒调服。

苍术散　治一切风寒湿热，令人脚膝痛，或赤肿，脚骨间作热，痛虽一点，令人步履艰辛，腰膝臂髀大骨疼痛，及一切脚气。

苍术米泔浸一宿，盐炒　川黄柏酒浸一宿夜，炙焦

上各等分，咬咀，水煎服。

养肾散　治肾虚损，腰脚筋骨疼痛，膝胫不能屈伸，久病脚涩弱，每二钱空心豆淋酒下，服讫麻痹少时，须臾病随药气顿愈，骨中痛，嚼胡桃仁，酒下，甚者三五服，风寒湿皆治。

全蝎五钱　天麻三钱　苍术制，一两　附子炮　草乌生，去皮，各二钱

上为末，服。

铁弹丸　治卒暴中风，神志昏愦，牙关紧急，目睛直视，手足瘛疭，口面㖞斜，涎潮语涩，筋挛骨痛，瘫痪偏枯，或麻木不仁，或瘙痒无常，应是风疾，及打扑伤损，肢节疼痛，通经络，活血脉。

乳香别研　没药别研，各一两　川乌炮，去皮脐尖，为末，一两半麝香细研，一钱　五灵脂酒浸，淘去沙石，晒干，四两，为末

上先将乳香、没药于阴凉处细研，次入麝香，次入药末，再研，滴水和药，丸如弹子大，每服一丸，薄荷酒磨化，服。

追风应痛丸　治一切风疾，左瘫右痪，半身不遂，口眼㖞斜，牙关紧急，语言蹇涩，筋脉挛急，百骨节疼，上攻下疰，游走不定，腰腿沉重，耳鸣重听，脚膝缓弱，不得屈伸，步履艰难，遍身麻痹，皮肤顽厚，又治妇人血风攻疰，身体疼痛，面浮肌瘦，口苦舌干，头旋目眩，昏困多睡，或皮肤瘙痒，瘾疹生疮，暗风夹脑，偏正头疼，并治之。

威灵仙　狗脊去毛，各四两　何首乌　川乌炮，去皮脐，各六两　乳香研，一两　五灵脂酒浸，淘沙石，晒干，五两半

上为末，酒糊为丸如桐子大，每服十五丸，加至二十丸，麝香、温酒吞下。只温酒①亦得，食稍空服。常服轻身体，壮筋骨，通经络，除湿去风。孕妇不可服。

三仙丹又名长寿丸　治肾经虚寒，元气损弱，神衰力怯，目暗耳聋，常服补实下经，温养脾胃，壮气搜风，驻颜活血，增筋力，乌发须。

川乌头一两，生，去皮，剉作骰子块，用盐半两同炒黄色，去盐　苍术二两，米泔浸一宿，刮去皮，切碎，取葱白一握同炒黄色，去葱　茴香净秤三两，炒令香透

上为细末，酒煮面糊丸如桐子大，每服七十丸，空心温酒下，盐汤并可。

趁痛丸　治走主历节，诸风软痛，跌扑伤损。

草乌二两　南星　半夏曲　白僵蚕　生地黄　乌药各五钱

并晒干，为细末，酒面糊为丸桐子大，每服五丸，空心温酒下。如跌扑伤损，姜汁和酒研数丸，涂伤处；如卒中倒仆，姜汁茶清研五丸，灌下。

小金丹　治筋骨疼及伤损痛。

草乌炮，去皮尖　苍术制，各四两

上为末，同生姜、葱各四两，一处捣作饼，淹过，春五，夏三，秋七，冬十日，晒干为末，酒糊丸，每服五十丸，酒下。

黑虎丹

苍术草乌同，乳香地龙香白芷。

四八与姜葱，烂研制度极有功。

川乌苍耳逢，降真节与自然铜。

骨碎补防风，酒糊丸服疗诸风。

蚕沙虎骨穿山龙，紫金皮共各一两。

---

①　温酒：此二字原倒，据《和剂局方》卷一乙正。

苍术洗净，剉　草乌刮去皮　生姜　连须葱各一两

姜、葱捣烂，拌乌、术，瓷器盛，密包裹，勿令见风，春五夏三，秋七冬十，取出晒干，去姜、葱。

没药　乳香另研　地龙　香白芷　降真节　自然铜火煅，醋淬九次　骨碎补酒浸一夕　防风　川乌炮　苍耳子　晚蚕沙　虎骨酥炙穿山甲炮　紫金皮各一两

上为末，酒煮面糊丸，每二十丸。手足顽麻，防风汤下；耳鸣，盐汤下；癜风，防风汤下；腰疼，胡桃汤下；头风，葱茶下；脚气，木瓜汤下；疝气，茴香炒，煮酒下；遍身疮疥，荆芥汤下；浑身劳倦，姜汤下；打扑伤损，酒下。

消毒膏　治走注风脚疼痛，筋脉拘急。

马牙硝煅，一两　草乌二枚，烧存性

上为末，每二三钱，姜汁一盏，慢火熬成膏，摊帛上，贴痛处，日二次换。一方用芥子末，鸡清调敷。

透骨膏　治一切风湿走注疼痛。

干地黄　马鞭草各半斤　吴茱萸　白面各三两　骨碎补　败姜屑各四两　鳖甲三斤，炙　蒲黄二两

上为细末，用米醋调似膏子，火上温热，摊纸上，裹贴于痛处，候冷再炒，于避风处用。

乌药顺气散《局方》　一名通气驱风汤方见中风。

薏苡仁汤　治手足流注疼痛，麻痹不仁，难以屈伸。

薏苡仁　当归　芍药　麻黄　官桂各一两　炙甘草一两　苍术米泔浸一宿，去皮炒，四两

㕮咀，每七钱半，生姜七片煎，食前温服。自汗，减麻黄；热，减桂。

大防风汤　祛风顺气，活血①，壮筋骨，寒湿冷气，又治利后

---

① 血：《和剂局方》卷一作"血脉"二字。

脚痛缓行，弱不能履，名厉风，或两膝肿大痛，髀胫枯①，但存皮肤②，拘挛不屈伸，名鹤膝风，服此气血流畅，肌肉渐生，自然行履如故。

熟地黄　白术　防风　白芍药　黄芪炒　杜仲炒，断丝　当归酒浸，各一钱半　牛膝酒浸　羌活　人参　甘草炙，各七钱半　炮附子一钱　川芎一钱

上㕮咀，分二贴，每贴水二盏，姜七片，枣一枚，煎八分，温服。

郁李丸　治利后风，手足不能屈伸，或麻豆证传变，手足筋脉急。

郁李仁　枳壳　独活　鳖甲醋炙，等分

上为末，酒糊丸如桐子大，每服五十丸，煎木瓜汤下，或酒亦可。

一方，治痢后脚手背肿，不能行履。

川乌、芍药、苍术等分，酒浸，为末，酒糊丸，引同上。

歌曰：

痢后偏生痛脚风，局方五积自然攻。

就中去却麻黄药，酒煮多多服见功。

伊祁丸　治鹤膝风及腰膝风缩之疾。

伊祁③全者　桃仁生　白附子　阿魏　桂心　安息香　桃仁研白芷各一两　乳香　没药各七钱半

上九味用童便、酒二升炒熟，放冷处。

北漏芦　当归　芍药　牛膝　羌活　地骨皮威灵仙各一两

连前药一处研细末，炼蜜丸如弹子大，每服一丸，酒化服。

治风瘫四肢不举，手足麻痹等证，宜用**神应丹**，汗剂。

---

① 枯：《和剂局方》卷一作"枯腊"二字。
② 肤：《和剂局方》卷一作"骨"。
③ 伊祁：蝎子。

麻黄去根节，五斤，用河水三斗砂锅内煎数十沸，去滓，再熬成膏①

甘松　苍术　桑皮　白芷　浮萍七月半采　苦参　川芎

上末，麻黄膏丸如弹子大，温酒化开，临卧服，无风处汗出为度，隔五日再服。

铁弹丸　治中风，瘫痪偏枯，筋挛骨痛，麻木不仁，皮肤瘙痒，及打扑伤损，肢节疼痛，皆治之，通经络，活脉血②。

地龙去土　防风　白胶香　没药　草乌水浸泡　木鳖去壳③　白芷　五灵脂　当归各一两　细墨三钱　麝香另研，各二钱　乳香五钱

上为末，糯米糊丸弹子大，每一丸，生姜酒化服。

肩背痛，不可回顾，此手太阳经气郁不行，以风药散之。脊痛项强，腰以④折，项似拔，此足太阳经不通行也，俱宜**通气防风汤**主之。

羌活　独活各二钱　防风　甘草炙　藁本各一钱　川芎五钱　蔓荆子三钱

上㕮咀，分二贴，水煎服。如身重，腰沉沉然，经中有寒湿也，更加酒浸洗汉防己半钱，轻者附子，重者乌头。亦名羌活胜湿汤⑤。其加减法：如身重，腰沉沉然，乃经中有湿也，更加黄柏一钱，附子半钱，苍术二钱；如腰痛，沉重无力，酒洗防己半钱，轻则附子，重则川乌，少许，以为引用而行经也。

如意通圣散　治风湿走疰⑥疼。

罂粟壳　丁皮⑦　麻黄去节　防风　川芎　当归　甘草炙，各

---

① 煎数……成膏：此十字原脱，据《普济方》卷九十三补。

② 脉血：《古今医统大全》卷八作“血脉”。

③ 壳：原脱，据《古今医统大全》卷八补。

④ 以：通“似”。《集韵·止韵》：“以，或作‘似’，亦省。”《内外伤辨惑论》卷一作“似”。

⑤ 亦名羌活胜湿汤：按《内外伤辨惑论》卷一，通气防风汤、羌活胜湿汤实为两方，前者治“肩背痛，汗出，小便数而少，风热乘肺，肺气郁甚”，后者治“脊痛项强，腰似折，项似拔”。

⑥ 疰：嘉靖本作“注”。

⑦ 丁皮：丁香的树皮。

二钱

上咬咀，炒黄色，每服七钱，水二盏煎八分，去粗，入乳香、没药各少许，再煎三沸，热服出汗。

诸风挫枕，筋络不顺，项筋疼，转侧不得。

通关散

消风散 并见中风门

如神救苦散 治左瘫右痪，风湿痹走注疼，无问男女远近并治。

御米壳去顶穰，蜜炙，一两 陈皮去白，五钱 虎骨酥炙 乳香 没药研 甘草炙，各二钱半

上为细末，每服三钱，煎八分，连粗热服，如前药一顺搅之。忌鸡猪等肉。

加减如意通圣散

粟壳四两，净，密①炙 陈皮 甘草炙，各一两

四肢麻木，骨节疼痛不可忍，加虎骨炙，酒浸、自然铜醋淬、乳香、没药，并研细，每服三钱，煎，连查②服。一名流气饮子。应有一切诸疮痛不忍，并骨折损伤，加乳、没煎服，名乳香散；胁肋刺痛，姜、枣煎，名木香流气饮子，加乳香妙；心气痛，加乳香；产后腹内疞痛，加四物汤、生姜、红花，煎，名如神散；百节痛，难转侧，姜、枣、乳香煎；赤白痢，加生姜、臭椿皮；白痢，加干姜、黑豆；咳嗽，加半夏、枯矾、乌梅、姜、枣，名人参补肺散。

木瓜煎 治肝肾二脏受风，筋急项强，不可转侧。

木瓜两个，驭盖出穰 没药一两，研 乳香二钱半

上二味入木瓜内，盖合签定，饭上蒸三四次，研膏，每三二匙，地黄汁、无灰酒温暖化膏，服之。

十味剉散 治中风血弱，臂痛，连及筋骨，举动艰难。

---

① 密：通"蜜"。《释名·释言语》："密，蜜也。"

② 查：同"渣"。

当归　黄芪炙　白芍药各二钱　附子炮，二钱半　川芎　防风
白术各一钱半　肉桂一钱　茯苓　熟地黄酒洗，蒸焙，各七钱半

上剉，分二贴，姜八片，枣二枚，食后、临卧水煎服。

五灵脂散　治臂胛痛。

五灵脂　荆芥穗　防风　羌活　甘草炙　穿山甲炮　骨碎补
草乌炮　独活各五钱　麝少许

上为末，每服二钱，温酒服。如浑身塸痛，加没药、木香，
空心服。

活络汤　治风湿臂痛，诸药不效。

白术　当归　羌活　独活　甘草炙　川芎各二钱半

上咀，分二贴，姜五片，煎服。

白芥子散　治背痛，外连肌肉，牵引背胛，时发时止，此由
荣卫之气循行失度，留滞经络，与正气相搏，其痛发似瘫缓。

真白芥子另研　木鳖子去壳研，一两　没药另研　桂心　木香各
二钱半

上为末，每服一钱，食远温酒调下。

控涎丹　治人忽患胸背手脚胯隐痛不可忍，连筋骨牵引钓痛，
坐卧不宁，时时走易不定，意谓走注是风证，用药针灸皆无效。
又疑是风毒欲结痈疽，乱以药贴，亦非也。此乃是痰涎伏在心膈
上下，变为此疾，或令人头痛不可举，或神意昏倦多睡，或饮食
无味，痰唾稠粘，夜卧喉中如锯声，口角流涎，手脚重，腿冷痹，
气脉不通，误认为瘫痪，亦非也，但以此药，不过数服，其病
如失。

甘遂　大戟　白芥子

上各等分，为末，面糊丸，食后、临睡姜汤下五丸、七丸、
十丸。

茯苓丸　治臂痛，不能举手，左右时复转移，由伏痰饮在内，
中脘停滞，脾气不行，上与气搏，四肢属脾而气不升降，故上行
攻臂。

茯苓二两　枳壳去穰炒，一两　半夏四两　风化朴硝三钱

上为末，姜汁糊丸五十丸，姜汤下。

茯苓汤 治支饮①，手足麻痹，多睡眩冒。

半夏炮，七钱　赤茯苓　陈皮各四钱　枳实麸②炒　桔梗　甘草炙，各一钱

上咀，分二贴，姜七片，煎服。

神保丸见宿食门　治酒面热毒过度，痰饮攻臂痛，每十四粒，柿蒂汤下。

舒经汤治血气留滞，经络不行，臂痛不忍。

片子姜黄五钱　白术二钱半　羌活一钱二分半　甘草炙，一钱　当归二钱半　海桐皮二钱半　赤芍药一钱二分半

上剉，分二贴，煎服。

一方，姜黄三钱　甘草炙，三钱　羌活三钱　白术六钱

上咀，分二贴，水煎服。

敷贴药 以③芫花根研末，米醋调，贴，纸盖绢扎，一治臂腿间忽一两点痛不可忍，针肩髃一穴，随时而愈。一脚心钓痛，宜活络丹、左经丸。方在后。

乌沉木香四物汤 治湿滞脾经，肩臂手足疼。

香附子二钱　甘草炙，一钱　天台乌药二钱　川芎　当归　芍药　熟地黄各二钱　木香一钱　蓬术④二钱

上咀，分二贴，水煎服。十指疼，麻木，附子、木香等分；脚弱，去附，用川乌。

活络丹 治风痹，手足拳挛，筋脉不舒，皆风邪湿毒留滞经络，浑身走痓疼痛，脚心钓痛，腿臂间忽一两点痛，服之。

南星炮　川乌炮　草乌炮　地龙各六两　乳香另研　没药研，各二两二钱

---

① 支饮：《仁斋直指方论》卷四作"停蓄支饮"四字。

② 麸：原作"夫"，据嘉靖本改。按原书"麸"多有讹作"夫"者，今据嘉靖本改，后见径改，不出校。

③ 以：此上原衍"右"字，据文义删。

④ 蓬术：莪术。

上为细末，酒糊为丸，每服二十丸，空心酒下，或荆芥汤下。

左经丸 治证与活络丹同。

木鳖子去壳，另研 白胶香另研 草乌生，去皮脐 五灵脂各三两半 斑蝥一百个，去头足翅，少醋煮熟 当归去土，一两

上后四味为末，与前一味和停，用黑豆去皮，生杵粉一斤，醋煮为糊，和药丸如鸡头大，每服一圆，酒磨下。

宣风散 治鸡爪风，手足摇动，不能举物。

五加皮 海桐皮 川乌炮 牡丹皮 赤芍药 川芎各一钱半 干姜半①钱

上咀，分二贴煎，将古文铜钱一个入小油内浸，每煎药入此钱，煮八分，去粗，不拘时服。

二陈汤方见痰饮门 治臂痛，内加连翘、防风、川芎、皂角刺、酒炒黄芩、苍术。

芎活汤 治水饮留停，畜②注于经络，发背痛，皆因脾土有亏，平日多饮水浆，不能传化所致。

川芎 半夏炮 茯苓 独活 陈皮 枳壳各二钱 白术 甘草炙，各一钱

上咬咀，分二贴，每贴水二盏，姜七片，煎八分半，饥时服。

人参败毒散方见伤寒门 治利风，足拘挛疼痛，先宜服此，加木香、槟榔，即多服效。虚冷证，宜五积散和合姜、枣煎服。

羚羊角散 治筋痹，肢节束痛。

羚羊角 薄桂 附子 独活各一两三钱半 白芍药 防风去芦 芎劳各一两

上咬咀，每服三大钱，水一盏，生姜三片，煎八分，去粗，食远温服，日可一二服。

增损续断丸 治寒湿之气闭滞，关节麻木疼痛。

---

① 半：此上原衍"各"字，据文义删。
② 畜：通"蓄"。《周易·序卦》："比必有所畜。"陆德明释文："畜，本亦作'蓄'。"

人参　防风去芦　鹿角胶炒　白术炮，各七两　麦门冬去心　干地黄各三两　黄芪炒　续断　薏苡仁　山芋　牡丹皮　桂心　山茱萸去核　白茯苓去皮　石斛各一两

上为末，炼蜜为丸如桐子大，每服五十丸，空心温酒送下。

乳香定痛丸　治诸风湿流注，骨节疼痛麻痹。

苍术五两，米泔水浸　五灵脂二两　草乌五两，去皮　自然铜二两，火煅醋淬　乳香一两五钱　当归尾一两　羌活二两　两头①尖去皮尖，生用，五钱　没药一两

上为末，酒糊为丸如桐子大，每服十五丸至二十丸，温酒送下，随病，在上食后，在下食前服。

续断丸　治风湿流注，四肢浮肿，肌肉麻痹。

当归炒　川续断　萆薢各一钱　川芎七钱半　没药　乳香各半两　天麻　防风　附子炮，各一两

上为末，炼蜜丸如桐子大，每服四十丸，温酒、米饮任下。

神秘左经丸　治诸风湿痹，麻木不仁，肢体手足疼痛，极效。

苍术米泔浸　草乌去皮，剉碎，各四两　葱白　干姜各四两

上将四味药同捣烂，捺入于瓶内，纳令着实，密封瓶口，安于暖处三日，取出晒干，入后药：

金毛狗脊二两　破故纸酒浸，焙干　藁本　白芷　穿山甲灰炒　小茴香炒　抚芎②　川牛膝酒浸，各二两　虎胫骨酥炙　木瓜　川乌炮　白附子　乳香另研　没药各一两，另研

上为细末，相和匀，好酒煮面糊，丸如桐子大，每服二三十丸，空心温送下。

仙传史国公浸酒良方　治左瘫右痪，口眼㖞斜，四肢疼痛，治七十二般风，二十四般气，其效不可尽述。

当归二两　虎胫骨酥炙　川羌活　川萆薢　防风去芦，各二两　秦艽四两　鳖甲一两，醋炙　松节　川牛膝酒浸　晚蚕沙炒，各二两

---

① 头：原脱，据《古今医统大全》卷十一补。
② 抚芎：产于江西抚州的芎䓖。

枸杞子五两　干茄根八两，饭上蒸熟　苍耳子四两，炒，搥碎

一方加白花蛇一条酒炙，一方加寻风藤①二两。

上十四味，用无灰酒一大坛，将生绢袋盛药，悬浸于内，密封固，候十四日后开坛取酒，浸取时不可面向坛口，恐药气冲人面目，每饮一盏，勿令药力断绝，饮尽病痊。将药粗晒干，为末，米糊为丸如桐子大，每服八十丸，空心温酒送下。忌食动风之物。此药可常服。

五加皮浸酒方　治一切风湿相搏，腰腿疼痛，并风痹四肢挛急，皮肤瘙痒，大补五劳七伤，添精补髓，壮筋骨，延年益寿，久服神效。

五加皮五两　木香一两

上二味咬咀，用生绢袋盛之，以好酒一坛，将药袋入酒中，用竹叶密封坛口，入滚锅内煮一时，取出后浸二十七日，开坛，空心、临卧随意饮一二盏，多服累效。

万病无忧酒　疗除百病，理风湿，乌髭发，清心明目，利腰肾，健腿膝，补精髓，疗跌扑损骨，强五脏，快脾胃，进饮食，补虚怯，滋血养气，消积滞。

防风去芦，七钱　白芷　五灵脂　川牛膝　台芎②　荆芥穗　天台乌③　八角茴香　甘草　木瓜　地骨皮　乳香　南木香　没药各半两　赤芍药　羌活　钓藤④　石南藤　破故纸　当归　自然铜火煅醋淬七次　威灵仙各一两　五加皮　紫金皮⑤　杜仲炒，去丝，各一两半　小黑豆二两，炒，去皮

上咬咀，分匀，用生布为囊盛之，以无灰酒一大坛，入药在内，密封坛口，春秋浸五日，夏三日，冬十日，后开坛取酒，温

---

① 寻风藤：青风藤。

② 台芎：产于浙江天台山的芎䓖。

③ 天台乌：产于浙江天台山的乌药。

④ 钓藤：钩藤。

⑤ 紫金皮：即紫金藤皮。《本草纲目》卷十八："紫金藤……采皮晒干……消损伤瘀血。"

饮之，或晨、昏、午后随量饮之。常服此酒，大能去风活血，育神理气，其味又佳。如饮一半，再加好酒浸，饮之。

秘传药酒方 治男子妇人风湿相搏，腰膝痛，或因坐卧湿地，雨露所袭，遍身骨节疼痛，风湿脚气，并皆治之，已经验。

白芷 桔梗 芍药 麻黄去节 川芎 茯苓去皮 肉桂去粗皮 半夏汤泡①七次 防己 甘草各一两 陈皮 厚朴去皮，姜汁炒 枳壳去穰，炒 当归 木瓜 独活 槟榔各一两半 牛膝去芦 乌药各二两 苍术四两，米泔水浸一日，炒 杜仲二两，去皮，酒炒，断丝

上各剉碎，以苎布袋之盛之，用无灰好酒三斗，将药袋悬胎于坛内，密封固坛口，锅内煮之一时久，然后取出，过三日后去药，随量饮之。滓晒干，为末，酒糊丸如桐子大，每服七八十丸，空心温酒送下。

仙酒方 治诸风疾。前监察御史②兼西京留守③窦文炳染风疾，手足拘挛，半身不遂，累蒙恩医，不愈。访求医到奉仙县，有县尉④李能有此方，极有神效，名曰仙酒方，依方浸酒一斗，未服药时令人扶策，不能自动，饮酒二升，能舒手，饮酒三升，能伸腰，饮四五升，痊愈。

牛膝洗净，细切 秦艽去芦 桔梗去芦 防风去芦 羌活去芦，细切 晚蚕沙洗净，炒，已上各二两 枸杞子二升 牛蒡根一斤，去粗皮，细切 牛蒡子半升 火麻子一斤，洗净 苍术二升，洗净，去粗皮，磁器内蒸熟用

上件为末，糯米酒二斗，于大磁器内浸药封口，第七日开封，勿令面近瓶口，恐药气出犯人眼目，每服一盏，空心服，日进三服，温服之。忌湿面鱼。一方更加天麻半斤洗净，枳壳二两拣净，当归三两，地黄二两，同前药浸酒。

---

① 泡：原作"炮"，据文义改。
② 监察御史：官名，始置于隋，掌监察百官，巡视地方，纠正刑狱，肃整朝仪等。
③ 留守：官名，古时皇帝出行，委派大臣留守京师，称"留守"。
④ 县尉：官名，秦汉时置，为县令佐官，掌治安捕盗之事。后世沿置。

白花蛇造酒方 治大风风痹。

每白花蛇一条，蒸米一斗，缸底先用酒曲①，次将蛇用绢袋盛之，顿于曲上，然后米②和匀，顿于蛇上，用纸封缸口，候三七日，开缸取酒，将蛇去皮骨，为末，每服酒一盏温服，入蛇末少许，仍将酒脚并糟粕捏做饼子食之，尤佳。

易简诸方

一方，治皮肤麻痹瘙痒，莽草煎汤，浴洗。

《食医心镜》③ 治一切风湿痹，四肢拘挛，苍耳子三两，捣末，以水一升半煎取七合，去滓，呷之。

一方，治久患风湿痹，筋挛膝痛，除五脏胃气结聚，益气止毒，去黑痣面䵟④，润皮毛，宜取大豆黄卷一升，熬令香，为末，空心暖酒调服一匙。

一方，治筋脉拘挛，久风湿痹，下气⑤，除骨中邪气，利肠胃，消水肿，久服轻身，益气力，薏苡仁一升，捣为散，每服以水二升煮二匙末作粥，空心服之。

《齐民要术》治风痹，补脑，以地榆汁酿酒，服之。

《外台秘要》治手脚酸疼，兼微肿，乌麻五升熬，碎之，酒一升浸一宿，随多少饮。

一方，治十指疼痛，麻木不仁，用附子、木香等分三钱，姜三片，水一盏，煎七分，服。足弱，去附子，用乌头。

《圣惠方》治走疰风毒疼痛，用小芥子末和鸡子白，调傅之。

---

① 曲：原作"面"，据《重订瑞竹堂经验方·诸风门》改。

② 米：原作"麇"，据文义改。《重订瑞竹堂经验方·诸风门》"麇"作"蒸饭"二字。

③ 食医心镜：食疗专书，唐代咎殷撰，原书早佚，今有日本辑本。《证类本草·所出经史方书》载录其名，书中多引其方。

④ 面䵟（gǎn 感）：面上黑斑。

⑤ 气：原脱，据《千金翼方》卷二补。

刘禹锡《传信方》①　治脚转筋，兼暴风，通身水冷，如瘫痪者，取蜡半斤，以旧帛约阔五六寸，看所患大小加减阔狭，先销蜡，涂于帛上，看冷热，但不过烧人，便承热缠脚，著袜裹脚，待冷即便易之。

《日华子》②　云：治风麻痹，久服助气，壮筋骨，鸊鹈脂和豆黄作丸，补劳瘦，肥白人。其毛自落者，小儿带之，治惊痫。

《御药院方》　治脚膝风湿，虚汗少力，多痛及阴汗，枯矾作灰，细研为末，一匙头，沸汤投之，淋洗痛处。

---

①　传信方：唐代刘禹锡所集方书，二卷。
②　日华子：即《日华子本草》，本草著作，原书佚，部分佚文见《证类本草》。

风痫门

《三因》① 云：夫癫痫病皆由惊动，使脏气不平，郁而生涎，闭塞诸经，厥而乃成。或在母胎中受惊，或幼小感风寒暑湿，或饮食不节，逆于脏气而成。盖忤气②得之外，惊恐得之内，饮食属不内外，三因不同，忤气则一。

《别录》③ 有五痫之证：一曰马痫，作马嘶鸣，以马属午，手少阴君火主之，故其病生于心；二曰羊痫，作羊叫声，以羊属未，足太阴湿土主之，应乎脾；三曰鸡痫，作鸡叫声，以鸡属酉，足阳明燥金主之，应乎胃；四曰猪痫，作猪叫声，以猪属亥，手厥阴心包主之，应乎右肾；五曰牛痫，作牛吼声，以牛属丑，手太阴湿上主之，应乎肺。此五痫应乎五畜，五畜应乎五脏者也。发则旋晕颠倒，口眼相引，目睛上摇，手足搐搦，背脊强直，食顷乃苏。各随所感，施以治法④。

《千金方》云：病先身热瘛疭，惊啼叫唤，而后发痫，脉浮者，为阳痫，病在六腑，外在肌肤，犹易治也；病先身冷，不惊瘛，不啼呼，而病发时脉沉者，为阴痫，病在五脏，内在骨髓，难治也。

治 法

大凡治风，云痫病不至目瞪如愚者，用三圣散投之，更用火盆于暖室中，令汗吐下三法并行，次服通圣散百余日，则愈矣。

---

① 三因：即《三因极一病证方论》，宋代陈言撰集，十八卷。
② 忤气：《三因极一病证方论》卷九作"风寒暑湿"四字。
③ 别录：即《名医别录》，本草著作，约成书于汉末至晋，梁代陶弘景撰《本草经集注》，曾辑录其中药物 365 种。原书佚，部分佚文见《证类本草》。
④ 《别录》……治法：语本《玉机微义》卷四十一。

至于目瞪如①愚者，不可治。大凡此疾，肝经有热，吐后可服泻青丸下之。

古法云：治洪长伏三脉，风痫惊痫发狂，恶人与火，灸第三、第九椎，服妙香丸，以针刺②眼子透，冷水内浸少时，服之如本方法；治弦细缓三脉，诸痫似狂，服五生丸③。

治风痫之法，惊痰宜吐，大率行痰为主，用黄连、南星、瓜蒌、半夏寻火寻痰，分多分少治之，无不愈者。分痰与热，有热者以凉药清其心，有痰者必用吐药，吐后用安神丸，吐后亦用平肝之剂，青黛、柴胡、川芎之类。

五痫，宜星香散加全蝎三个。

三圣散方见心风门

通圣散方见风门

泻青丸方见小儿门

星香散方见风门

五生丸　治痫有神，治阴脉弦细缓者。

南星　半夏　川乌　白附子各一两　大豆去皮，一两

上为细末，滴水为丸，每服三丸至五丸，不过七丸，姜汤送下。

小灵宝丹　治同前。

附子炮，一两　天麻　全蝎　白姜蚕炒　藿香叶　南星炮　白附子炮，各半两

上为细末，酒糊丸如桐子大，温酒下一十五丸。

朱砂滚涎丸　治五痫。

朱砂　白矾生用　赤石脂　硝石各等分

上为细末，研蒜膏为丸如绿豆大，每服三十丸，食后荆芥汤下。

虎睛丸　治痫疾发作，涎潮搐搦，精神恍惚，时作谵语。

---

① 如：原脱，据文义补。

② 刺：原作"投"，据文义改。

③ 治洪……五生丸：语本《此事难知》卷四。

犀角屑　虎睛一对，微炒　大黄各一两　远志去心　栀子仁各一两半

上为末，炼蜜丸如绿豆大，每服二十丸，食后温酒送下。

续命汤　主痫发顿闷无知，口吐沫出，四体角弓反张，目反上，口噤不得言。

竹沥一升二合汁　生地黄汁一升　龙牙①末　生姜　防风　麻黄去节，各四两　防己　附子炮，各一两　石膏　官桂各二两

上十味，水一斗煮取三升，分三服。有气，加紫苏、陈皮各半两。

宁神丹　清热，养气血，不时潮作者可服。

天麻　人参　陈皮　白术　当归身　茯神　荆芥　姜蚕炒　独活　远志去心　犀角　麦门冬去心　酸枣仁炒　辰砂各五钱，另研　半夏汤洗七次　南星　石膏各一两　甘草炙　白附子　川芎　郁金　牛黄各三钱　珍珠三钱　生地黄　黄连各五钱　金箔三十片

上为末，酒糊为丸，每服五十丸，空心白汤下。

安神丸　治心神烦乱怔忡，兀兀欲吐，胸中气乱而热，有似懊侬之状，皆膈上血中伏火，蒸蒸然不安，宜用权衡法，以镇阴火之浮行，以养上焦之元气。经云热淫所胜，治以甘寒，以苦泻之，以黄连之苦寒去心烦，除湿热，为君，以甘草、生地黄之甘寒泻火补气，滋生阴血，为臣，以当归补血不足，以朱砂纳浮溜之火而安神明也②。

黄连一钱五分，酒洗　朱砂一钱，水飞　酒生地黄　酒当归身　炙甘草已上各五分

上件除朱砂水飞外，捣四味为细末，同和匀，汤浸蒸饼为丸如黍米大，每服十五丸，津唾咽下，食后。

瓜蒂散

瓜蒂炒黄，另研　赤小豆各等分

---

① 龙牙：龙齿。
② 经云……明也：语本《内外伤辨惑论》卷一。

上为细末，和匀，每一钱，煮豆豉汁，去粗调药，顿服。不吐再加，得吐乃止。热汤亦可，吐过冷冰解。

碧霞丹 治痰涎壅塞，牙关紧急，目睛上视，时作搐搦，并五种风痫。

石绿①九度飞，一两 蝎梢七个 附子尖七个 乌头尖七个

上为末，入石绿令匀，面糊为丸如鸡头大，每服薄荷汁化下一丸，更以酒半合温服之，须臾吐出痰涎，然后随证治之。如牙关紧急，揩开灌之，宜三一承气汤见伤寒门、泻心汤见咳逆门、防风通圣散见中风门。

神应丸 治风癫，久服其涎随屎而出。

生明矾研，一两 腊茶②五钱

上为细末，炼蜜为丸如梧桐子大，每服三十丸，腊茶汤下。

控涎丹 治诸痫久不愈，顽痰结聚，变生诸疾，悉皆治之。

川乌生，去皮 半夏 僵蚕三味剉，姜汁浸一宿，各五钱 全蝎去毒，七个 铁粉三钱 甘遂二钱半

上为末，姜汁糊为丸如梧桐子大，每服十五丸，姜汤下。忌甘草。一方朱砂为衣。

六珍丹 治风痫，卒然运倒，或作牛吼、马嘶、鸡鸣、羊咩、猪噭等声，手足瘛疭，吐沫流涎，久而方苏。

雄黄 雌黄 未钻珍珠各一两 铅二两，熬成屑 丹砂五钱 水银一两半

上为末，研极细，蜜和，杵三二万下，丸如梧桐子大，每服五十丸，姜枣汤吞下。

五痫丸 治痫发作，不问新久，并皆治之。

南星炮，二两 乌蛇一两，酒浸一夕，去皮骨，焙干 蜈蚣半条，去头足，炙 僵蚕一两半，炒，去丝 朱砂一钱，另研 全蝎二钱，去毒，炒 白矾一两 白附子炮，五钱 半夏二两，洗七次 雄黄一钱半，另研 麝

左侧竖排书名及页码：

医林类证集要

九〇

① 石绿：即绿青。"绿"原作"碌"，据《和剂局方》卷一改。
② 腊茶：早春茶。腊，腊月，取早春之意。

香三钱，另研　皂角四两，搥碎，水半升浸汁，与白矾一同熬干，研

上为末，姜汁煮糊，为丸如梧桐子大，每服三十丸，姜汤下。

胜金丸　治风热惊骇不时，旋运潮搐，吐痰沫，忽然倒地，不省人事，名曰痫。

南星　姜蚕　细莘　乌蛇生用　川乌生用　皂角炙黄　白矾飞　桔梗　威灵仙　何首乌　草乌各一两　荆芥穗　川芎各二两

上为末，酒糊丸如梧桐子大，每服十丸，食后温酒下。

龙脑安神丸　治男子妇人五积癫痫，无问远近，发作无时。

茯神二两　人参　地骨皮　甘草各二两　麦门冬二两　龙脑三钱，另研　牛黄　朱砂二钱　桑白皮一两　马牙硝二钱，另研　麝香一钱　犀角末一两

上为细末，炼蜜为丸如弹子大，金箔为衣，冬月汤化下，夏月凉水下。又治虚劳，发热咳嗽，语涩舌强，日进三服。

参朱丸　治痫，大有神效。

人参　蛤粉　朱砂

上为末，豵猪①心血为丸如梧桐子大，每服三十丸，金银汤下。

灸　法

神庭一穴，在鼻柱上发际中，灸三壮，主登高而歌，弃衣而走，角弓反张，羊痫吐舌。

少冲二穴，在手小指内廉之侧，去爪甲如韭叶，灸二壮，主惊痫吐舌沫出。

前顶一穴，在囟会后一寸，直鼻中央陷中，灸三壮，主小儿惊痫。

天井二穴，在外肘②大骨之后一寸，两筋间陷中，屈肘得之，主痫病羊鸣吐舌也。

少海二穴，在肘③大骨外去肘端五分陷中，屈肘得之，灸五

---

① 豵（zōng 宗）猪：公猪。又，猪生六月为"豵"。
② 外肘：《太平圣惠方》卷一百作"肘外"。
③ 肘：《针灸资生经》卷一作"肘内"二字。

壮，主癫痫吐沫，舌出羊鸣。

长强一穴，在脊骶端陷中，灸五壮，主小儿惊痫病。

两手大拇指缚紧，灸三壮，炷着四处，半在甲上①，半肉上，主小儿胎痫奶痫惊痫，又治狐魅神邪颠狂，并两手足缚灸之。

张洁古云：昼发，治阳跷申脉，穴在外踝下陷中容爪甲赤白际是也；夜发，治阴跷照海，穴②在足内踝下陷中白肉际。先灸此二穴，后服药③。

易简诸方

《食医心镜》治惊痫，神精恍惚，言语错谬，歌笑无度，兼五藏积冷，蛊毒寒热，用狐肉一片及五藏，治如食法，豉汁中煮，五味和作羹，或作粥炙食，并得。京中以羊骨汁、鲫鱼替豉汁。

王氏《博济》④ 治猪羊痫，用水银、黑铅、辰砂、乳香各一两，先将铅化开，入水银，用柳木槌研，次下辰砂研细，下乳香研匀，丸如鸡头大，置净水碗内，每服二丸，半饥饱时井花水送下，良久吃白粥一碗，三四服可愈。

《图经》云：治卒得痫，用吊藤、甘草炙各二分，水五合煮取二合，服如小枣大，日五夜三，大良。

《广利方》⑤ 治心热风痫，烂龙角浓研汁，食上服二合，再服。

一方，治心热风痫，黑驴乳食上暖服三大合，日再服。

---

① 半在甲上：原作"半身"二字，据《女科百问·第四十七问》改。
② 穴：此上原衍"二"字，据《卫生宝鉴》卷九删。
③ 张洁古……服药：语本《卫生宝鉴》卷九。
④ 博济：即《博济方》，宋代王衮撰。按今本《博济方》不见此方。
⑤ 广利方：即《贞元集要广利方》，唐德宗撰，原书佚，部分佚文见《证类本草》。

历节风门

巢氏①《病源》云：历节风之状，疼痛不可忍，屈伸不得是也，由饮酒腠理开，汗出当风所致也。亦有血气虚受风邪而得之者。风历关节，与气血相搏交攻，故疼痛，血气虚则汗也，风冷搏于筋则不可屈伸，为历节风也。

或曰：白虎者，其痛如虎之啮人也。

治 法②

羌活汤 治白虎历节，风毒注骨髓，疼发不定。

羌活二钱四分 附子炮 秦艽 桂心 木香 川芎 当归 牛膝酒浸 桃仁去皮尖，炒 骨碎补 防风各一钱 甘草炙，六钱

上咬咀，分二贴，姜五片煎，温服。

虎骨散 治白虎风，肢节疼不可忍。

虎骨酥炙，二两 花蛇酒浸，取肉 天麻 防风 川牛膝酒浸 白僵蚕炒，去丝嘴 当归 乳香另研 桂心各一两 甘草炙 全蝎去毒，各五钱 麝香一钱，另研

上为末，每服二钱，酒调下，或豆淋酒，尤妙。

蠲痛丸 治诸风历节疼，手足不测疼痛肿满，无贵贱苦之，此是风之毒害者也。

川乌一个，生用 黑豆七七粒，去皮，生用 全蝎二七个，去毒 地龙去土，五钱 麝香半钱，另研

上为末，酒糊为丸如桐子大，每服十五丸至二十丸，临睡、隔宿空心冷酒下，微汗不妨。

青龙妙应丸 治诸风拘急，遍体疼，游走无定，百药不效者。

---

① 氏：此下原衍"类"字，据文义删。
② 治法：原缺，据文例补。按原书各门（篇）多有缺"治法"标题者，今据文例补，后见照此例补，不出校。

穿山甲十五片，石灰炒　全蝎去毒，三十个　地龙去土，一两　蜈蚣七条，生用　麝香一字，另研　草乌生，去皮，一两　没药二钱，另研　松香半两　僵蚕姜汁炒，五钱　五灵脂五钱

上为末，酒糊丸如绿豆大，青黛为衣，每服二十丸，空心盐汤下，不拘时。忌热食。

乌头汤　治历节痛，不可伸屈。

川乌一枚，蜜四合煮二合，去乌　甘草炙　麻黄去节　芍药　黄芪

上各等分，水煎，蜜一合再煎至八分，去柤，空心服。最治脚气不可屈伸。

一粒金丹　治腰膝走注，疼如虎啮。

草乌　五灵脂各一两　白胶香半斤　木鳖子　地龙去土，各四两　细墨　乳香　当归　没药各一两一　麝香一钱

上末，再同研一千下，糯米粉糊丸如桐子大，每服三五丸，温酒下，微汗神效。与铁弹丸大同小异，无白芷、防风。

独活寄生汤　治历节，甚效。方在脚气内。

虎胫骨酒　治风偏枯半死，行劳得风，若鬼击①，四肢不遂，不能行步，但是一切诸风拘急悉治。

石斛去根　石南叶　防风　虎胫骨酥炙　当归　茵芋叶　杜仲剉，炒　牛膝　川芎　金毛狗脊　续断　巴戟去心，各一两

上剉，绢袋盛，酒一斗渍十日，每服一盏，温热服，不拘时。

加减地仙丹　治风冷邪湿，留滞下焦，足膝拘急肿痛，不能行。

地龙炒，去土　五灵脂去石　乌药　白胶香另研　椒红炒去汗　威灵仙　木瓜去瓤　赤小豆炒　黑豆炒，去皮　天仙藤　川乌炮，去皮　五加皮　苍术泔浸，炒　木鳖子

上为末，酒糊丸，每七十丸，空心盐酒汤下。

养肾散　治肾气虚损，远年腰脚软弱，筋骨疼，难屈伸。

草乌生，去皮脐　炮附各二钱　全蝎五钱　天麻三钱　苍术一

---

①　击：原作"系"，据《严氏济生方》卷一改。

两，制

上为末，每一钱，豆淋酒调服，药气倒①麻痹少时，其病随去。或用胡桃嚼，酒吞下，亦可。

麒麟竭散 治寒湿搏于经络，疼不可忍。

血竭 乳香 没药 白芍药 当归各六钱 水蛭杵碎②，炒令烟尽 麝香各三钱 虎胫骨酥炙黄，五钱

上八味细末，每三钱，酒调服，食前。

虎骨丸 治经络凝滞，骨节疼，筋脉拘，遇阴寒愈痛。

乳香 没药俱另研 赤芍药 熟地黄 虎胫骨酥炙 当归各一两 血竭五钱

上为细末，用木瓜一个切破去子，入乳香在内，麻缚紧，好酒二升煮干，取木瓜去皮，研如泥，入蜜少许杵和丸，每五十丸，酒下，病上食后，病下食前。

甜瓜子丸 治风湿相搏，腰脚疼。

甜瓜子二两，炒黄色 干木瓜一两半 威灵仙一两 川乌五钱，炮

为末，酒糊丸，每三十丸酒下。避风出汗，忌热及相反药。上下前同③。

骗马丹④ 治男妇中风，口眼㖞斜，痰涎壅盛，语言蹇涩，手足不仁，筋脉肢体不举，寒湿相搏，肌肉顽麻，传入经络，筋骨疼痛，脚肿，屈伸难，或打扑伤损，皮肤瘙痒，风毒疮痒，并宜服之。

川乌炮，二两 川芎七钱 苏木 地龙去土，五钱 续断酒浸 白芷 牛膝酒浸 苁蓉酒浸 滴乳⑤灯草研 明松香研 木鳖子去壳 虎骨酒浸，炙 骨碎补 自然铜醋淬⑥七次，研 败龟板卜卦者，新瓦

---

① 倒：同"到"。
② 碎：原作"砂"，据《普济方》卷一百一十八改。
③ 上下前同：谓用法同前虎骨丸，即"病上食后，病下食前"。
④ 骗马丹：飞身上马为"骗"，极言其药之效。
⑤ 滴乳：即熏陆香，乳香之垂滴如乳头者。
⑥ 淬：原作"碎"，据嘉靖本、《普济方》卷九十二改。

上煅，醋碎黄，各一两　全蝎三钱，炒，去毒

上为细末，酒煮仓米糊丸，每服五十丸，温酒下。

桂枝芍药知母汤　治肢节疼，身体魁瘰①，脚肿如脱，头眩短气欲吐。

桂枝二钱八分　芍药二钱一分　甘草一钱四分　麻黄二钱一分　生姜三钱半　白术三钱半　知母二钱八分　防风二钱八分　附子一钱四分，炮

到，分二贴，水煎服。

易简诸方

《圣惠方》治历节风，用羊蹄菜根，于生铁上以好醋磨，旋旋②刮取汁，涂于患处。未差，更入硫黄少许同磨，涂之。

一方，治历节风，百节疼痛不可忍，用虎头骨一具，涂之酥炙黄，捣碎，绢袋③盛，用清酒二斗浸五宿，随性多少热饮之，效。

《外台秘要》：疗历节风④，百节酸疼不可忍，松脂三十斤，炼五⑤遍，亦可二十遍，用以炼酥三升，温和松脂三升，熟搅令极稠，清旦空心以酒服方寸匕，日三，数食面粥为佳，慎血腥⑥生冷酢物果子，一百日差。

一方，**松节酒**，治历节⑦风，四肢痛如解落，松脂二十斤，酒五斗渍三七日，服一合，日五六服。

一方，治风毒，白虎风病，以三年酽醋五升热煎三五沸，切

---

①　魁瘰：《金匮要略·中风历节病脉证并治》作"魁羸"。

②　旋旋：频频。

③　袋：原作"黛"，据嘉靖本、《证类本草》卷十七改。

④　历节风："历"原作"疬"，据嘉靖本、《外台秘要》卷十四改。按原书"历节风"之"历"多有讹作"疬"者，今据校本及《外台秘要》改，后见径改，不出校。

⑤　五：《外台秘要》卷十四作"五十"二字。

⑥　腥：原作"惺"，据《外台秘要》卷十四改。

⑦　节：原脱，据《证类本草》卷十二补。

葱白二三升，煮一沸许，漉出，布帛热裹，当病上熨之，差。

一方，治白虎历节风，百骨节疼痛不可忍，节羌活①用节②、独活各等分，浸酒煮过，每日空心服一杯。

《经验方》：白虎风，走注疼痛，两膝热肿。

虎胫骨涂酥炙　黑附子炮裂，去皮脐，各一两

上为末，每服温酒调下二钱匕，再服。

《本草》③云：治白虎病，向东人④呼为历节风，置白狮子⑤于病者前，自愈。此厌伏⑥之意也。白虎鬼，古人言如猫，在粪堆中，亦云是粪神，今时扫粪，莫置门下，令人此病。疗之法，以鸡子揩病人痛，咒送著粪堆头，无反顾。

《斗门方》治白虎风，所患不以，积年久治无效，痛不可忍者，用脑、麝不以多少，细研焙干，酒浸常服，以醉为度，即差。

《图经》云：治历节诸风，骨节疼痛，昼夜不可忍者，用乳香、没药半两，研，虎胫骨三两，涂酥炙黄色，先捣罗为散，与乳、没同研令细，温酒调服二钱，日二服。

《千金方》治历节风，松叶捣取一升，以酒三升浸七日，服一合，日三服。

《经验后方》治风毒，骨髓疼痛，芍药二分，虎骨一两炙，为末，夹绢袋盛，酒三升渍五日，每服三合，日三服。

《经验方》治一切冷气，去风痰，定遍身疼痛，益元气，强力，固精益髓，令人少病，川乌头一斤，用五升许大瓷钵子盛，以童子小便浸，逐日添注，任令溢出，浸一⑦七日，其乌头通软，拣去烂坏者不用，余以竹刀切破，每个作四片，却用新汲水淘七

---

① 节羌活：竹节羌活，羌活之根茎环节疏生似竹节者。
② 用节：原在"节羌活"前，今移此。
③ 本草：指《证类本草》。
④ 人：原脱，据《证类本草》卷三补。
⑤ 白狮子：白色的石狮子。
⑥ 厌伏：用法术镇压邪祟。
⑦ 一：《证类本草》卷十作"二"。

遍，后浸之，每日换，七日，通前浸二十一日，取出焙干，其药洁白，为末，酒糊丸绿豆大，每服十丸，空心盐汤酒下，少粥压之。

应痛丸　治诸风历节疼痛，以赤芍药炮、两头尖炮各等分，为细末，酒煮面糊为丸如桐子大，每服五十丸，温酒下。

破伤风门

《原病式》云：夫破伤中风之由者，因疮热甚郁结，而荣卫不得宣通，怫热因之遍体，故多白痂。是时疮口闭塞，气难通泄，热甚则生风也。不已，则表传于里，亦由触冒伤寒，怫热郁甚不解，则表传于里者也。但有风热微甚兼化，故殊异矣。大法破伤中风，风热燥甚，怫郁在表，而里气尚平者，善伸数欠，筋脉拘急，或时恶寒，或筋惕而搐，脉浮数而弦也，宜以辛热治风之药开冲结滞而愈，犹伤寒表热怫郁而以麻黄汤辛热发散者也。凡用辛热开冲风热结滞，宜以寒药佐之则良，免致药不①中病而风热转甚也，如治伤寒发热用麻黄、桂枝加黄芩、石膏、知母之类是也。若世以甘草、滑石、葱、豉寒药发散，甚妙，若表不已，渐伤入里，里又未太甚，而脉在肌肉者，宜以退风热、开结滞之寒药调之，或微加治风辛热亦得，犹伤寒在半表半里而以小柴胡和解之也。若里势以甚，而舌强口噤，项背反张，惊搐惕搦，涎唾稠粘，胸腹满塞，而或便溺闭结，或时汗出，脉洪数而弦也，然汗出者，由风热郁甚于里而表热稍罢，则腠理疏泄，而心火热甚，故汗出也，法宜除风散结，寒药下之，后以退风热、开结滞之寒药调之，而热退结散，则风自愈矣。凡治此，亦宜按摩导引，及以橛②斡开牙关，勿令口禁③，使粥药得下也④。

巢氏《病源》云：夫金疮痉者，此由血脉虚竭，饮食未复，未满月日，荣卫伤穿，风气得入，五脏受寒则痉，其状口急背直，摇头马鸣，腰为反折，须臾十发，气息如绝，汗出如雨，不及时

---

① 不：原脱，据《素问玄机原病式·六气为病》补。
② 橛：原作"药"，据《素问玄机原病式·六气为病》改。
③ 禁：《素问玄机原病式·六气为病》作"噤"。
④ 夫破……下也：语本《素问玄机原病式·六气为病》。

救者，皆死。凡金疮卒无汗者，中风也，边自出黄汁者，中水也，并欲作痓，急治之。又，痛不在疮处者，伤经络，亦死。

治 法

羌活防风汤 治破伤风初传在表。

羌活 防风 川芎 藁本 当归 芍药 甘草炙 地榆 细辛各一钱

上㕮咀，分二贴，每贴水二盏煎八分，去粗热服。若大便闭，加大黄，缓缓令过；热，加黄芩。

白术防风汤 若服前药过多，有自汗者。

白术四钱 防风八钱 黄芪四钱

上㕮咀，分二贴，每贴水二盏煎八分，去粗，不拘时温服。

破伤风，脏腑秘，小便赤，自汗，故知无寒也，宜速下之，先宜芎黄汤，次用大芎黄汤下之。

芎黄汤

川芎四钱 黄芩二钱半 甘草炙，八分

上㕮咀，作一服，水二钟煎八分，去粗，温服，不拘时。

大芎黄汤

川芎一钱 羌活 黄芩 大黄各二钱

上㕮咀，作一服，水二盏煎八分，去粗，不拘时服。

防风通圣散方见风门 倍加荆芥穗半钱，大黄一钱，煎，调血竭、姜蚕服之。

天麻雄黄散 治表。

天南星三钱 半夏 天麻各五钱 雄黄二钱半

上为细末，每服一钱，温酒调下。如有涎，加大黄为下药。

地榆防风散 治破伤风，半在表半在里，头微汗，身无汗，不可发汗，宜表里治之。

地榆 防风 地丁草 马齿苋各等分

上为细末，每服三钱，温米汤调服。

羌活汤 治半表半里。

羌活　菊花　麻黄　川芎　茯苓　防风　石膏　前胡　黄芩

蔓荆子　细辛　甘草　枳壳各一钱　薄荷　白芷各一钱一分

咀，分二贴，每贴水二盏，生姜三片，煮八分，黄蜡化开热酒服，效。

玉真散　治破伤风，手足打仆伤损。

南星　防风各等分

上为末，生姜汁同酒调服，伤处以此贴之。牙关紧，角弓反张，童便同酒服二钱。

急风散　治久新诸疮，破伤中风，项强背直，腰反折，口噤不语，手足抽掣，眼目上视，喉中锯声，及取箭头。

丹砂一两　草乌三两，半生，半烧存性，米醋淬令①冷　麝香二钱半，另研　生乌头同草乌一处为末，二钱半

上为细末，和匀，以酒②一小盏调半钱服，神效。如出箭头，先进一服了，次以药敷箭疮③上。

防风汤　治破伤风，同伤寒表证未传入里，宜急服此药。

防风　羌活　独活　川芎各等分

水煎，食后调蜈蚣散，大效。

蜈蚣散

蜈蚣一对　鳔五钱，炒　左盘龙④五钱，炒烟尽

上为末，用防风汤调服。若表解，觉转入里，当服左龙丸。

左龙丸

左盘龙　白姜蚕　鳔各另炒，五钱　雄黄一钱，另研

上为末，烧饭为丸如梧桐子大，每服十五丸，温酒下。如里证不已，当于左盘龙内一半加巴霜半钱，为丸，每服于左盘龙丸内加一丸，渐加，服至利为度。若利后，更服羌活汤；若抽掣不

① 令：原作"冷"，据《和剂局方》卷八改。

② 酒：此下原衍"下"字，据《和剂局方》卷八删。

③ 疮：原作"头"，据《和剂局方》卷八改。

④ 左盘龙：即鸽粪。

已，亦须羌活汤。

羌活汤

羌活　独活　地榆　防风各等分

水煎服。有热，加黄芩；有涎，加半夏。若病久气血渐虚，邪气入胃，宜全气养血为主。

养血当归地黄汤

四物汤内加藁本、防风、白芷各一钱，细辛一钱，分二贴，煎八分，服。

白术汤　治破伤风，大汗不止，筋挛搐搦。

白术　葛根　芍药各三钱半　升麻　黄芩各钱七分半　甘草一钱，炙

咀，分一贴，水煎服。

江鳔丸　治破伤风，惊而发搐，脏腑秘涩，知病在里，可下之。

江鳔剉，炒　野鸽粪炒　姜蚕炒，各五钱　雄黄一两　蜈蚣一对天麻一两

上为末，分三分，二分烧饭丸梧子大，朱砂为衣，一分入巴豆霜二钱半，烧饭为丸，每服朱砂衣者十丸，加豆者一丸，加至利为度。

牡蛎散　治破伤风，口噤强直。

牡蛎粉付疮口，仍服二钱，煎甘草汤下。

灵砂丹　治破伤风，一切诸风。

威灵仙　牵牛头末　何首乌各五钱　苍术五钱　香附子六钱　川乌去皮尖，五钱　没药　乳香各三钱　朱砂二钱，为衣　陈皂角四钱，炙黄，去皮

上为末，皂角捣碎，用酒二升半浸，春夏三日，秋冬七日，取汁打面糊丸，每服五丸，如破伤风，鳔酒下，如牙疼赤眼，研碎，鼻内搐之。

风药一字散

苍术八两　川乌四两　草乌　白芷　防风各二两　细辛五钱　全

蝎二钱　天麻五钱　川芎二两

上为极细末，金疮皮破血出，药到血止，以帛缚之；破伤风才发，便用药一钱，热酒调服，被盖汗出，即愈，如无汗出亦效，未效再服；伤风热，茶调一钱，汗出安；头风，茶调服；偏头风，口含水搐鼻；恶疮无时，不愈，口含水洗疮，帛挹干，掺之，立效；蛇伤犬咬蝎蛰，口含盐水洗之，付上；蜘蛛咬人，津调付；痈疽丹瘤，鱼睛红丝，发背脑疽等疮，初发时新汲水调涂，纸封，再用好酒调一钱服；汤火伤皮破，新水调，鸡翎拂之；杖疮有血，干付之；瘰疬，含水洗净，搽药，立效；干湿疥癣，清油调敷。一方草乌用四两。一方名如圣散，无全蝎、天麻，同苍术八两，川乌、草乌、白芷、防风各四两，川芎五两，细辛二两八钱。一方有全蝎三钱，天麻五钱，地龙二钱，白术五钱，麻黄一两二钱。

蝎梢散　治破伤风。

蝎梢七个

上为末，热酒调服。

歌曰：

鱼胶能治破伤风，先煮一钱疮口封。

别取烧灰酒调服，麝香调酒立成功。

金枣儿　治一切诸风，破伤风等证。

白术一两半　苍术米泔浸，六两　麻黄二两　两尖　全蝎去毒
川乌炮，各四两　川芎　细辛　白芷　防风　天麻各二两半　雄黄五
钱　辰砂二钱

上为细末，糯米糊为丸如小枣儿大，金箔为衣，量轻重随引服之。专治一切无名肿毒，恶疮风癣，红丝鱼眼，对口，及妇人吹乳，风狗咬伤，诸风，皆用新汲水磨汁，一半涂疮肿处，一半服之。牙疼，先用浆水嗽①口净，次用莞豆大一块咬于疼牙上，立止。

追风丹　治破伤风，角弓反张，搐搦，牙关紧急，不省人事。

---

① 嗽：同"漱"。《集韵·宥韵》："漱，《说文》'荡口也'，或从口。"

川乌　草乌　天麻各半两　雄黄二钱半

上为细末，醋糊丸如梧桐子大，每服十丸，不拘时温酒送下。或为散，每服半钱，用连须葱白二茎，以水一盏煎三五沸，去葱，入温酒服，如重车行五里，煎葱浆米粥热服，汗出，觉身微麻为妙，不愈再服。

保命丹　治破伤风。

辰砂　麝香另研　川乌去皮尖　大半夏生，各一钱　藜芦去土，二钱　雄黄半钱

上为细末，枣肉丸如鸡头实大，每服一丸，嚼细，温酒下。若牙关急，斡开灌①下，吐涎为妙。如吐，生葱汤止之，不吐更用半丸，大效。

夺命丹　治证同前。

川乌　凤凰台②二两　朱砂一钱，为衣

上为细末，枣肉丸如樱桃大，朱砂为衣，每服一丸，吐者为效。如吐不止，葱白汤解之，大效。

治破伤风见血，歌曰③：

半两当归蝎二钱，合来搥碎酒同煎。

直须软烂和相嚼，一切伤疮保万全。

治破伤风将欲死者。

川乌　南星　半夏皆生　天麻各等分

上为末，每服一钱，豆淋酒下，温服，次饮二盏酒投之。

易简诸方

一方，用蜈蚣研细末，擦牙，吐出涎沫，立苏。

独活酒方见风门　亦治破伤风，通身冷，口噤，不知人。

---

① 灌：原作"嚯"，据嘉靖本改。

② 凤凰台：中药名。《本草纲目》卷四十九"凤凰"条："藏器曰：凤凰脚下白物如石者，名凤凰台。"

③ 歌曰：原在"治破伤风见血"上，今移此。

一方，治因疮中风，腰脊反张，牙关口噤，四肢强直。

鸡屎白一升，大豆五升，和炒令变色，乘热以酒沃之，微煮令豆未①出，量性饮之，覆身出汗，慎物②触风。

《外台秘要》治破伤风肿，厚傅杏仁膏，燃烛遥灸。

《经验方》治破伤风，神效。黑豆四十粒，朱砂二十文，同研为末，以酒一盏已上调一字下，不拘时。

《梅师方》③ 治因疮中风，腰脊反张，牙关口噤，四肢强直，鼠一头，和尾烧作灰，细研，以腊月猪脂和，傅之。

《本草》④ 云：治暴风口噤，金疮，用垣衣酒渍服之，效。

治破伤风，预捕狐狸一只，于腊八日活入酒瓮中，密封待酒熟，如遇患者，服二三杯，即效。

《衍义》⑤ 曰：治破伤风及沐发中风，以乱发如鸡子大，无油器中熬焦黑，就研为末，以好酒一盏沃之，何首乌末二钱，同匀搅，候温，灌之下咽，过一二刻再灌，极效。

《经验后方》治狗咬，破伤风，以人参不计多少，桑柴火上烧令烟绝，用盏子合研为末，掺在疮上，立效。

---

① 未：同"味"。《说文解字·未部》："未，味也。"《证类本草》卷十九作"味"。

② 物：同"勿"。《敦煌医药文献》p. 3596："疗自缢死，徐徐解下，物断绳。"嘉靖本、《证类本草》卷十九并作"勿"。

③ 梅师方：医书名，亦名《梅崇献方》，唐代梅崇献集，原书佚，部分佚文见《证类本草》。

④ 本草：《证类本草》卷九作"《别录》"，即《名医别录》，南朝陶弘景撰。

⑤ 衍义：指《本草衍义》，宋代寇宗奭撰，二十卷。

心风门

治　法

清心丸　治心受邪热，精神恍惚，狂言叫呼，睡卧不安。

人参蝎梢　郁金　生地黄　天麻　南星为末，入黄牛胆内，卦当风处吹干，腊月造用

上各等分，为细末，汤浸蒸饼和丸如桐子大，每服三十丸，人参汤下。

清心汤即凉膈散加黄连

牛黄清心丸

排风汤已上三方并见风门

惊气丸　治惊忧积气，心受风邪。发则牙关紧急，涎潮昏塞；醒则精神若痴，大宜服之。

紫苏子炒，一两　陈皮　木香　附子去皮脐　麻黄去节　白花蛇酒浸，炙，去皮骨　姜蚕炒　南星姜汁浸　天麻各五钱　朱砂二钱半，为衣　全蝎二钱半，微炒，去毒

上为末，入脑、射少许研匀，炼蜜杵丸龙眼大，每服三丸，金银薄荷汤下。若多恚怒，肝邪大盛，去附子，加铁胤粉①。

寿星丸方见中风门　治惊心，神不守舍，多怒②妄语，如有所见，举止失常。

雄朱丸　治男女惊忧失心，思虑过多，气结不散，积痰涎，裹心包，窒心窍，以致妄言，叫呼走奔，安魂定魄，补心益气。

朱砂二钱半，另研　白附子一钱　明雄黄二钱半，研

上研匀，猪心血丸，朱砂为衣，每服三丸，人参菖蒲汤送下。

引神归舍丹　治心气不足，并治心风。

---

① 铁胤粉：即铁华粉，为铁与醋酸作用后生成的锈末。
② 怒：原作"志"，据文义改。

朱砂一两　南星去皮，一两　附子炮，去皮脐

上为末，猪心血并面糊丸如梧桐子大，每服十五丸，萱草根汤下，子午交各一服。

黄石散　治心风发狂。

狗肝一具　硝石　黄丹各一钱半

上将硝、丹研匀，披开狗肝，掺药在内，以麻缚，水一升煮熟，细嚼，津送下。若乍作乍止，苏一钱食，痴迷者死。

控涎丹在风痹门　治涎迷心窍，狂言，如有所见，宜服。

三黄丸方在失血门　辰砂为衣，新汲水下七八十丸。一妇人伤寒后，每至午弃衣奔走，妄言骂詈，不避亲疏①，服此而愈。

甘遂散　治颠痫，及妇人心风血邪。

甘遂末一钱

用猪心取三管血三条②，和甘遂，将心披两片，入在内合缚，纸裹水湿，火煨焦，研，入朱砂末一钱，分四丸，用猪心煎汤下一丸，再服。别用猪心，下后调和胃气。

乌巴丸　治癫痫，结热狂乱，不避亲卑，吼叫丑骂。

巴豆五粒　乌梅五个，焙干

二味同研匀，滴水为丸如梧桐子大，朱砂为衣，大人三五丸，加至十五丸，姜汤夜卧吞下，通利三五行，白粥补之。

抱胆丸　治男妇一切癫痫风狂，及妇人产后血虚，惊气入心，室女经行，惊邪蕴结，顿服此药，累曾经效。

水银二两　朱砂一两，研　黑铅一两半　乳香一两，细研

上将铅入铫内，下水银结成砂子，下乳香，成熟③用柳木槌研匀，丸④如鸡头大，每一丸空心井花水吞下，得睡切莫惊动，觉来即安，再一丸可除根。

---

① 疏：原脱，据《普济方》卷三百一十八补。
② 三条：《医部全录》卷二百九十八及《本草纲目》卷十七引《严氏济生方》并无此二字。
③ 成熟：《是斋百一选方》卷一作"乘热"。
④ 丸：原脱，据《是斋百一选方》卷一补。

一醉散　治证同前。

无灰酒二碗　脂麻油四两

上和匀，用柳枝二十条逐条搅一二百下，换遍柳条，候油酒如膏，煎①至八分，扶狂者强灌②之，令熟睡，或吐不吐，觉来即定。

郁金丸　治颠狂多年不愈，皆惊忧得之，痰迷心窍。

郁金　明矾各等分

上为细末，面糊为丸如桐子大，每服五十丸，食远白汤任下。

来苏膏　治远年近日风痫，心风狂闷，中风痰潮，牙关紧急，破伤风搐，并皆治之。

皂荚肥，无蛀，去皮子，净一斤切碎，用酸浆水一大碗，春冬浸七日，夏二日，揉净浆，去查

上入沙锅内，文武火熬，槐枝柳条搅，熬似膏药取出，摊在纸上，阴干，用时取手大一片，温浆水化在盏内，用竹筒盛药水，扶病人坐定，头微抬起，将药吹在左右鼻内，良久涎出，效。欲要涎止，以温盐汤服一二口便止。忌鸡鱼生硬面等物。

瓜蒂散　治忽患心疾，颠狂不止。

瓜蒂五钱

上为末，井水调满③一钱④投之，得吐睡，不可惊动。凡吐时令闭目，或以手帕覆之。吐不止，以麝香少许，温汤调服。

三圣散　治风痫搐搦，心风发狂，弃衣而走，登高而歌，逾垣上屋，狂言骂詈⑤，妄见鬼神。

防风三两，去芦　瓜蒂二两，炒　藜芦去芦，加减，或一两或五钱或二两

上为末，每半两浆水煎，滤服，再煎澄清，徐徐投之，不必

---

① 煎：原脱，据《世医得效方》卷八补。
② 灌：原作"矐"，据嘉靖本、《世医得效方》卷八改。
③ 满：原作"服"，据《世医得效方》卷八改。
④ 钱：《世医得效方》卷八作"盏"。
⑤ 詈（lì厉）：责骂。

尽剂。多吐者，煎葱白汤，立解。不吐，以光钗、箸①探吐之，不已，饮新水，或再不吐，饮浆盐水一盏，立愈。

灸 法

颠狂，不避水火，狂言，灸间使穴二十壮，在掌三寸两筋间陷中。

卒中鬼魅，恍惚振禁，心风颠狂，灸鼻下人中穴，并两手足大指甲，令艾炷在半肉半爪上，各七壮，不止，灸十四壮。

一法，合手足大指②缚之，灸半爪半肉，立效。

易简诸方

《经验后方》治心风秘，水银一两，藕节八个，先研藕节令细，次入水银，同研成砂子，丸如鸡头大，每服二丸，磨刀水下，三服瘥。

《外台秘要》治风癫，引胁牵痛，发作则吐，耳如蝉鸣，天门冬去心皮，曝干，捣筛，酒服方寸匕。若人久服，亦能长生。

《千金方》治狂邪发恶，或披头大叫，欲杀人，不避水火，苦参以蜜丸如桐子大，每服十丸，薄荷汤下。

《经验后方》治心虚风邪，精神恍惚，健忘，以经使铧铁四斤，于炭火内烧令通赤，投于醋中，如此七遍，即堪打碎，如棋子大，以水二斗浸，经二七日，每于食后服一小盏。

《千金方》治人癫狂，不识人，烧人屎灰，以酒服之。

一方，治风癫及百病，麻仁四升，水六升猛火煮令牙生，去滓，煎取七升，旦空心服。或发，或不发，或多言语，勿怪之，但人摩手③足，须定④。凡进三剂，愈。

---

① 箸：原作"筋"，据文义改。
② 大指：原作"犬脂"，据嘉靖本改。
③ 手：原作"了"，据《证类本草》卷二十四改。
④ 须定：待其安宁。须，等待。

《千金翼》治狂癫不识人，以水服伏龙肝方寸匕，日进三服。

王氏《博济》治风癫，**驱风散**：铅丹二两，白矾二两，为末，用三角砖相斗，以七寸纸铺砖上，先以丹铺纸上，次以矾铺丹上，然后用纸抵，却将十斤柳木柴烧过为度，取出细研，每服二钱，温酒下。

《圣惠方》治风邪，虾蟆烧灰，朱砂等分，每服一钱，水调服，日三四服，甚有神验。一方，卒狂言鬼语，去朱砂，酒服方寸匕，日三。

惊悸门

治 法

温胆汤 治心虚，胆怯易惊，夜梦不详①异像，致心惊胆摄，气郁生痰，涎与气搏，变生诸证，或短气悸乏②，自汗，四肢肿，饮食无味，心虚烦闷，坐卧不宁，并皆治之。

半夏七钱，炮　竹茹　枳实各三钱　陈皮四钱半　甘草炙，一钱
白茯苓二钱二分半

剉，分二贴，姜枣煎。一方加酸枣仁炒、远志、五味子、熟地黄、人参。

远志丸 治因事有所大惊，梦寐不祥，神魂不安，惊悸恐怯。

远志去心，姜汁炒　石菖蒲一两　茯神　白茯苓　人参　龙齿各五钱

上为细末，炼蜜丸，辰砂为衣，每服七十丸，熟水下，食后临睡服。

易简诸方

《千金方》治卒惊悸，九窍血皆溢出，收新屠羊血，热饮二升。

《简要济众方》③治心脏不安，惊悸善④忘，上膈风热，化痰安神，白石英一两，朱砂一两，同研为散，每服五分，食后夜卧煎金银汤调下。

---

① 详：通"祥"。《说文通训定声·履部》："详，叚借为'祥'。"嘉靖本作"祥"。

② 乏：原作"之"，据《三因极一病证方论》卷十改。

③ 简要济众方：医书名，宋代周应撰，原书佚，部分佚文见《证类本草》。"众"原作"仲"，据《证类本草》卷三改。

④ 善：原脱，据《证类本草》卷三补。

《圣惠方》治惊悸，令人能食，紫石英五两，打碎如小豆大，水淘一遍，以水一斗煮取二升，去滓澄清，细服，或煮粥羹①食亦得，服尽更煎之。

　　《梅师方》治卒惊悸，九窍血皆溢出，以井花水噀②面，当止。

---

①　羹：原作"更"，据《证类本草》卷三改。
②　噀（xùn 迅）：口含酒、水等向外喷。

怔忡门

治　法

十四友丸　治心血俱虚，怔忡惊惕。

柏子仁研　远志去心，姜汁淹，焙　酸枣仁汤浸，去皮，隔纸炒香　紫石英煅　熟地黄　川当归　白茯苓　白茯神　人参　黄芪炙　阿胶炒　辣桂　龙齿研，各一两　朱砂半两，研

上为细末，炼蜜丸如梧桐子，每服四五十丸，食后枣汤下。

参乳丸　治心气不足，怔忡自汗。

人参半两　当归一两　乳香一钱半，研

上为细末，山药煮糊丸如桐子大，每服三四十丸，食后枣汤下。

益荣汤　治思虑过度，耗伤心血，心君失辅，怔忡恍惚，悲忧少颜①，夜多不寐，小便浑浊。《难经》云损其心者益其荣，法当专补荣血，血若富，君有辅，无不愈者，此汤主之。

当归　黄芪　小草　酸枣仁炒　柏子仁炒　茯神去木　白芍药　紫石英研，各一钱半　木香　人参　甘草炙，各七钱半

上剉，分二贴，姜枣同煎，服。

朱砂安神丸　治心神闷乱怔忡。

朱砂四钱　黄连五钱　甘草二钱半

一方加生地黄二钱半。

上为细末，汤释蒸饼丸如梧桐子大，每十丸，津下。

茯苓饮子　治痰饮蓄于心胃，怔忡不已。

赤茯苓　半夏水洗七次　茯神　陈皮　麦门冬去心，各一钱半　沉香　甘草炙　槟榔各三钱二分半

---

① 颜：《严氏济生方》卷三作"颜色"二字。

上咀，分二贴，姜五片，煎服。

排风汤　治风虚冷湿闭塞诸经，令人怔忡。_{方在中风门}

平补镇心丹_{方见虚损门}

朱麝消痰饮

牛胆南星五钱　朱砂　麝香各二钱半

或加白虎①。为末，姜汁调一钱，临卧服。

加味沉朱丹　治气血不宁，虚弱乏力，心神不宁，闷乱，安神定志。

辰砂　白术炒　人参各二两　茯神　天台乌　沉香　木香　没药　牛胆南星各一两　当归　黄芪　琥珀　麝香各二钱

一方加酸枣仁、远志二钱半，一方加乳香、山药、龙齿二钱半。

上为末，炼蜜为丸如梧桐子大，每服五十丸，食后茶酒任下。

《卫生易简方》②　治思虑过度，劳伤心脾，怔忡。

茯神二③钱　人参　甘草　木香各半钱　白术二钱

水一盏，姜五片，枣一枚，煎七分，不拘时温服。

---

①　白虎：义未详。按《永乐大典》卷九七六引袁当时《大方》有"朱砂丸"，治"惊风搐搦，目睛上视，涎盛，不省人事"，用牛胆南星末、朱砂、麝香、甘草四味，则"白虎"或是"甘草"之误。

②　卫生易简方：明代胡濙撰集。

③　二：此上原衍"各"字，据文义删。

卒厥门

《丹溪心法》曰：厥者，短也，逆也，手足逆冷也。大抵气虚血虚者，两手足麻木者，有湿痰死血，十指麻木者，胃中有湿痰死血。

《杂病折衷》[1] 云：或问：寸脉沉大而滑，沉则为实，滑则为气，实气相搏，血气入脏即死，入腑即生，此为卒厥，何谓也？曰：唇口青，身冷，为入脏，即死；其身和，汗自出，为入腑，即生。

《玉机微义》云：卒暴厥，未辨[2]风痰气厥，宜与苏合香丸，化浓汤灌之，通其关窍，醒后却议脉证用药可也。

阳 厥

治 法

是热深则厥，盖阳热则发厥也，不可作阴证，用热药治之，精魂绝而死矣，急宜大小承气汤，随其轻重治之。

大承气汤

小承气汤二方俱见伤寒门

阴 厥

治 法

始得之身冷脉沉，四肢逆，足卷卧，唇口青，自利不渴，小便色白，此其候也，治之以四逆、理中汤之辈，仍灸关元百壮，灸脐百壮，鼻尖有汗为度。

四逆汤

理中汤二方俱见伤寒门

---

① 杂病折衷：疑为明初徐彦纯所撰《医学折衷》。"衷"原作"里"，据嘉靖本改。

② 辨：原作"辩"，据文义改。

尸 厥

治 法

飞尸卒厥，此即中恶之候，因冒犯不正之气，忽然手足冷，肌肤粟起，头面青黑，精神不守，或错言妄语，牙紧口噤，昏不知人，头旋晕倒，此是卒厥客忤，飞尸鬼击，吊死①及入庙登冢，多有此疾，以苏合香丸灌之，候苏以调气散和平胃服，名调气平胃散。

苏合香丸

调气散 二方俱见气门

平胃散 方见脾胃门

搐鼻法 治口噤者，先用搐鼻。方见中风门。

三因追魂汤 治卒厥暴死，及主客忤鬼击蜚尸②，奄忽气绝口噤。

麻黄去节，六钱　杏仁去皮尖，五十粒　甘草炙，二钱

上㕮咀，分二贴，每贴水二盏煎七分，去租灌之。口噤，斡开灌。若更不下，分病人发左右提，搦③肩引之，药下渐苏。《千金方》有桂。若唇青身冷，为入脏，即死，身和汗出即愈。

痰 厥

治 法

乃寒痰迷闷，四肢逆冷，宜姜附汤，以生附代熟附。

姜附汤 方见中寒门

星香汤

顺元散 二方并见风门

---

① 吊死：吊唁死丧之家。
② 蜚尸：《三因极一病证方论》卷七作"飞尸"。蜚，通"飞"。《说文解字注·虫部》："蜚，古书多叚为'飞'字。"
③ 搦（nuò 诺）：按压。

蛔 厥

治 法

乃胃寒所生，经曰蛔者长虫也，胃中冷，即吐蛔虫，理中汤加炒川椒五粒，槟榔半钱，吞乌梅丸，效，蛔见椒则头伏故也。

乌梅丸 方见伤寒门

气 厥

治 法

与中风相似，何以别之？风中身温，气中身冷，以八味顺气散，或调①气散。如有痰，以四七、导痰汤服。

八味顺气散 方见中风门

调气散

四七汤 二方并见气门

导痰汤 方见痰饮门

血 厥

治 法

郁冒血厥者，妇人多有此证。治平居②忽如死人，身不动，默默不知人，目闭不能开，口噤不能言，或微知，恶闻人声，如眩冒，移时方寤，此由③泄汗过多，血少④，气并于血⑤，阳独上而不下，气塞而不行，故身如死。阴阳复通，移时方寤，可先用仓公散，后用白薇汤。

仓公散

瓜蒂　藜芦　矾石煅　雄黄各等分

上为细末，每用少许，轻吹入鼻中，得嚏，此药能起死。

---

① 调：原脱，据《丹溪心法》卷四补。
② 平居：平时。
③ 由：原作"中"，据《妇人大全良方》卷三改。
④ 少：原脱，据《妇人大全良方》卷三补。
⑤ 血：原脱，据《妇人大全良方》卷三补。

白薇汤

白薇　当归各五钱六分　人参二钱八分　甘草炙，一钱半

上咬咀，分二贴，每贴水二盏煎七分，温服不拘时。

酒　厥

歌曰：

酒厥头旋倒不知，莫教误作别科医。

生姜细捣自然汁，温灌喉中立起之。

灸　法

一法，灸鼻人中七壮，又灸阴囊下部一寸百壮。若妇人，灸两乳间。又云：爪刺人中良久，又针人中至齿，立起。

一法，以绳围其臂腕，男左女右，绳从大椎上度，下行脊上，灸绳头尽处五十壮，即活。

一法，灸膻中穴，在玉堂下一寸六分，横直两乳间陷中，仰卧取之，灸二十八壮。

已上皆灸尸厥。

易简诸方

一方，熨其两胁下，取灶中墨如弹丸，浆水和饮之，须臾三四。人以管吹耳中，令三四人更互吹之。又，以小管吹鼻孔，梁上尘如豆著中吹之，瘥。

一方，白马尾二七茎，白马前脚目二枚，合烧之，以苦酒丸如小豆大，开口吞二丸，须臾服一丸。

一方，用姜汁半盏，酒半盏，煎百沸，灌之。仍灸百会穴四十九壮，气海、丹田各一三百壮，觉身体温暖即止。

一方，用附子一枚剉，分二贴，每贴以酒一盏煎七分，温服。

一方，以菖蒲去毛，为末，每用一字，吹入两鼻内，仍以桂末著舌下。

已上并治尸厥。

痉 门

《内经》云：诸痉①项强，皆属于湿。王②注：太阳伤湿。

又云：诸暴强直，皆属于风。王注：阳内郁而阴行于外。

《三因方》云：夫人之筋，各随经络结束于身，血气内虚，外为风寒湿热之所中则痉。以风散气，故有汗而不恶寒，曰柔痉；寒泣③血，故无汗而恶寒，曰刚痉。原其所因，多由亡血，筋无所营，故邪得以袭之，所以伤寒汗下过多，与夫病疮人及产后致斯疾者，概可见矣。诊其脉，皆沉伏弦紧，但阳缓阴急，则久久拘挛，阴缓阳急，则反张强直，二证各异，不可不别。

《脉经》云：太阳病，发热，脉沉而细者，名曰痉，为难治④。

又云：痉脉，按之紧如弦，直上下行⑤。

又云：痉家，其脉伏坚，直上下。

又云：腹暴胀大，为欲解，脉反伏弦者，痉⑥。

又云：痉病，发其汗已，其脉如⑦蛇。

治 法

栝楼桂枝汤⑧

葛根汤

桂枝加葛根汤

葛根四钱　生姜三钱　桂枝　芍药　甘草各二钱

---

① 痉（chì斥）：痉病。

② 王：指王冰，中唐人，为《素问》作注，其书为今传《素问》之祖本。

③ 泣：通"涩"。《六书故·地理三》："泣……又与'涩'通。"

④ 太阳……难治：语出《金匮要略·痉湿暍病脉证并治》。

⑤ 痉脉……下行：语本《金匮要略·痉湿暍病脉证并治》。

⑥ 腹暴……痉：语本《金匮要略·痉湿暍病脉证并治》。

⑦ 如：原作"洽洽"二字，据《金匮要略·痉湿暍病脉证并治》改。

⑧ 栝楼桂枝汤：此方及此下葛根汤、桂枝加葛根汤见于目录，底本正文半页未刻字，今据目录补方名。

上咬咀，作一服，水二钟，枣一枚，煎八分，食远温服。

二痓皆可用小续命汤加减服。若胸满口噤，咬齿脚挛，卧不著床者，以大承气汤下之，无疑矣。

小续命汤方见风门

大承气汤方见伤寒门

防风当归散　治发汗过多，发热，头面摇，卒口噤，背反张者，宜去风养血。

防风　当归　川芎　地黄各一两

上咬咀，每服一两，水二钟煎八分，去粗，食远温服。

神术汤方见伤风门　治刚痓，加羌活、独活、麻黄。

白术汤方见伤寒门　治柔痓，加桂心、黄芪、白术。

痿　门

　　《内经》曰：肺主身之皮毛，心主身之血脉，肝主身之筋膜，脾主身之肌肉，肾主身之骨髓。故肺热叶焦，则皮毛虚弱急薄，箸则生痿躄①也；心气热，则下脉厥而上，上②则下脉虚，虚则生脉痿，枢折挈③，胫纵而不任地也；肝气热，则胆泄口苦，筋膜干，筋膜干则筋急而挛，发为筋痿；脾气热，则胃干而渴，肌肉不仁，发为肉痿；肾气热，则腰脊不举，骨枯而髓减，发为骨痿。肺者，脏之长也，为心之盖也，有所失亡，所求不得，则发肺鸣，鸣则肺热叶焦，故曰五脏因肺热叶焦，发为痿躄，此之为④也。悲哀太甚则胞络绝，胞络绝则阳气内动，发则心下崩，数溲血也，故《本病》曰大经空虚，发为肌痹，传为脉痿；思想无穷，所愿不得，意淫于外，入房太甚，宗筋弛纵，发为筋痿，及为白淫，故《下经》曰筋痿者生于肝，使内也；有渐于湿，以水为事，若有所留，居处相湿，肌肉濡渍⑤，痹而不仁，发为肉痿，故《下经》曰肉痿者得之湿地也；有所远行劳倦，逢大热而渴，渴则阳气内伐，内伐则热舍于肾，肾者水藏也，今水不胜火，则骨枯而髓虚，故足不任身，发为骨痿，故《下经》曰骨痿者生于大热也。肺热者，色白而毛败；心热者，色赤而络脉溢；肝热者，色苍而爪枯；脾热者，色黄而肉蠕动；肾热者，色黑而齿稿⑥。论言治痿

---

　　①　躄：挛而不得伸。
　　②　上：原脱，据《素问·痿论》补。
　　③　枢折挈：王冰注："膝腕枢纽如折去而不相提挈。"
　　④　为：通"谓"。《经传释词》卷二："为，犹'谓'也。"《素问·痿论》作"谓"。
　　⑤　渍：原作"溃"，据《素问·痿论》改。
　　⑥　稿：干枯。《说苑·建本》："弃其本者，荣华稿矣。"《素问·痿论》作"槁"。

者独取阳明，何也？阳明者，五藏①六府②之海，主闰③宗筋，宗筋主束骨而利机关也。冲脉者，经脉之海也，主渗灌溪谷，与阳明合于宗筋，阴阳总宗筋之会，会于气街，而阳明为之长，皆属于带脉而络于督脉，故阳明虚则宗筋纵，带脉不引，故足痿不用也。治之各补其荥而通其俞，调其虚实，和其逆顺，筋脉骨肉各以其时受月，则病已矣。

《玉机微义》云：丹溪曰：今世所谓风病，大率与诸痿证混④同论治，良由《局方》多以治风之药通治痿也。古圣论风痿，各有条目，源流不同，治法亦异。夫风病外感，善行数变，其病多实，发表行滞，有何不可？《局方》治风之外，又历述神魂恍惚，起便须人，手足不随，神志昏愦，瘫痪軃曳，手足筋衰，眩运倒仆，半身不遂，脚膝软弱，四肢无力，颤掉拘挛，不语语涩，诸痿等证，悉皆治之。不思诸痿皆起于肺热，传入五脏，散为诸证，其昏惑⑤瘛疭，瞀闷瞀昧，暴病郁冒蒙昧，暴喑瘛昧，皆属于火，曰四肢不举，舌本强，足痿不收，痰涎有声，皆属于土，悉是湿热之病，当作诸痿论治。若以外感风邪治之，宁免虚虚实实之祸乎？若夫岐伯、仲景、孙思邈之言风，大意似指外之感，刘河间之言风，明指内伤热证，实与痿证所言诸痿生于热相合。外感之邪有寒热虚实，而挟寒者多，内热之伤皆是虚证，无寒可散，无热当作实可泻。

①　藏：同"脏"。《周礼·天官·医师》："参之以九藏之动。"
②　府：同"腑"。《说文解字注笺·广部》："府，人身亦有出纳藏聚，故谓之五府六藏，俗别作'腑脏'。"
③　闰：通"润"。《素问·痿论》："主闰宗筋。"吴崑注："闰，'润'同。"
④　混：原作"衮"，据《玉机微义》卷一改。
⑤　惑：原作"感"，据《玉机微义》卷一改。

治　法

凡治痿，若湿气胜，风证不退，眩晕麻木不已，除风湿羌活汤。湿痰，二陈汤加苍术、白术、黄芩、黄柏、竹沥。气虚，四君子汤加黄芩、黄柏、苍术之类。血虚，四物汤加黄柏、苍术，煎送补阴丸。

二陈汤方见痰饮门

四君子汤方见脾胃门

四物汤方见妇人门

补阴丸方见老人门

除风湿羌活汤

羌活一两　防风去芦　苍术酒浸，去皮　黄芪已上各一钱　升麻七分　甘草炙　独活　柴胡以上各五分　川芎　黄柏　橘皮　藁本各三分　泽泻　猪苓去黑皮　茯苓去皮，各二分　黄连去须，一分

上㕮咀，每服五钱，水二盏煎至一盏，去粗，稍热服。

清燥汤　治湿热成痿，以燥金受湿热之邪，是绝寒水生化之源，绝则肾亏，痿厥之病大作，腰以下痿软，瘫痪不能动。

黄芪一钱半　苍术一钱　白术　橘皮　泽泻各半钱　五味子九个　人参　白茯苓　升麻各三分　麦门冬　当归身　生地黄　曲末　猪苓　酒黄柏各二分　柴胡　黄连　甘草炙，各一分

上㕮咀，每服半两，水二盏煎至一盏，去粗，空心服。

健步丸　治膝中无力，屈伸不得，腰背腿脚沉重，行步艰难。

羌活　柴胡　滑石炒　甘草炙　瓜蒌根酒洗，各半钱　防风　泽泻各三钱　酒防己一两　川乌　酒苦参各一钱　肉桂半钱

上为细末，酒糊为丸如桐子大，每服七十丸，空心煎愈风汤送下。

加味四斤丸　治肾脏肝虚，热淫于内，致筋骨痿弱，不能胜持。

苁蓉酒浸　牛膝酒浸　天麻　干木瓜　鹿茸燎去毛，酥炙　熟地黄　菟丝子酒浸软，另研细　五味子酒浸，各一分

上为末，炼蜜丸如桐子大，每服五十丸，食前温米饮送下。

雷头风门

《活法机要》① 云：雷头风，诸药不效者，证与药不相对也。夫雷者，震卦主之，震仰盂②，故药内加荷叶，谓象其震之形状，其色又青，乃述类象形也，宜清震汤主之。

治 法

头上有黑肿结核，或如酸枣，可用镵铁针血出，乃愈。

张子和云：谓胃中有寒痰，由多沐之所致，可以茶调散吐之，次用神芎丸下之，然后服愈风饼子，则愈矣。

愈风饼子 方见眩晕门

茶调散 方见头痛门

神芎丸 治头目赤肿，或有疮疖，咽膈不利，大小便闭涩，一切风热之证，并宜服之。

大黄生 黄芩各一两 牵牛生 滑石各四两 黄连 薄荷 川芎各半两

上为细末，滴水为丸如梧桐子大，每服五十丸，食后温水下。

清震汤 治雷头风，头面疙瘩肿痛，憎寒发热，四肢拘急，状如伤寒。

升麻 苍术米泔浸，各一两 荷叶一个，全

上㕮咀，每服五钱，水一盏半煎七分，去粗温服。一方荷叶一个烧，研细，煎前药调服，亦可。

---

① 活法机要：综合性医书，旧题朱丹溪撰，当为其后学所著。

② 震仰盂：《周易》八卦中震卦之卦形为"☳"，因称"震仰盂"。

大头病门 _{附搭腮肿}

《玄机保命集》[1] 云：夫大头病者，是阳明邪热大甚，资实[2]少阳相火而为之也，多在少阳，或在阳明，或传太阳，视其肿势在何部分，随经取之。湿热为肿，木盛为痛，此邪见于头，多在两耳前后先出，皆主其病也。治之大[3]不宜药速，速则过其病，所谓上热未除，中寒复生，必伤人命。此病是自外而之内者，是血病，况头部分受邪，见于无邪迹之部，当先缓而后急。先缓者，谓邪气在上，着无形之部分，既着无形，无所不至，若用重剂速下，过其病，难已。虽用缓药，若急服之，或食前，或顿服，皆失缓体，则药不能得。除病，当徐徐浸渍无形之邪也。或药性味形体拟象，皆要不离缓体是也。且后急者，谓缓剂已泻，邪气入于中，是到阴部分，染于有形质之所，若不速去，则损阴也。此终治，却为客邪，当急去之，是治客以急也。且治主当缓者，谓阳邪在上，阴邪在下，各本家病也，若急治之，不能解纷而益乱也。此故主，主当缓治。客以急者，谓阳分受阴邪，阴分受阳邪，此客气，急除去之也。

治 法

假令少阳、阳明为病，少阳为邪者，是出于耳之前后也，阳明为邪者，首大肿是也，先以黄芩、黄连、甘草通炒过，剉咀，煎，少少不住服。或剂毕，再用大黄煨、黍粘子，新瓦上炒香，煎药成，去滓，内芒硝，俱各等分，亦时时呷之，无令饮食前后。得微利及邪气已，只服前药，如不已，再同煎，次第服之，取大

---

① 玄机保命集：即《素问病机气宜保命集》，金代刘完素撰，三卷。

② 资实：助长。

③ 大：原作"火"，据《素问病机气宜保命集》卷下改。

便利，邪气即止。如阳明渴者，加石膏；如少阳渴者，加①瓜②蒌根；阳明行经，升麻、芍药、葛根、甘草；太阳行经，羌活、防风之类。

普济消毒饮子　治头面肿盛，目不能开，上喘，咽喉不利，舌干口燥，又云头大者，此邪热客心肺，上攻头目，为肿盛，俗云大头天行病。

黄芩　黄连各半两　人参三钱　橘红　玄参　生甘草　柴胡桔梗各二钱　黍粘子　马勃　板蓝根各一钱　僵蚕炒　升麻各五分连翘一钱

上十四味，为末，半白汤调，时时服之，半用蜜丸，口嚼化。或加防风、薄荷、川芎、当归身，㕮咀，煎服。或大便硬，加酒煨大黄一钱或二钱，以利为度。如肿势盛大，宜针刺之。

黑白散　治大头病如神。

黑蛇　白蛇并去头尾，酒浸　雄黄各二钱　大黄煨，半两

上为细末，每服二三钱，食后白汤调服。

消毒丸　治毒③疙瘩恶证。

大黄　牡蛎粉　白僵蚕炒，各等分

上为细末，炼蜜丸如弹子大，每服一丸，食后水化服。一方内加桔梗炒，鼠粘子炒，尤效。

治大头病，兼治喉痹。

歌曰④：

人间治疫有仙方，一两僵蚕二大黄。

姜汁糊丸如弹大，井华调蜜便清凉。

搭腮肿

加味消毒饮　治搭腮肿病。

---

① 加：原作"叻"，据嘉靖本、《素问病机气宜保命集》卷下改。

② 瓜：原作"苽"，据嘉靖本、《素问病机气宜保命集》卷下改。

③ 毒：《丹溪心法》卷四作"时毒"二字。

④ 歌曰：原在"治大头病"上，今移此。

荆芥　甘草　牛蒡子　防风　连翘　羌活各等分

上㕮咀，每服七钱，水二盏煎七分，去粗，不拘时温服三两服，次用后药涂肿处：

白佛桑叶花更好　白芙蓉叶　牛蒡叶

上以三件皆洗净，同蜜研烂，傅于患处。

易简诸方

一方，治搭腮肿，以生姜抛过梁，落地上，就用凉水磨姜，取浓泥汁，傅肿处。或用赤小豆末调敷，亦可。

头痛门

东垣曰：《金匮真言论》云：东风生于春，病在肝，俞在头项。故春气者病在头。又诸阳会于头面，如足太阳之脉病冲头痛，足少阳之脉病头角颔痛。夫风从上受之，风寒伤上，邪从外入于经络，令人振寒头痛，身重恶寒，治在风池、风府，调其阴阳，不足则补，有余则泻，汗之则愈，此伤寒头痛也；头痛耳鸣，九窍不利者，肠胃之所生，乃气虚头痛也；心烦头痛者，病在膈中，过在手巨阳、少阴，乃湿热头痛也；如气上不下，头痛巅疾者，下虚上实也，过在足少阴、巨阳，甚则入肾，寒湿头痛①也；如头半寒痛者，先取手少阳、阳明，后取足少阳、阳明，此偏头痛也。有真头痛，甚则脑尽痛，手足寒至节者，死不治；有厥逆头痛者，所犯大寒，内至骨髓，髓者以脑为主，脑逆，故令头痛。凡头痛者，头痛者木也，风则温也，治以辛凉，秋克春之意。故头痛皆以风药治之者，总其大体而言之。高巅之上，惟风可到，故味之薄者，阴中之阳，乃自地升天者也。然有三阴三阳之异②，故太阳头痛，脉浮紧，恶风寒，川芎、羌活、独活、麻黄之类为主；少阳头痛，脉弦细，往来寒热，柴胡为主；阳明头痛，身热目疼，鼻干恶寒，发热恶热，其脉浮缓而长，升麻、葛根、石膏、白芷为主；太阴头痛，必有痰，体重，或腹痛，为痰癖，其脉沉缓，苍术、半夏、南星为主；少阴经头痛，三阴三阳经不流行，而足寒气逆，为寒厥，其脉沉细，麻黄、附子、细辛为主之；厥阴头痛项痛，或痰吐涎沫，厥冷，其脉浮缓，吴茱萸汤主之。诸血虚头痛，当归、川芎为主；诸气虚头痛，人参、黄芪为主。为主者，主治也，兼见何证，以佐使药治之，此立方之大法也③。气血俱虚

---

① 头痛：此二字原倒，据《兰室秘藏》卷三乙正。
② 异：原作"意"，据《兰室秘藏》卷三改。
③ 主者……法也：语见《奇效良方》卷二十四。

头痛者，于调中益气汤中少加川芎、蔓荆子、细辛，其效如神。半夏白术天麻汤，治痰厥头痛药也；清空膏，乃风湿热头痛药也；羌活附子汤，厥逆头痛药也。如湿气在头者，以苦吐之，不可执方而治①。

《内经》云：寸口脉中手②短者，曰头痛。

《脉经》云：阳弦则头痛。

又云：寸口脉浮，中风发热头痛。脉紧头痛，是伤寒，脉紧上寸口者，风头痛。

《脉诀》云：头痛短涩应须死，浮滑风痰皆易除。

治　法

清空膏治诸头痛，除血虚头痛不可治。血虚头痛，自鱼尾上攻头痛，用芎归汤，古方有追涎药。

麻黄吴茱萸汤　治头痛，胸中痛，食减少，咽嗌不利，右寸脉弦急。

麻黄半钱　吴茱萸三分　黄芩二分　川芎一分　羌活五分　蔓荆子一分　藁本二分　黄芪　升麻各三分　细辛　柴胡各一分　苍术一钱　半夏汤洗七次　黄连各一分　黄柏③　当归各二分　红花少许

上哎咀，都作一服，水二盏煎至一盏，去粗，稍热食后服。

调中益气汤　治气血俱虚头痛，其效如神。

芍药三分　升麻二分　黄芪一钱　甘草半钱　五味子七个　当归　白术　人参去芦，各三分　柴胡　橘皮各二分

少加川芎、蔓荆子、细辛。

上哎咀，作一服，水二盏煎至八分，去粗，临卧服。

半夏白术天麻汤　治素有脾胃之证，时显烦燥，大便不利，

---

① 《金匮真言论》……而治：语本《兰室秘藏》卷三。

② 手："手"字原脱，据《素问·平人气象论》补。

③ 黄柏："柏"原作"蘗"，据嘉靖本改。

又出入为寒气所郁，闷乱大作，火①郁不伸故也，医疑有热，服疏风丸下之，元证②不减，复添呕逆，食不能停，痰唾稠粘，涌出不止，眼涩③头旋，恶心烦闷，气短促上，喘无气力，目不敢开，如在风云中，头苦痛如裂，身重如山，四肢厥冷，是胃气已损，复下两次，重虚脾胃，病名曰痰厥头痛。

半夏一钱半　白术　炒曲各一钱　天麻　黄芪　人参　苍术　陈皮　泽泻　茯苓各半钱　大麦蘖一钱半　干姜三分　黄柏酒制，二分

此头痛苦甚，为足太阴痰厥头痛，非半夏不能疗；眼黑头眩，风虚内作，非天麻不能除。其苗谓之定风草，不为风所动也，亦治内风之神药也。内风者，虚风是也，黄芪甘温泻火，补元气，实表虚，止自汗；人参甘温益气，泻火补中；二术俱苦甘温除湿，补中益气；泽泻、茯苓利小便，导湿；橘皮苦温益气，调中升阳；曲消食，荡胃中滞气；大麦蘖宽中，助胃气；干姜辛热，以涤中寒；黄柏苦寒酒制，以疗冬天少火在泉发躁也。

上件㕮咀，每服半两，水二盏煎至一盏，去粗，稍热服之。

羌活附子汤　治冬月大寒犯脑，令人脑痛，齿亦痛，名曰脑风。

麻黄三分，不去根节　黑附子炮，三分　羌活半钱　苍术半钱　防风二分　甘草　升麻各二分　白芷　白僵蚕　黄柏各三分　黄芪一钱

有寒嗽，加佛耳草三分。

上㕮咀，作一服，水二盏煎至一盏，食后温服。

养神汤　治精神短，不得睡，项筋肿急难伸，禁甘温，宜苦味。

黄芪一钱　人参三分　甘草七分　苍术半钱　白术三分　柴胡一分　升麻四分　当归身半钱　麦蘖面半钱　木香一分　川芎三分　橘

---

① 火：原作"大"，据《脾胃论》卷下改。
② 元证：指原有的病候。
③ 涩：《脾胃论》卷下作"黑"。

皮一分　黄芩酒制，二分　黄连半钱　黄柏三分　半夏七分

上㕮咀，每服五钱，水二盏煎至一盏，去粗，食后稍热服。

厥头痛

《本事方》治风寒在脑头痛，及伤寒伤[①]风，一切头痛。

川芎　香附　羌活　苍术各一两，米泔浸　细辛七钱半　甘菊一两半　茵陈七钱半　薄荷　白芷各二两　荆芥　甘草各一两

上为细末，每服二钱，食后茶清调服。

川芎茶调散　治诸风上攻，头目昏重，偏正头疼，鼻塞声重。

薄荷叶三两　川芎一两　羌活　甘草炙　白芷各五钱　细辛一钱半　防风三钱七分半　荆芥穗一两

上为细末，食后茶清调服。

芎辛汤　治风寒在脑，或感湿邪，头疼眩晕，欲倒呕吐。

川芎　细辛　白术　甘草炙，各等分

上㕮咀，姜五片，芽茶一钱，水煎，食后服。

五苓[②]散　感暑烦热头痛，热汤调。暑内，白虎汤加白芷，亦效。

安神散　治头疼头旋眼黑。

羌活黄柏酒炒，各二钱　防风七分　柴胡　知母酒炒　生地黄酒浸　升麻各一钱　黄芪四钱　甘草炙，九分　生甘草六分

上㕮咀，分二贴，每水二盏煎至盏半，入蔓荆子半钱，川芎三分，再煎一盏，临卧热服。

川乌丸　治头疼，眼睛如刀刺。

大川乌去皮尖，炒　全蝎去毒，糯米炒

上各等分，为细末，韭根捣汁为丸，每服十五丸，薄荷汤或茶汤下。

---

① 伤：原脱，据《古今医统大全》卷五十三补。

② 苓：原作"芩"，据文义改。按原书"苓"多有讹作"芩"者，今据文义改，后见径改，不出校。

追风散　治诸风上攻，头痛目眩，鼻塞声重，皮肤瘙痒，眉角牵引，妇人血风，及一切头风。

川乌炮　防风　石膏另研，各一两　姜蚕炒，去丝嘴　炙甘草　荆芥　全蝎去毒，炒，各五钱　川芎七钱半　麝香二钱半

上为细末，每服二钱，食后茶清调服。

邪热上攻头目痛

清空膏方见后

菊花散　治风热上攻，头目不清，口干烦热。

石膏　甘菊　防风　旋覆花　枳壳　甘草　蔓荆子　羌活

上咬咀，等分，姜煎服。

川芎石膏汤　治风热上攻，头目昏眩痛闷，风痰喘嗽，鼻塞口疮，烦渴淋闭，眼生翳膜，此药清神，利头目。

川芎　山栀子　芍药　荆芥　当归　黄芩　大黄　菊花　人参　白术各半钱　石膏　防风　薄荷　连翘各一钱　桔梗　寒水石　甘草　滑石各二钱半　砂仁三分半

上咬咀，分二贴，水煎，食后温服。忌姜蒜热物。

脑风证

神圣散　治脑风①，邪气留结不散，项背寒，脑户极冷，头疼不忍。

麻黄去节　细辛　全蝎去毒，半生半炒　藿香

上各等分，为细末，荆芥薄荷汤调服，茶亦可。

治脑风，邪气留饮，头疼不忍，远志末嗅鼻，痛处揉之，相兼上药用。

偏正头风

大追风散　治久新偏正头疼，肝脏久虚，血气衰弱，风毒上

---

① 风：原脱，据《黄帝素问宣明论方》卷二补。

攻头。

川芎四两　天麻一两

上为末，炼蜜丸，每两作十丸，细嚼，酒茶任下。

茶酒调散　治一切诸风痰壅，目涩昏眩[1]，头疼，心愦烦[2]热，皮瘙痒，并风毒壅滞，清爽神志，通和关窍。

石膏细研　菊花　细辛　香附子炒

上为细末，茶酒皆可调服。

首风证

大川芎丸　治新沐感风，名首风，旋运昏眩[3]，偏正头疼，目眩晕，心烦热，百节酸疼，鼻塞声重，项背拘急，皮肤瘙痒，面上游风若虫行，一切头风，兼妇人血风攻注，消风化痰。

川乌炮，去皮脐　防风　荆芥　姜蚕　川芎　石膏煨　炙甘草各一两　白附子　羌活　全蝎去毒，炒　白芷　南星炮　天麻　地龙去土，各五钱　乳香另研　没药另研　草乌炮　雄黄各二钱半

上为细末，每服半钱，临卧好茶调服。

急风散　治男妇偏正头疼，夹脑风，太阳穴痛，坐卧不安。

生川乌去皮脐　辰砂研，各一两　生南星洗，二两

上为细末，酒调，涂痛处，小儿贴囟门。

清空膏　治偏正头疼久不愈，善疗热损，脑疼不止，邪热上攻，头目痛。

羌活　防风　黄连各一两　柴胡七钱　炙甘草一两半　川芎五钱黄芩刮净，三两半，酒炒

上为细末，每服三钱，茶少许调如膏，临卧抹口内，少用白汤送下。头疼甚，加细辛二钱；痰厥头疼，多加半夏；偏正头痛不愈，减羌活、防风、川芎一半，加柴胡。

---

①　眩：原作"弦"，据《黄帝素问宣明论方》卷二改。
②　烦：原脱，据《黄帝素问宣明论方》卷二补。
③　眩：原作"弦"，据《古今医统大全》卷五十三改。

川芎散 治偏正头风。

川芎 细辛 羌活 槐花 炙甘草 香附子 石膏各五钱 荆芥 薄荷 菊花 茵陈 防风各一两

上为细末，每服二钱，食后茶清调服，日进三服。痛甚，加姜蚕。

《本事方》治偏头疼。

猪牙皂角去皮弦子 白芷 白附子

上各等分，为末，每服二钱，茶清调服，左痛左侧卧，右如前，两边痛仰卧。

天香散 治久头风。

川乌去皮尖 白芷 南星 半夏汤泡

上到，等分，水煎，入姜汁再沸，去柤服。

神应散 治一切头风。

莲子 光草乌炮制 细辛去土叶，各五钱 好细茶一两半

上同为末，每服半钱，浓茶临卧点服。

一字散 治一切头风。

雄黄研 细辛净，各五钱 川乌尖五个

上为末，每服一字，姜汁、细茶芽煎汤，临卧调服。

星乌散 治诸般头风，二三十年不愈，三两服效。

天南星 川乌生，去皮尖

上等分为末，每服二钱，茶二钱，薄荷七片，盐梅一个，煎，入姜汁，温服。

通顶烟 治诸头风，如斧劈痛不可忍。

川乌一两

上为末，烧烟熏碗内，热茶清泡碗内烟气服之，大效。

点头散 治偏正头疼。

川芎二两 香附子炮，去毛，四两

上为末，茶清调服。偏头痛连睛疼，加石膏、鼠粘子炒，为末，茶酒任调下。

芎犀丸 治偏头疼，一边鼻塞①，不闻香臭，常流清涕，或作臭气一阵，遍服芎、蝎等药不效，服此不十服愈②。

石膏四两，研　脑子研　朱砂研，四两，内一两为衣　生犀角一两　人参　茯苓二两　川芎四两　阿胶炒，半两　细辛二两　麦门冬去心，三两　炙甘草二两　山栀③仁一两

上为末，炼蜜丸弹子大，朱砂为衣，每服一二丸，食远细嚼，茶酒任下。

通天散 治偏正头疼并夹脑风，一切④壅滞，明目。

赤芍药　川芎　黄连　黄芩　玄胡索　草乌　当归　乳香研

各等分为末，用纸捻蘸药，任之鼻嗅，神效。

神芎散 治风热上攻，头目眩痛，鼻塞眼昏，牙齿闷痛。

川芎　郁金各二钱　荆芥　薄荷各二钱半　红豆一钱，为末，后入盆硝二钱

上研匀，鼻内嗅⑤三两掐耳⑥，力慢加药，甚者连夜嗅⑦之。

青火金针 治头风，牙痛赤眼，脑泻⑧耳鸣。

焰硝一两　青黛　薄荷　川芎

上等分为末，口噙水，用此药嗅鼻。

赤火金针 治同上。

盆硝⑨一两　雄黄　乳香　没药　川芎　石膏各一钱　全蝎一对

上研细，少许嗅鼻内。又治暴赤眼，及蜈蚣蛇蝎伤。

珍珠散 治证同前。

---

① 塞：原脱，据《世医得效方》卷十补。

② 服此不十服愈：原作"此不可服"四字，据《奇效良方》卷二十四改。

③ 栀：原作"桅"，据嘉靖本、《世医得效方》卷十改。

④ 切：原脱，据《黄帝素问宣明论方》卷十四补。

⑤ 嗅：原作"畜"，据《黄帝素问宣明论方》卷三改。

⑥ 掐（wò握）耳：挖耳勺。掐，挖。

⑦ 嗅：原作"畜"，据《黄帝素问宣明论方》卷三改。

⑧ 脑泻：鼻渊。

⑨ 盆硝：芒硝。

盆硝七钱半　滑石一两　乳香研,钱半　片脑少许

上研匀,用一字,口噙水,搐鼻。

一方,治偏正头疼,眼疼牙疼。

米珠一字　滑石二两　没药　乳香各五钱　盆硝一两　麝香少许
片脑少许

上为末,每用一字,嗅鼻,男用女吹,妇人用童子吹。

神芎丸　治心经积热,风痰壅滞,头目赤肿,或有疮疖,咽膈不利,大小便闭涩,一切风热之证,并宜服之。

大黄　生黄芩各一两　牵牛生　滑石各四两　黄连　薄荷　川芎各半两

上为末,滴水丸如桐子大,每服五十丸,温水食后下。

痰厥头痛

三生丸

半夏　南星　白附子

上等分,为末,姜汁浸蒸饼为丸,每服四十丸,姜汤送下。

神圣饼子　治头疼不可忍。

玄胡索七个　青黛二钱　好猪牙皂角去皮弦,二个

上为末,水调成小饼子如杏仁大用,令病人仰卧,以水化开,用竹管送入,男左女右,鼻中觉味至喉少酸,令病人坐,咬定铜钱七文,见涎出成盆,效。亦治中风痰壅。

一方,治痰厥头痛,用乌梅肉十个,盐二钱,水一盏煎七分,去相,无时温服,吐即佳。或以好茶煎二三升,暖饮,须臾吐,吐毕又饮,能如此数过,须吐汁乃止,不损人,待渴即瘥。

一方,治眉心及眉梁骨疼,痰饮也,宜二陈汤送下青州白丸子。二方见痰饮门。

气厥头痛

二芎饼子　上盛下虚,痰饮风寒伏留阳经,偏正头疼连脑巅,吐逆恶心,目瞑耳聋,常服清头目,化风痰。

抚芎　川芎　干姜　藁本　苍术　苍茸　南星　防风　甘草炙，各等分

上为末，姜汁浸䋏①饼丸捏，晒干，每服五饼，细嚼，茶酒任下。

芎乌散　治同前。

川芎　乌药等分

上为末，每服二钱，葱茶调服。

脑逆头痛

白附散　治头痛及齿痛。

麻黄不去节　南星　川乌各五钱　白附子一两　蝎梢五个　干姜二钱半，炮　朱砂二钱半　麝香少许

上为末，酒调二三钱，去枕卧片时。

治头风，脑盖骨痛，皂角水浸，春三夏一，浸洗，新瓦上焙为末，每一字茶调服，以少许嗅鼻。

肾厥头痛

肾虚犯大寒，头齿俱痛，宜服**玉真丸**，治肾厥头痛不可忍，其脉举之则弦，按之则坚。

生硫黄另研，一钱　硬石膏　半夏炮　硝石另研，各五钱

上为末，姜汁煮糊丸，每服五十丸，食前姜汤或米饮下。

天南星丸

南星炮　硫黄研　石膏研　硝石各等分

上治证丸服皆同前。

气虚头痛

蝎附丸

大附子一个　全蝎一个，去毒　钟乳粉二钱半

---

① 䋏：《医方类聚》卷八十一引《严氏济生方》作"蒸"。

上附子剜空，入蝎①在内，以附末、乳粉末少许水和剂，包附子炮令熟，并为细末，擂葱涎为丸，空心用椒盐汤送下。

葱附丸　治证同前。

附子一个，炮，去皮脐

上为细末，葱涎丸，每服五十丸，空心茶清下。

气攻头痛

胡芦巴散

胡芦巴炮　京三棱醋浸，焙干，各五钱　干姜炮，一钱半

上为细末，姜汤或酒调服。

干洗头方

白芷　甘松　百药煎　五倍子　川芎　薄荷　草乌　藿香

茅香各等分

上九味为末，干掺篦②。

歌曰：

白芷甘松并滑石，零陵等分更风流。

细研搽发徐徐篦，此药名为干洗头。

易简诸方

《斗门方》③　治卒头痛，以皂角末吹入鼻中，令嚏则止。

一方，治卒头痛，白姜蚕炒，去丝，碾为末，以热水调下二钱匕，立瘥。

《集验方》④　治偏正头痛，谷精草一两，为末，用白面调摊纸

---

① 蝎：原作"歇"，据嘉靖本改。

② 干掺篦：将药末洒于头发上并用篦子梳理。篦，篦子，类似梳子而齿密。

③ 斗门方：约成书于北宋，著者不详，《证类本草》多有征引，南宋以后渐佚。

④ 集验方：南朝姚僧垣撰，原书佚，部分佚文见《备急千金要方》《证类本草》等书。

上，贴痛处，干又换。

《孙兆口诀》① 云：治头痛，附子炮、石膏煅等分，为末，入脑、麝少许，茶酒调下半钱。

《圣惠方》治头风痛，每欲天阴风雨先发者，用桂心一两为末，以酒调如膏，傅顶上并额角，效。

《兵部手集》② 治头痛不可忍，多是风痰所致，栀子末和蜜，浓傅舌上，吐即止。

《食疗》云：治热风头痛，烧杏仁令烟尽，去皮尖，以乱发裹之，咬于所患齿下，其痛便止，薰③诸虫，并去风，便差，重者不过再用。

《千金方》治头风痛，大豆三升，炒令无声，先约盛一斗二升瓶一只，盛九升清酒，乘豆热即投于酒中，密泥封之七日，温服。

一方，凡饮酒头痛，以竹茹三两，水五升煮取三升，去滓令冷，破鸡子三枚搅调，更煮三沸，饮之。

一方，治头项强，不得仰视，蒸大豆一升令变色，纳囊中枕之。

《衍义》曰：治头痛，用白土粉④合王瓜等分，为末，白汤调服二钱。

一方，治头痛欲裂，用当归二两，酒一升煮六合，饮，再服瘥。

《广利方》治头痛，烦热口干，小便赤少，蜂房炙二钱，水二升煎取八合，分为二服，当利小便，诸恶石毒随小便出。

《易简方》治时气，头痛不止，用朴硝二两为末，生油调涂顶上。

---

① 孙兆口诀：北宋孙兆撰，原书佚，部分佚文见《证类本草》。

② 兵部手集：唐李绛传方，薛弘庆撰集，因李绛曾任兵部尚书，故名。原书佚，部分佚文见《证类本草》。

③ 薰：同"熏"。《韩非子·外储说左上》："为木兰之柜，薰以桂椒，缀以珠玉。"

④ 白土粉：白垩。

眩晕门

《原病式》曰：诸风掉眩，皆属肝木，风主动故也。所谓风气甚而头目眩晕者，由风木旺，必是金衰不能制木，而木复生火，风火①皆属阳，阳主乎②动，两动相搏，则为旋转，故火本动也，焰得风则自旋转也。

严用和③云：眩晕之证，经虽云皆属于肝风上攻所致，然体虚之人，外感六淫，内伤七情，皆能眩晕，当以脉证别之。风则脉浮有汗，项强不仁，寒则脉紧无汗，筋挛掣痛，暑则脉虚烦闷，湿则脉细沉重，吐逆，及其七情所感，遂使脏气不平，郁而生涎，结而为饮，随气上逆，令人眩晕，眉棱骨痛，眼不可开，寸脉多沉，此为异耳。若疲劳过度，下虚上实，金疮吐衄便利，及妇人崩伤，产后去血过多，皆令人眩晕，当随其所因而治之④。

《丹溪心法》云：左手脉数热多，脉涩有死血，右手脉实有痰，脉大是久病。

治 法

凡诸风掉眩，所谓虚者，血与气也，所谓实者，痰涎风火也。

眩晕皆由⑤，有气虚者，乃清气不能上升，或汗多亡阳而致，当升阳补气，有血虚者，乃因亡血过多，阳无所附而然，当益阴补血，此皆不足之证也。有因痰涎郁遏⑥者，宜开痰导郁，重则吐下。有因风火所动者，宜清上降火。

---

① 火：原脱，据《素问玄机原病式·五运主病》补。
② 乎：原作"手"，据《素问玄机原病式·五运主病》改。
③ 严用和：南宋医家，字子礼，庐山（今江西九江）人，著有《济生方》《济生续方》。
④ 严用和……治之：语本《玉机微义》卷三十五。
⑤ 眩晕皆由：《玉机微义》卷三十五作"原病之由"。
⑥ 遏：原作"过"，据《玉机微义》卷三十五改。

大凡治眩晕，有湿痰者，有火痰①者，湿痰者多宜二陈汤，火者加芩。挟气虚者，相火也，治痰为先，挟气药降火，如东垣半夏白术天麻汤之类。眩晕不可当者，以大黄酒炒为末，茶汤调下。有早起眩晕，须臾自定，日以为常者，正元饮下黑锡丹。疏风，川芎茶调散，有痰，青②州白丸子。

《内经》曰：徇蒙招尤，目瞑耳聋，下实上虚，过在足少阳厥阴，甚则入肝。按许学士云：上虚者，肝虚也，故肝虚则头晕。徇蒙者，如以物蒙其首，招摇不定，目眩耳聋，皆晕之状也③。故肝厥头晕，治宜钩藤散、半夏白术天麻汤、川芎茶调散并见头痛门、青州白丸子方见风门。

钩藤散　治肝厥头晕，清头目。

钩藤　陈皮　半夏　麦门冬　茯苓　茯神　人参　甘菊花防风各半两　甘草一分　石膏一两

上㕮咀，每服四钱，水二钟，姜七片，煎八分，去粗，食远温服。

郁金散　治头痛眩运。

郁金　滑石　川芎各等分

为末，每服一二钱，以齑水调，空心服。此木郁达下法也。若胸中有宿痰，宜瓜蒂散。

神芎散　治风热上攻，头目眩痛，上壅鼻，并牙关闷痛。

川芎　郁金　荆芥　薄荷　红豆各等分

为末，入盆硝研匀，鼻内嗅之，力④慢加药，病甚兼夜嗅⑤。

愈风饼子　治风证眩运，或先服吐药，后服此。

川芎　川乌炮，各五钱　甘菊花　白芷　防风　细辛　天麻羌活　荆芥　甘草炙，各一两　薄荷一两

上末，浸䭔饼丸捏作饼子，每三五饼细嚼，或茶或汤皆可下。

---

① 痰：原脱，据《丹溪心法》卷四补。
② 青：原作"清"，据《丹溪心法》卷四改。
③ 上虚……状也：语本《普济本事方》卷二。
④ 力：原脱，据《黄帝素问宣明论方》卷三补。
⑤ 嗅：原作"搐"，据《黄帝素问宣明论方》卷三改。

川芎散 治风眩头运。

山茱萸肉一两 山药 甘菊花 人参 茯神 川芎各等分

上为末，每服二钱，茶酒调服。

又方川芎散 治风证眩运，恶风自汗，或身体不仁，气上充[1]胸，如坐舟船之上。

川芎三钱 细辛二钱 白茯苓三钱 白术五钱 甘草炙，一钱 桂枝二钱

咀，分二贴，姜三片煎，不拘时服[2]。有痰，兼服青州白丸子方见中风门。

菊花散 治一切风目昏眩，面浮肿。

菊花 羌活 独活 旋覆花 牛蒡子 甘草炙，等分

咀一贴，姜三片煎服。

川芎石膏汤 治风热上攻，头目昏运痛闷，风痰喘嗽，鼻塞口疮，烦渴淋闭，眼生翳膜，清神，利头目，宣通气血方见头痛门。

香橘饮 治气虚眩运。

木香 白术 半夏曲 橘皮 茯苓 砂仁各半两 丁香 甘草炙，二钱半

上㕮咀，每服七钱，水二盏，姜五片，煎八分，去粗，食远温服。内加当归、川芎、官桂、治血虚头运。

三五七散 治阳虚风寒入脑，头痛目眩运转，如在舟车之上，耳内蝉鸣，或如风雨之声，一应风寒湿痹、脚气缓弱等疾。

天雄炮，去皮 细辛各三两 炮姜 山茱萸各五两 防风 山药各七两

细末，温服，酒调下。

青州白丸子方见中风。

姜附汤方见中暑，治中寒眩晕。

消暑丸 治眩运，生姜煎香薷散，下七十丸。

又大黄龙丸 皆中暑内，治中暑眩运。

---

① 充：《世医得效方》卷三作"冲"。

② 不拘时服：此四字原脱，据《世医得效方》卷三补。

芎术散　治冒雨中湿眩运，呕吐涎沫，头重不食。

川芎　半夏泡　白术各四钱半　甘草炙，一钱　木瓜一钱半

上分二贴，姜三片，煎服。

茯神汤　治喜怒悲思忧恐惊七情所感，藏气不行，郁而生涎，结为痰饮，随气上厥，伏留阳经，心中怔悸，四肢缓弱，翕然面热，头目眩冒。

人参　麦门冬　山药各一钱　前胡　熟地黄各九分　枳壳二钱七分　远志甘草水煮，去心，姜汁炒　甘草炙，各七分　白茯苓　茯神各二钱二分　半夏　黄芪炙，各九分

咀，分二贴，水二盏，姜五片，秫米小撮，煮服。

玉液汤　治七情感伤，气郁生涎，随气上逆，头目眩晕，心嘈怔悸，眉棱骨痛。

大半夏炮七次，切作片

每六钱，姜十片，煎，去粗，入沉香研些，温服。

潒白丸　治鬲①脘痰涎不利，头目昏眩，吐逆涎沫。

附子一个六钱，生用，去皮脐　硫黄另研　天南星　半夏并生用，各一两　盆硝　玄精石各二两

上末，入白面三两研匀，水和丸，每服三十丸，沸汤煮浮漉出，姜汤送下。

沉香磁石丸　治上盛下虚，头目眩运，耳鸣耳聋。

沉香五钱，研　磁石火煅七次，醋淬，细研水飞　胡芦巴炒　巴戟去心　阳起石火煅，研　附子炮，去皮脐　椒红炒　山茱萸肉　山药炒，各一两　青盐另研　甘菊　蔓荆子各五钱

上为细末，酒煮米糊丸，每服七十丸，空心盐汤送下。

养正丹　治上盛下虚眩运，用沉香汤下方见中寒门。

芎劳汤　治一切失血眩运。

川芎　当归等分

㕮咀，水煮服。

---

① 鬲：嘉靖本作"膈"。

加味二陈汤 治痰运，或因冷食所伤。

陈皮 半夏 白茯苓各四钱 甘草炙，二钱 丁香 胡椒各一钱

上㕮咀，姜五片，乌梅一个①，热服。

体虚者，宜顺元散。

川乌 附子各三钱 南星六钱 木香不见火，一钱半

半生半熟，姜十片，枣七个，煎服，不拘时。

损益黑锡丹 治下虚，阴阳不升降，上热下冷，头目眩运②，病至危笃，或服③暖药，上僭④愈甚。

黑锡丹头二两 川楝肉 阳起石 木香 沉香 青皮炒，各五钱 肉豆蔻 茴香 官桂 附子炮 胡芦巴 固子⑤炒，各一两 乌药 磁石煅，醋淬七次，研，水飞

上末，酒糊丸如桐子大，每服五七十丸，参苓姜枣汤下。

易简诸方

《御药院方》治头目眩运，蝉蜕为末，每服二钱，用白汤调下。

《易简方》治一切失血过多，眩运不苏，用芎蒡、当归酒浸等分，每服四钱，水一盏煎七分，不拘时温服。虚甚加附子。

一方，治头目眩晕，用大黄、荆芥穗、防风等分，为咀，大作剂水煎，去粗服之，以利为度。一方有川芎。

一方，治感寒湿，头眩目晕，用附子、白术、川芎各一钱，官桂、甘草炙各半钱，水钟半，姜七片，煎七分，温服。

一方，治发汗过多，头目眩晕，筋惕肉瞤，用牡蛎粉炒黄、防风、白术等分，为末，每服二钱，酒调下，米饮亦得，日二三服。

一方，治一时为⑥寒所中，口不能言，眩运欲倒，用干姜一两，附子生，去皮脐，细切一枚，每服五钱，水盏半煎七分，食前温服。

---

① 乌梅一个：《世医得效方》卷三此下有"同煎"二字。

② 眩运：《三因极一病证方论》卷七作"眩晕"。

③ 服：原脱，据《三因极一病证方论》卷七补。

④ 僭：原作"儧"，据嘉靖本、《三因极一病证方论》卷七改。

⑤ 固子：《三因极一病证方论》卷七作"破故纸"三字。

⑥ 为：原作"而"，据《卫生易简方》卷二改。

卷之二

目 录

霍乱门

泄泻门

痢门

卷之二

伤风门

陈无择云：经曰春伤于风①，乃四时之序也。或表中风，在经络中循经流注，以日传变，与伤寒无异，但寒泣血，故无汗恶寒，风散气，故有汗恶风，为不同。仲景太阳经分伤寒、伤风不同，而后人纂集者不分门类，但以伤寒暑湿，时气疫疹②，凡太阳病皆谓之伤寒。今别立伤风一门，且依先哲③以太阳经为始，分注六经，学者当自知。

《脉经》云：脉浮而大者，风。

治 法

凡伤风之证，在足太阳膀胱经用桂枝汤，足阳明胃经用杏子汤，足少阳胆经用柴胡加桂汤，足太阳脾经用桂枝芍药汤，足少阴肾经用桂附汤，足厥阴肝经用八物汤。其方以桂枝汤三味，加以各经之药，皆是辛温解散之剂。然既云与伤寒传变相似，此六方亦何以尽其变也？学者当求仲景之法，以调治之可也。

柴胡加桂汤

桂枝芍药汤

桂枝汤 并见伤寒门

八物汤 方见妇人门

桂枝汤 方见伤寒门 治太阳经伤风自汗。

---

① 春伤于风：《三因极一病证方论》卷四作"春伤风，夏飧泄"六字。
② 疫疹（lì zhěn）：气运不和而致的灾祸。
③ 哲：原作"推"，据《三因极一病证方论》卷四改。

神术散 治伤风头痛，鼻塞声重。

苍术五两 藁本 白芷 细辛 羌活 川芎 甘草炙，各一两

上为末，每服三钱，水一盏，姜三片，葱三寸，煎服，或葱茶调下。

消风百解散 治头疼，发热咳嗽，鼻塞声重。

荆芥 白芷 陈皮 麻黄 苍术各四两 甘草炙，二两

上㕮咀，每服五钱，水二盏，姜三片，葱白三根，煎一盏，去渣，食远热服。

川芎茶调散方见头痛门 治诸风上攻，头目昏疼，鼻塞声重。

消风散方见伤风门① 治诸风上攻，头目昏眩，项背拘急，鼻嚏声重及皮肤顽麻，瘙痒瘾疹，妇人血风。

金沸草散 治肺经受风，头目昏疼，咳嗽声重，涕唾稠粘。

荆芥穗四两 前胡 麻黄 旋覆花各三两 甘草炙 赤芍药 半夏各一两

上㕮咀，每服七钱，水二钟，姜三片，枣一枚，煎八分，服。《活人书》②减麻黄、赤芍药，加细辛、赤茯苓。

柴胡升麻汤 治头痛壮热，恶风体疼，鼻塞咽干，痰盛咳嗽，涕唾稠粘。

柴胡 前胡 黄芩各六两半 荆芥七两半 赤芍药 石膏各十两 升麻五两 桑白皮 干葛各七两

上㕮咀，每服七钱，水二钟，姜三片，豉十粒，煎八分，去粗③，食远服。

大青膏 发散风邪。

天麻一钱 白附子末生用，一钱半 蝎尾去毒，生，半钱 麝香一字 朱砂研，一字 青黛研，一钱 天竺黄一字 乌梢蛇肉半钱

---

① 方见伤风门：按消风散在卷一中风门。

② 活人书：即《类证活人书》，伤寒学著作。宋代朱肱著，二十卷。

③ 粗：原作"相"，据嘉靖本改。

上同再研细，生密①和成膏，每服半皂子大至一皂子大，月中儿粳米大②，大人弹子大，同生黄膏、温薄荷水化下，一处服之。

防风通圣散方见风门　合益元散，名双解散。

《玉机微义》云：诸方俱是解表之剂，盖以风从外之邪也，其所挟有寒热③温凉之不同，故此分辛温、辛平、辛凉之异。然风虽外邪，传变入里，亦宜随证施治。钱仲阳论伤风当发散者，用大青膏解，不散，有下证者用大黄丸，可谓得仲景之奥矣，诸方于此俱未曾论及也。又前论表虚受风与内挟痰热之方，亦未论备，学者当自求之。所谓之大黄丸，亦附于后。

大黄丸④

大黄　黄芩⑤

上二味，各等分，水丸。

---

① 密：嘉靖本作"蜜"。
② 大：原作"人"，据《小儿药证直诀》卷下改。
③ 热：原脱，据《玉机微义》卷三补。
④ 大黄丸：此三字原脱，据《玉机微义》卷三补。
⑤ 芩：原作"苓"。原书"芩"多有讹作"苓"者，今据《玉机微义》改，后见径改，不出校。

中寒门

《内经》云：冬三月，此谓闭藏，水冰地坼①，无扰乎阳，早卧晚起，必待日光，使志若伏若匿，若有私意，若已有得，去寒就温，无泄皮肤，使气亟夺，此冬气之应，养藏②之道也，逆之则伤肾，春为痿厥，奉生者少。

《仁斋直指方》云：寒者，严凝杀厉之气也。人以肾为根本，惟肾则受寒，惟寒则伤肾，肾气一虚，寒邪交作。急痛拘挛，战掉强直，昏迷厥冷，口噤失音，此中寒也；无汗恶寒，头疼面惨③，发热拘急，手足微寒，此伤寒也；霍乱转筋，洞泄下痢，干呕吐逆，积饮停痰，此寒邪入肠胃也。以至为咳嗽，为虚劳，为疝瘕，为脚气，为带漏，为遗精，为痎疟，为诸痛，寒亦主之。人惟肾气不充④，疏于谨护，非特霜凝冰泫⑤之谓寒，或者炎天暑月当风取凉，卧地受冷，使寒邪之气自皮肤而达经络，自经络而入脏腑，如前数证，皆得以恣睢⑥四出矣。

《杂病折衷》云：大抵中寒脉必迟⑦，挟风则脉浮，眩晕不仁，兼湿则脉濡，肿病疼痛⑧。

治 法

温肾御寒，如干姜、附子、川乌、天雄辈，佐之以养正、灵

---

① 坼（chè 彻）：裂开。
② 养藏：此二字原倒，据《素问·四气调神大论》乙正。
③ 面惨：面色暗淡。惨，通"黪"，色暗淡。《说文通训定声·临部》："惨，段借为'黪'。"
④ 充：原作"亢"，据《仁斋直指方论》卷三改。
⑤ 泫（xuàn 炫）：晶莹貌。
⑥ 恣睢：放纵。
⑦ 迟：《严氏济生方》卷一作"迟紧"二字。
⑧ 大抵……疼痛：语见《严氏济生方》卷一。

砂。然寒伤荣气，徒知温肾，不知温血，恐未必有十全之功，是则官桂、当归又温血之上药也。

附子理中汤 治五脏中寒，口噤强直，失音不语，手足厥冷。

附子炮 人参 干姜炮 甘草炙 白术各三钱

上㕮咀，分二贴，每贴水二盏煎八分，掐开口灌之。

沉附汤①，治虚寒无阳，胃弱干呕。

熟附子 干姜炮，各半两 沉香 白术各一分 甘草炒，一钱半

上㕮咀，每贴五钱，水一盏半，姜五片，煎八②分，食前服。

附子散 伤寒阴症，唇青面黑，身背强痛，四肢厥冷，及诸虚沉寒。

熟附子三分 官桂 当归 白术各二分 干姜炮 半夏曲各一分

上㕮咀，每贴五钱，水一盏半，姜五片，枣二枚，煎八分，食前服。

干姜附子汤 治证同前。

附子炮 干姜炮 甘草炙，各等分

上㕮咀，作一贴，水一盏半煎八分，食前服。挟风，肌肉不仁，加防风；兼湿肿满，加白术；筋脉拘急，加木瓜；股节痛，加官桂。

术附汤 治中寒中气，四肢厥冷，口噤，牙闭紧急，痰壅脉弱。

白术七钱二分 附子炮，三钱 甘草炙，三钱半

上咀，分二贴，每贴姜十片，煎八分，化苏合香丸，并进连渣三服，效。或气短头晕，手足厥逆未退者，可进养正丹三十粒至百粒，奇效。

养正丹 治上盛下虚，气不升降，元阳亏损，气短羸瘦，及中寒□心腹疼痛，妇人血海久冷，并宜服之。

水银 黑锡去滓净，与水银结砂子 硫黄研 朱砂研细，各一两

---

① 汤：原作"香"，据《仁斋直指方论》卷三改。

② 八：原作"分"，据嘉靖本改。

上用黑磁盏一只，火上溶①黑铅成汁，次②下水银，以柳条搅，次下朱砂，搅令不见星子放下，少时方入硫黄末，总搅成砂和匀③，如有焰，以醋浸④之，候冷取出，研细末，煮糯米糊丸如绿豆大，每服三十丸，盐汤或枣汤任下。

生料五积散 治感冒⑤寒邪，头疼身痛，项背拘急，恶寒呕吐，或有腹痛，又治伤风寒发热，头疼恶风，无问内伤生冷，外感风寒，及寒湿客于经络，腰脚酸疼，及妇人经血不调或难产，并治之。

白芷三两 陈皮去白，六两 厚朴去皮，姜制，四两 桔梗去芦，十二两 枳壳去穰，麸炒，六两 川芎 甘草炙 茯苓去皮，各三两 当归酒浸，三两 麻黄去根节，六两 苍术米泔浸，去皮，二十四两 肉桂去皮 芍药各三两 干姜四两，炮 半夏汤洗七次，二两

上咬咀，每服四钱，水一盏半，姜三片，葱白三茎，煎至七分，热服。冒寒，用煨姜；挟气，则加茱萸；妇人调经催产，则入艾叶⑥。

正气散 治伤寒阴证，憎寒恶风，正气逐冷。

半夏 厚朴各三两，同为末，以生姜四两研烂，同为饼子，微炒 藿香叶 白术 陈皮各一两 甘草炒，七钱

上为细末，每服四钱，生姜三片，枣一枚，水一盏半，煎七分，食前稍热服。常服顺气宽中，辟除瘟疫。

一方，治老人中寒下虚，心腹膨服，不喜饮食。

附子炮，去皮脐 厚朴姜制，炒，各等分

上咬咀，每服四钱，水一盏半，姜三片，枣一枚，煎至八分，不拘时热服。少加木香，尤妙。

---

① 溶：《和剂局方》卷五作"熔"。
② 次：原作"欲"，据《和剂局方》卷五改。
③ 匀：原作"勺"，据《和剂局方》卷五改。
④ 浸：《和剂局方》卷五作"洒"。
⑤ 冒：原作"胃"，据《仁术便览》卷一改。
⑥ 叶：原作"醋"，据《仁术便览》卷一改。

易简诸方

《医方便宜方》**中寒熨法**①：宜以吴茱萸二升，酒略煮温，以绢袋盛，蒸令极热，熨心腹及脚手心，候气通畅②匀暖即停熨，累用有验，其法大妙。

一方，**葱熨法**：治中寒气虚阳脱，气息欲绝，不省人事，及伤寒阴厥，百药无效，葱一握，以索③缠如饼馅大，去根叶，惟存自长二寸许，先以火焖一遍令通热，勿令灼人，乃以热处着病人脐下，上以熨斗盛火熨之④，令葱饼热气透入腹内，更作三四饼，遇一饼坏不可熨，即易一饼，候病人醒，手足温，有汗，乃着更服姜汤一盏，良。

---

① 中寒熨法：方见《玉机微义》卷十四，治"阴毒伤寒四肢逆者"。
② 畅：原作"惕"，据《玉机微义》卷十四改。
③ 索：原作"东"，据《类证活人书》卷十六改。
④ 之：原作"足"，据《类证活人书》卷十六改。

中暑门

《难经》云：何以知伤暑得之？然。当恶臭。何以言之？心主臭，自入为焦臭，入脾为香臭，入肝为臊臭，入肾为腐臭，入肺为腥臭，故知心病伤暑得之，当恶臭，其病身热而烦，心痛，其脉浮大而散。

《溯洄集》①云：洁古曰：静而得之为中暑，动而得之为中热。中暑者阴证，中热者阳证。东垣云：避暑热于深堂大厦得之者，名曰中暑，其病必头痛恶寒，身形拘急，肢节疼痛而烦心，肌肤大热，无汗，为房室之阴寒所遏，使周身阳气不得伸越，大顺散主之。若行人或农夫于日中劳役得之者，名曰中热，其病必苦头痛，发燥热恶热，扪之肌肤大热，必大渴引饮，汗大泄，无气以动，乃为天热外伤肺气，苍术白虎汤主之。窃谓暑热者，夏之令也，大行于天地之间，人或劳动，或饥②饿，元气亏乏，不足以御天令亢极，于是受伤而为病，名曰中暑，亦名中热，其实一也。今乃以动静所得分之，何哉？夫中暑热者，固多在劳役之人，劳役则虚，虚则邪入，邪入③则病。不虚，则天令虽亢，亦无由以伤之。彼避暑于深堂大厦，得头疼恶寒等证者，盖亦伤寒之类耳，不可以中暑名之。其所以烦心与肌肤火热者，非暑邪也，身中阳气受阴寒所遏而作也。既非暑邪，其可以中暑名乎？苟欲治之，则辛温轻扬之剂发④散可也。夫大顺散一方，甘草最多，干姜、杏仁、肉桂次之，除肉桂外，其三物皆炒者，原其初意，本为冒暑伏热，引饮过多，脾胃受湿，呕吐，水谷不分，脏腑不调所立，故甘草、干姜皆经火炒熟，又肉桂而非桂枝，盖温中药也，内有

---

① 溯洄集：即《医经溯洄集》，元末王履撰，载医论二十一篇。
② 饥：原作"肌"，据《医经溯洄集·中暑中热辨》改。
③ 入：原脱，据《医经溯洄集·中暑中热辨》补。
④ 发：原脱，据《医经溯洄集·中暑中热辨》补。

杏仁，不过取其能下气耳。若以此药治静而得之之证，吾恐不能解表，反增内烦矣。今世俗往往不明，类①曰夏月阴气在内，大顺散为必用之药。吁！其误也，不亦甚欤？夫阴气非寒湿也，盖夏月，阳气发散于外而阴气则在内耳，岂空视阴气为寒气而用温热之药乎？阴果为寒，何以夏则饮水乎？其苍术白虎汤虽宜用，然亦岂可视为通行之药？必参之治暑诸方，随所见之证②而用之，然后合理。若夫所谓静而得之之证，虽当暑月，即③非暑病，宜分出之，勿使后人有似同而异之感。

治　法

凡中暑之疾，热喜归心，心中之使人噎闷，昏不知人，入肝则眩晕麻痹，入脾则昏睡不觉，入肺则喘满痿躄④，入肾则消渴。凡中暍⑤死，治之切不得用冷，惟宜温养，得冷则死。道途中无汤，即以热土熨脐中，仍使更溺，概可见矣。凡觉中暑，急嚼生姜一大块，水送下。如已迷闷，嚼大蒜一大瓣，水送下。如不能嚼，水研灌之，立醒。

凡夏月中暑者，相火行令也，或⑥人感之，自口齿而入，伤心包络之经，其脉虚，外证头疼口干，面垢自汗，倦怠少气，或背⑦寒恶热，气甚者迷闷不省而为霍乱，吐利痰滞，呕逆腹痛，泻利下血，发黄生斑，皆是其证。甚者火热制金，不能平木，搐搦，不省人事，其脉虚浮。一曰浮者风也，虚者暑也，俗名暑风证者，皆是相火甚而行令也。先以温水化苏合香丸，次进黄连香薷饮加羌活，只用双解内加香薷，尤良。大抵治暑之法，清心，利小便，

---

① 类：大抵。
② 证：原作"订"，据《医经溯洄集·中暑中热辨》改。
③ 即：却。
④ 躄：原作"躄"，据《三因极一病证方论》卷二改。
⑤ 中暍（yē 耶）：中暑。
⑥ 或：《玉机微义》卷十一作"夏月"二字。
⑦ 背：原作"皆"，据嘉靖本、《玉机微义》卷十一改。

甚好。若自汗甚者，不可利小便，宜白虎汤清解之，次分表里治之。如在表，头疼痛[1]，双解散加香薷，及二香散、十味香薷散之类解之。如在半表半里，泄泻烦渴，饮水吐逆，五苓散治之。热甚烦渴者，益元散清之。若表解里热甚，宜半夏解毒汤下神芎丸、酒蒸黄连丸等。或人平生素弱及老人冒暑，脉微下利，渴而喜温，或厥冷，不省人事，宜竹叶石膏汤加熟附半个，冷饮，次以来复丹、五苓散治[2]之。凡夏月暑证，不可服诸热燥剂，致斑毒发黄，小水[3]不通，闷乱而死矣。

《内经》云：凡病伤寒而成温者，先夏至日者为病温，后夏至日者为病暑，暑[4]当与汗皆出，勿止。治法与中暍并见伤寒门。

苏合香丸 方见气门

白虎汤 方见伤寒门

双解散 方见伤寒门

二香散

半夏解毒汤

神芎丸 方见头痛门

香薷饮 治一切暑热，腹痛霍乱，吐利烦心等证。

香薷一斤 厚朴制 白扁豆各半斤

上咬咀，每服三四钱，水一盏半煎七分，去柤，不拘时服。

黄连香薷饮

香薷一斤 厚朴制，半斤 黄连四两

上咬咀，每服一两，先将朴、连二味同生姜咀四钱，于银石器内炒令紫色，入香薷，用水一盏、酒一盏煎八分，去柤，用磁器盛，于新汲水沉令极冷，服。中暑搐搦，内加羌活二钱。

五物香薷汤 驱暑和中通用。

---

① 头疼痛：《玉机微义》卷十一作"头疼恶寒"四字。
② 治：原脱，据《玉机微义》卷十一补。
③ 水：原脱，据《玉机微义》卷十一补。
④ 暑：原脱，据《素问·热论》补。

香薷三两　白扁豆　厚朴制　白茯苓各一两半　甘草炙，一两

上咬咀，每服七钱，水二盏煎八分，去粗，不拘时服。

十味香薷散　治伏暑，身体倦怠，神昏头重，吐利。

香薷一两　人参　陈皮　白术　茯苓　黄芪　木瓜　厚朴　扁豆炒　甘草各半两

上咬咀，每服一两，水二盏煎八分，去粗，不拘时温服。

清暑益气汤　治长夏湿热蒸人，人感之四肢困倦，精神少，懒于动作，胸满气促，肢节疼，或气高而喘，身热而烦，心下膨闭①，小便黄而数，大便溏而频，或痢或渴，不思饮食，自汗体重。

黄芪　升麻　苍术各一钱　人参　白术　神曲　陈皮各半钱　甘草　黄柏各三分　泽泻半钱　青皮二分　五味子九个　麦门冬　当归各三分　葛根二分

上咀，煎服法如前。

大顺散　治冒暑伏热，引饮过多，脾胃受湿，水谷不分，清浊相干，阴阳气逆，霍乱呕吐，脏腑不调。

甘草　干姜　杏仁去皮尖　桂去皮

上先将甘草用白砂炒，次入姜，却下杏仁炒过，筛去沙净，合桂为末，每服二三钱，汤点服。

桂苓丸　治冒暑烦渴，饮水过多，心腹胀满，小便赤少。

肉桂去皮　茯苓各一两

上为末，蜜丸，每两作十丸，每细嚼一丸，白汤下。

缩脾饮　解伏热，除烦渴，消暑毒，止吐泻霍乱。

砂仁　草果　乌梅肉　甘草炙，各四两　扁豆炒　干葛各二两

上咬咀，每服四钱，水煎，冷服。

消暑十全饮　治证同前。

香薷　扁豆炒　厚朴制　甘草　紫苏　白术　茯苓　藿香　木瓜　檀香各等分

---

① 闭：《脾胃论》卷中作"痞"。

上咬咀，每服七钱，水二盏煎八分，去柤，不拘时服。

消暑①丸　治伤暑发热头疼。

半夏　甘草　茯苓各半斤

上为末，生姜汁作薄糊丸如桐子大，每服五十丸，水下。《易简方》②以好醋煮半夏、姜汁作糊丸。

人参益气汤　治暑热伤气，四肢困倦，嗜卧，两手指麻木。

黄芪八钱　甘草七钱，内炙二钱　人参半两　升麻二钱　白芍三钱　五味子百四十个　柴胡二钱半

上咬咀，分作四服，每服水二盏煎八分，去柤，不拘时服。

生③脉散

人参　麦门冬④去⑤心　五味子各等分

上咬咀，水煎，不拘时服。

香薷剉散　解暑毒，止霍乱。

香薷二两　厚朴制，一两　茯苓　陈皮　甘草炙，各半两　良姜三钱

上剉细，每服二钱半，盐一捻，水煎服。

二气丹　治伏暑伤寒，二气交错，中脘痞闷，或头痛恶心并治。

硝石　硫黄

上等分，于银石器内文武火炒令鹅黄色，再研细，用糯米糊丸如桐子大，每服四十丸，不拘时服，新汲水下。

大黄龙丸　治中暑眩运，昏不知人，身热恶寒头疼，状⑥如伤寒，或往来寒热，烦躁渴甚，呕吐泄泻，常服去暑毒，分阴阳。

---

① 暑：原作"毒"，据《和剂局方》卷二改。
② 易简方：医书名，南宋王硕撰。
③ 生：原作"主"，据《内外伤辨惑论》卷一改。
④ 冬：原作"中"，据嘉靖本、《内外伤辨惑论》卷一改。
⑤ 去：原作"冬"，据嘉靖本改。
⑥ 状：原作"壮"，据《三因极一病证方论》卷二改。

硫黄　硝石各一两　雄黄　滑石　白矾各二两　寒食面①四两

上为末，水丸如梧桐子大，每服一二十丸，新汲水下。昏不知人，以水化灌之。凡中暑忌冰水，此药却以冷水下，乃热因寒用也。

来复丹

五苓散二方并见伤寒门

六合汤方见泄泻门　渴，小便赤涩。

消暑丸方见伤寒门　伏暑引饮，脾胃不和。

益元散

竹叶石膏汤

苍术白虎汤三方并见伤寒门。

黄龙丸　即酒煮黄连丸。见黄疸门。

濯热散　治伤暑迷闷，及泄泻霍乱作渴，立效，亦能解诸毒。

白矾　五倍子　乌梅去核　甘草各一两，百药煎代五倍子，尤妙

上为细末，入飞罗面②四两拌匀，每二钱，新汲水调服。虽平日不敢服冷水者不妨，真奇方。水丸如弹子大，阴干，冷水下，化开服亦可。

通苓散　治伤暑，潮热烦渴，小便不利。

麦门冬　淡竹叶　车前穗

加灯心。

上咀，各等分，作一贴，水煎服。

泼火散　治伤暑烦渴，及治血痢，妇人血崩。

青皮　赤芍药　黄连　地榆各等分

上为末，水调二钱，服。血妄行，加甘草。咀煎服，亦可。

桂苓甘露饮、小柴胡汤加乌梅一个，麦门冬三十五粒去心，治内伤外热内渴方见伤寒门。

---

① 寒食面：一种寒食节制作的面食，古时常以入药。《外科正宗》卷四有"制寒食面法"。

② 飞罗面：磨面时飞扬而后落下的细面。

桂苓甘露饮方见霍乱门

体虚气弱之人虚中，伏暑燥热昏闷，手足微冷，六脉沉伏，合用黄连香薷汤等药，以其体虚，手足冷，脉沉伏，服凉药不得，宜服：

冷香饮子

附子炮　陈皮各二钱　草果三钱　甘草炙，一钱

上咀，作一贴，姜十片①，煎八分，去渣，井水沉冷，服。

姜附汤

用附子一枚，炮，去皮脐，切片，同生姜煎，去粗，一银石器盛井水沉冷，逐渐与服，候省②脉渐生，即止。

冷香汤　治伏暑引饮燥渴，过多饱食生冷，成霍乱。

良姜　附子炮　檀香　甘草炙，各三钱　干姜炮，一钱　丁香三分　草果一钱半

煎，贮瓶中，沉井中，待③冷服之。

易简诸方

《易简方》治夏日暍死，用水蓼，浓煎汁三升，灌之。得冷即死。

一方，治暑毒，**救生散**：新胡麻一升，微炒令黑色，取出摊冷，碾为末，新汲水调三钱。又丸如弹子大，新汲水化下。外不得用水逼。

一方，治中暑身热，小便不利，胃脘积热，用硝石④六两，甘草微炒一两，为末，每服三钱，加蜜少许，热汤冷水任下。如欲发汗，以葱白、豆豉煎汤调服。

一方，治伏暑伤冷，二气交错，中脘痞结，或泄或呕，用硝

---

① 姜十片：《严氏济生方》卷一此上有"水二盏"三字。
② 候省：探视，此为诊察。
③ 待：原作"代"，据《奇效良方》卷五改。
④ 硝石：《卫生易简方》卷一作"滑石"。

石、硫黄等分为末，于银石器内火炒令黄色，再研，以糯米糊为丸如桐子大，每服四十丸，新井水下，不拘时服。

一方，治人中热，失心燥闷，用楝实煎汤浴洗，良。

一方，治伏暑霍乱呕吐，小便不利，头目昏眩，用泽泻、白术、白茯苓等分，剉细，每服四钱，水一钟，姜五片，灯芯十茎，煎八分，不拘时服。

一方，冒①暑烦渴，饮水过多，心腹胀满，小便赤少，用官桂去皮、茯苓去皮各五两，为末，用蜜丸，每一两作十丸，每服一丸，细嚼，白汤冷水任下。

一方，治中暑发昏，以新水滴入鼻孔，用扇扇之。重者，以地浆灌之则醒，与冷水饮则死。

一方，治中暍至死，不可使得冷，即死②，宜屈草带绕暍人脐③，溺脐中，则活。

一方，用暑月伤热，用车轮土五钱，冷水调，澄清服之。

一方，治旅途中暑者，移置阴处，急就道上掬热土，于脐上作窝，令人尿其中，次用生姜、大蒜细嚼，热汤送下。

一方，治中暑毒，用大蒜三两瓣，细嚼，温汤送下，仍禁冷水。

一方，治中暑，用小青叶，先以井水浸，去泥控干，入砂糖擂汁，急灌之。

一方，治中暑热渴死，用路上热土、大蒜等分，烂研水调，去渣饮入，即活。

《经验后方》④ 治暑毒，**救生散**：新胡麻一升，微炒令黑色，取出摊冷，碾末，新汲水调三钱。又或丸如弹子大，新水化下。凡着热，外不得以冷物逼，外得冷即死。

---

① 冒：原作"胃"，据《卫生易简方》卷一改。
② 即死：《金匮要略·杂疗方》作"得冷便死"四字。
③ 绕暍人脐：此四字原脱，据《金匮要略·杂疗方》补。
④ 经验后方：医书名，见《证类本草·所出经史方书》。

中湿门

《内经》云：诸湿肿满，皆属脾土。

又云：因于湿，首如裹，湿热不攘，大筋软短，小筋弛长，软短为拘，弛长为痿。因于气，为肿，四维相代，阳气乃竭。

贾真孙①曰：湿为土气，火热能生湿土，故夏热则万物湿润，秋凉则万物干燥。湿病本不自生，因热而怫郁，不能宣行水道，故停滞而生湿也。况脾土脆弱之人易为感冒②，岂必水不能流而后为湿哉？人只知风寒之威严，不知暑湿之炎暄，感人于冥冥之中也。

《脉经》云：脉沉而缓，沉而细，微缓者，皆中湿。脉浮，风湿。脉大，或浮虚而涩者，皆寒湿。脉来滑疾，身热烦喘，胸满口燥，发黄者，湿热。脉洪而缓，阴阳两虚，湿热自甚。脉洪而动，湿热而痛也③。

《原病式》云：按之不起，皆属于湿。

治 法

宜理脾清热，利小便为上，故治湿不利小便，非其治也，宜桂苓、甘露、木香、葶苈、木通治之。守真师曰：葶苈木香散下神芎丸，此药下水湿，消肿胀，利小便，理脾胃，无出乎此也。腹胀脚肿甚者，舟车丸下之。湿热内深发黄，茵陈汤下之，或佐以防己、黄芪。一身尽肿痛，或无汗，是湿流关节，邪气在表，宜五苓散加官桂、苍术，微汗之，不可大汗。若自汗出，多热燥，津液内水不利，切勿利之，重损津液也，宜防风白术甘草汤主之。其湿证有二，湿热证多，湿寒证少，当以脉证明辨之。如脉滑数，

---

① 贾真孙：金元间人，与马宗素、荆山浮屠等同传刘完素之学。
② 感冒：感而受之。
③ 《脉经》……痛也：语本《玉机微义》卷十二。

小便赤涩，引饮，为湿热证；若小便自利清白，大便泻利，身疼自汗，为寒湿证，治之宜五苓散加生附、苍术、木瓜主之。

肥人沉困怠堕是湿热，宜苍术、茯苓、滑石；肥白之人沉困怠堕是气虚，宜二术、人参、半夏、草果、厚朴、芍药；黑瘦而沉困怠堕者是热，宜白术、黄芩。

湿气甚者为著痹，治法见风痹门。湿胜则濡泻，治法见泄泻门。湿生痰，治法见痰饮门。湿为咳疟，治法见疟门。湿为脚气，治法见脚气门。

神芎丸方见头痛门

葶苈木香散

舟车丸二方俱见水肿门

茵陈汤

五苓散二方并见伤寒门

防风白术甘草汤

防己黄芪汤　治风湿，脉浮身重，汗出恶风，或痛。

防己一两　甘草炙，半两　白术七钱半　黄芪一两一钱

上㕮咀，每服一两，水二盏，姜三片，枣二枚，煎至八分，服。喘者，加麻黄；胃气不和，加芍药；气上冲，加桂枝；下有寒，加细辛。

桂枝附子汤　治风湿相搏，身体疼烦，不能自侧①，不呕不渴，脉浮虚而涩者，此汤主之。

桂枝八钱　生姜六钱　附子三钱　甘草炙，四钱

上㕮咀，分二贴，每贴水二盏，大枣一枚煎，服。若小便自利者，去桂加白术汤主之，服后其人如冒②状，勿怪。

甘草附子汤　治风湿③相搏，骨节疼烦，掣痛不得屈伸，近之则痛剧，汗出短气，小便不利，恶风，不欲去衣，或身微肿痛者。

---

① 自侧：《伤寒论·辨太阳病脉证并治》作"自转侧"三字。

② 冒：昏眩。

③ 湿：原作"暑"，据《伤寒论·辨太阳病脉证并治》改。

甘草炙，四钱　附子三钱　白术四钱　桂枝八钱

上㕮咀，每服八钱，水二盏煎八分，去粗，食前温服。《金匮》减桂枝，加生姜、大枣，名白术附子汤。

麻黄白术汤　治湿胜，身烦疼。

麻黄六钱　桂枝四钱　甘草炙，二钱　杏仁二十五个，去皮尖　白术八钱

上㕮咀，水煎服，取汗。《金匮》减桂、术，加薏苡仁，名麻黄杏仁薏苡仁甘草汤，治湿胜身疼，日晡所剧者。

苓术汤　治暑湿郁发，半身不遂，口眼㖞斜。

附子炮，去皮脐　茯苓去皮　白术　干姜　泽泻　桂心各等分

上㕮咀，每服五钱，水一盏煎七分，空心服。

茯苓白术汤　治感湿挟暑，汗未干而浴，暑湿相搏。

茯苓去皮　白术　干姜炮　甘草炙　桂心各一两

上㕮咀，每服五钱，水一盏煎七分，食前服。

白术茯苓干姜汤　治感风湿挟暑，烦渴引饮。

白术　茯苓去皮　干姜炮　细辛　乌梅去核　桂心　干葛　甘草　陈皮　豆豉各等平分

上为末，每服二钱，白汤调下。

羌①活胜湿汤　治②脊痛项强，腰似折，项似拔，上冲头痛，及足太阳经不行。

羌活去皮　独活去皮，各二钱　藁本　防风去芦，各半钱　蔓荆子川芎各四分　甘草炙，一钱③

上㕮咀，每服八钱，水二盏煎八分，去粗，食后温服。如身重，腰沉沉然，乃经中有湿热也，加黄柏一钱，附子半钱，苍术二钱。

---

① 羌：原作"姜"，据嘉靖本、《内外伤辨惑论》卷一改。

② 治：原作"如"，据文义改。

③ 一钱：此上原衍"各"字，据文义删。

渗湿汤　治寒湿所伤，身重腰冷，如坐水中，小便或涩①或利，大便溏泄，皆因坐湿处，或因雨露所袭，或因汗渍衣冷，久久得之，腰下重疼，两脚酸痛②，腿膝或肿，悉能除之。

苍术制　白术　甘草炙，各二钱　茯苓　干姜炮，各四钱　陈皮丁香各一钱

上咀，分二贴，每贴水二盏，姜三片，枣一枚，煎八分，去粗，食远服。

济生渗湿汤　治坐卧湿地，雨露所袭，身重脚弱，关节重痛，发热恶寒，多汗恶风，腿膝肿，小便不利，大便溏泄。

白术五钱　人参　干姜炮　白芍药　附子炮　白茯苓　桂枝甘草炙，各等分，一钱二分

上咀，分一贴，每贴水二钟，姜三片，枣一枚，煎八分，去粗，食远温服。

除湿汤　治寒湿所伤，身体重着，腰腿酸痛，大便溏泄，小便或涩或利。

半夏曲炒　厚朴制　苍术制，各三钱　藿香　陈皮　茯苓各一钱半　甘草炙，一钱

上咀，分二贴，每贴水二钟，姜七片，枣一枚，煎八分，去粗，食远温服。

肾著汤　治肾虚伤湿，身重腰冷，如坐水中，不渴，小便自利。

干姜炮　茯苓去皮，各四两　甘草炙　白术各二两

上咬咀，每服四钱，水一盏煎七分，空心温服。

大橘皮汤　治湿热内甚，心腹胀满，水泄，小便不利，大便滑泄。

橘皮一两半　木香二钱半　滑石六两　槟榔二钱　茯苓去皮，一两猪苓　泽泻　白术　官桂各一两　甘草二钱

---

① 涩：原作"泄"，据《和剂局方》卷二改。

② 痛：原作"痛"，据嘉靖本、《和剂局方》卷二改。

上为末，每服五钱，水二钟，生姜五片，煎六分，去粗，食前服。

羌①附汤　治风湿相搏，手足掣痛，不可屈伸，或身微肿不仁②。

羌活去芦　附子炮，去皮脐　白术　甘草炙，各等分

上㕮咀，每服五钱，水一盏半，姜五片，煎七分，温服不拘时。

薏苡仁散　治湿气伤肾，肝气不调，自然生风，遂成风湿，流注四肢，肌肉疼痛。

薏苡仁一两　当归　小川芎　干姜　茵芋　甘草　官桂　川乌　防风　麻黄　人参　羌活　白术　独活各半两

上为细末，每服二钱，空心、临卧酒调下，日三服。

麒麟竭散　治寒湿传于经络，疼痛不可忍。

血竭　南乳香　没药　白芍药　当归各六钱　水蛭杵碎，炒令烟尽　麝香各二钱　虎脑骨酥炒黄，五钱，一方用虎胫骨

上每③味为末，和匀，每服三钱，温酒调，食前服。

天麻散　治风湿疼痛，黄肿。

天麻　全蝎各四钱　熟地黄　木瓜各三钱　没药　乳香　穿山甲　川芎　乌头　牛膝各二钱，酒浸　当归三钱

上为细末，每服三钱，空心温酒调服。

芎术除眩汤　治感寒湿，头目眩晕。

官桂　甘草炙，各二钱半　川芎　附子炮　白术各半两

上㕮咀，每服五钱，水二盏，姜十片，煎八分，去粗，食前服。

生附汤　治受湿腰痛。

附子生，二钱半　苍术炒　杜仲姜汁炒，各半两　牛膝酒浸，焙

---

① 羌：原作“姜”，据《严氏济生方》卷一改。

② 肿不仁：原作“源肿”二字，据《严氏济生方》卷一改。

③ 每：原字漫漶，据嘉靖本补。

厚朴姜制　干姜生　白术　茯苓去皮　甘草炙，各二钱半

上㕮咀，每服五钱，水二盏，姜三片，枣一枚，煎八分，食前服。

木瓜虎骨丸　治寒湿①合而成痹，脚痛不仁，疼痛少力，足下瘾②痛，不能踏地，腰腿筋挛，不能屈伸，及项③背拘急，手足无力，耳内蝉声，头眩目旋诸证，脚气行步艰难，宜服。

木瓜肉　血竭研　没药研　虎胫骨酒炙　木香　自然铜醋淬七次④　枫香脂　骨碎补去毛　当归　甘瓜子仁　龟板炙　肉桂各一两　安息香一两，酒熬　乳香五钱，研　地龙二两，去土

上为末，酒糊丸如梧桐子大，每服三十五丸，木瓜汤下，温酒亦得。

枳术导滞丸　治伤湿热之物，不得施⑤化而作痞满，闷乱不安。

茯苓去皮　黄芩　白术　黄连各三钱　泽泻二钱　枳实麸炒，去穰　神曲炒，各半两　大黄一两

上为细末，汤浸⑥蒸饼丸如梧桐子大，每服五七丸，食远温酒送下。

除湿丹　治诸湿客搏，腰膝重痛，足胫浮肿，筋脉紧急，津液凝涩，便溺不利，目赤瘾疹，痛疽发背，疥癣走注，脚气，无首尾疮疖，不可尽述。

槟榔　甘遂　威灵仙　葶苈各二两　乳香　没药各一两　牵牛大戟炒，各三两　陈皮去白，四两

上为末，面糊为丸如桐子大，每服五十丸，加至七十丸，温水下，食前，更衣止。如服药后，忌酒二日，药后亦忌湿面三两

① 寒湿：《卫生宝鉴》卷十五作"风寒湿"三字。
② 瘾：当作"隐"。
③ 项：原字漫漶，据《卫生宝鉴》卷十五补。
④ 次：原脱，据《卫生宝鉴》卷十五补。
⑤ 施：原作"并"，据《内外伤辨惑论》卷二改。
⑥ 浸：原作"熅"，字书未见，据《内外伤辨惑论》卷二改。

日，食淡粥补胃，尤佳。《经验后方》有泽泻、青皮，无葶苈。

白术酒 治中湿，口禁①不知人。

白术一两

咀，酒二盏煎至一盏，不拘时顿服。不饮酒，水煎。

一方，治湿入肾经。曾有一人，夏月浴出，未解裙衫，忽寝熟，遂致湿入肾经，外肾肿，腰背曲，以五苓散方见伤寒门入胭脂膏，汤调，送下青木香丸方见气门，三服大便通，肿消腰直痛止。

易简诸方

一方，搐鼻法，治伤湿鼻湿头疼，以瓜蒂末，口含水，搐一字入鼻，流出黄水，效。

一方，治肠胃受湿，大便秘涩，用槟榔为末，每服二钱，以蜜汤点服，不拘时。

一方，治湿伤肾经，腰肿冷痛，小便自利，用附子炮，去皮脐、白术各一两，杜仲去皮，炒，去丝②半两，每服四钱，水一盏，姜七片，煎七分，空心温服。

一方，治湿气，定痛退肿，用骨碎补去毛、干生姜、生地黄各一斤，蒲黄半斤，白面二斤，为末拌匀，用米醋熬滚熟调，待温傅痛处，药冷冉用熟醋调傅，如此七次，用帛裹之，人效。一料分作七分，七日用之。

燥　门

《内经》云：诸涩枯涸，干劲皴揭，皆属于燥。河间曰：大便闭结，或消渴之类，为里证，皮肤燥涩，干疥爪枯之类，为表证，而于阳结阴结，气盛血少，痰郁风热，可得而悉①。

已上诸证治法于各门参看。

治　法

大秦艽散方见中风门　治血弱阴虚，不能养筋，筋燥而手足不能运动，指爪干燥，属风热甚者。

麻仁丸方见二便不通门

润肠丸　治脾胃中伏火，大便秘涩或干燥，秘塞不通，全不思食，乃风结秘，血结秘，皆令闭塞也，以润燥和血疏风，自然通矣。

麻子仁　桃仁各一两，去皮尖，另研　羌活　当归尾　大黄煨，各半两　皂角仁　秦艽各五钱

上除另研外，为细末，五上火，炼蜜丸②如桐子大，每服五十丸，食前白汤下。又有润燥丸一方，于本方加郁李仁、防风是也。

当归龙胆丸方见火门

清凉饮子方见积热门

导滞通幽汤　治大便难，幽门不通上冲，吸门不开噎塞，不便燥闭，气不得下，治在幽门③，以辛润之。

当归　升麻　桃仁各一钱，另研　生地黄　熟地黄各半钱　红花炙甘草各三分

上件作一服，水二盏煎八分，调槟榔末半钱，服。加大黄，

---

① 河间……而悉：语本《玉机微义》卷十三。
② 丸：原脱，据《东垣试效方》卷七补。
③ 门：原脱，据《奇效良方》卷七补。

名当归润燥汤。

四物汤　治脏结秘涩者。

当归　熟地黄　川芎　白芍药　大黄煨　桃仁去皮尖，各一钱

上咬咀，作一服，水二盏煎八分，去柤服。或为丸服亦得。

脾约丸方见二便不通门

润体丸

郁李仁　大黄　桂心　黑牵牛　当归　黄柏各半两　轻粉少许

上为细末，水丸如梧桐子大，每服三四十丸，温水下。

已上二方，一气分药，一血分药也，二方故所主不同。然血气不能宣通者，非此莫能疗，而气虚津液不足者慎之。

神功丸方见二便不通门

六味地黄丸方见虚损门，治下焦燥热，小便涩而数。

大补丸方见虚损门，治阴虚燥热。

火 门

丹溪曰：太极动而生阳，静而生阴，阳动而变，阴静而合，而生水火木金土，各一其性，惟火有二，曰君火，人火也，曰相火，天火也。火，内阴而外阳，主乎动者也，故凡物皆属火。以名而言，形质相生，配于五行，故谓之君；以位而言，生于虚无，守位禀命，因动而见，故谓之相。天主生物，故恒于动，人有此生，亦恒于动。其所以恒于动者，皆相火助之为也。见于天者，出于龙雷则木之气，出于海则水之气也。具于人者，寄于肝肾二部，肝属木而肾属火也。胆者肝之腑，膀胱者肾之腑，心胞络者肾之配，三焦以焦言，而下焦司肝肾之分①，皆阴下者也。天非此火不能生物，人非此火不能有生，天之火虽出于木②，而皆本乎地，故雷非伏，龙非蛰，海非附地，则不能鸣，不能飞，不能波也。鸣也，飞也，波也，动而为火者也。肾肝之阴，悉具③相火，人而同乎天也。或曰：相火天人所同，何东垣为④元气之贼？又曰：火与元气不相两立，一胜则一负，然则如之何则可使之无胜负乎？曰：周子⑤曰：神发知也，五性感动而万事出。有知之后，五者之性为物所感，不能不动。谓之动者，即《内经》五火也。相火易起，五性厥阳之火相扇，则妄动矣。火起于妄，变化莫测，无时不有，煎熬真阴，阴虚则病，阴绝则死。君火之气，经以暑与热言之；相火之气，经以火言之。盖表其暴悍酷烈有甚于君火者也，故曰相火元气之贼。周子又曰：圣人定之以中正人义⑥而主

① 分：此下原衍"水"字，据《格致余论·相火论》删。
② 木：此下原衍"水"字，据《格致余论·相火论》删。
③ 具：原作"其"，据《格致余论·相火论》改。
④ 为：《格致余论·相火论》作"以为"二字。
⑤ 周子：即周敦颐，宋代营道（今属湖南）人，字茂叔，号濂溪，著有《太极图说》等。
⑥ 人义：《太极图说》《格致余论·相火论》并作"仁义"。

静。朱子①亦曰：必使道心②常为一身之主，而人心每听命焉。此善处乎火者。人心听命于道心，而又主之以静，彼五火将寂然不作，而相火者惟有裨补造化，而为生生不息之运用尔，何贼之有？或曰：相火，注言少阴、少阳矣，未曾言及厥阴、太阳，而吾子言之何也？曰：足太阳、少阴，东垣尝言之矣，治以炒柏，取其味辛，皆泻水中之火是也。戴人亦言③：胆与三焦寻火治，肝和胞络都无异④。此历指龙雷之火也。予亦备述天人之火皆生于动，如上文所云者，实推广二公之意。或曰：《内经》言火者不一，往往于六气中见之，言脏腑者，未之见也，二公岂它有所据耶？子能为我言之乎？经曰百病皆生于风寒暑湿燥火之动而为变者，岐伯历举病机一十九条，而属火者五，此非相火为病之出于脏腑者乎？考诸《内经》，少阳病为瘛疭，太阳病时眩仆，少阴病瞀，暴瘖，郁冒不知人，非诸热瞀瘛之属火者乎？少阳病恶寒鼓栗⑤，胆病振寒，少阴病洒淅恶寒振栗，厥阴病洒淅振寒，非诸振⑥鼓栗如丧神守之属火者乎？少阳呕逆，厥气上行，膀胱病冲头痛，太阳病厥气上冲胸，少腹控睾，引腰背，上冲心，少阴病气上冲胸，呕逆，非诸逆冲上之属火者乎？少阳病谵妄，太阳病谵妄，膀胱病狂癫疾，非诸躁狂越之属火者乎？少阳病胕肿善惊，少阴病瞀热以酸，胕肿不能久立，非诸病胕肿痛酸惊骇之属火者乎？又《原病式》曰：诸风掉眩，属于肝火之动也；诸气愤郁病痿，属于肺火之升也；诸湿肿满，属于脾火之胜也；诸痛痒疮疡，属于心火之用也。是皆火之为病出于脏腑者然也，注文未之发尔。以陈无择之通达，且以暖识论君火，日用之火言相火，而又不曾深及，宜乎后人之

---

① 朱子：即朱熹，宋代婺源（今属江西）人，字元晦，号晦庵，著有《四书章句集解》等。
② 道心：人与生俱来仁、义、礼、智、善之心。
③ 言：原作"然"，据《格致余论·相火论》改。
④ 胆与……无异：语出《儒门事亲》卷十四。
⑤ 栗：原作"慄"，据《格致余论·相火论》改。
⑥ 振：《格致余论·相火论》作"禁"。

不无聋瞽①也，悲夫②！

《玉机微义》云：王安道曰：人之所藉以生者气也，气者何？阴阳是也。夫阴与阳，可以和而平，可以乖而否③，善摄与否，吉凶于是乎岐④之。夫惟摄之不能以皆善也，故偏寒偏热之病始莫逃于乖否之余矣。虽然，寒也热也，苟未至于甚，粗工为之而不难。设热积而寒沉，良工犹弗能以为计，况其下乎？奈之何？俗尚颛蒙⑤，恪持方药，愈投愈盛，迷之不反⑥，岂知端本澄源，中含至理，执其枢要，众妙俱呈？且以积热言之，始而凉和，次而寒取，寒取不愈，则因热而从之，从之不愈，则技⑦穷矣，由是苦寒频岁而弗停；又以沉寒言之，始而温和，次而热取，热取不愈，则因寒而从之，从之不愈，则技穷矣，由是辛热比年而弗止。叹夫苦寒益深而积热弥炽，辛热太过而沉寒愈滋，苟非大圣慈仁明垂枢要，生也孰从而全之？经曰：诸寒之而热者取之阴，热之而寒者取之阳，所谓求其⑧属也。属也者，其枢要之所存乎？斯旨也，王太仆知之，故曰益火之原，以消阴翳，壮水之主，以制阳光，又曰取心者不必齐以热，取肾者不必齐以寒，但益心之阳，寒亦通行，强肾之阴，热之犹可⑨。吁！混⑩乎千言万语之间，殆犹和璧⑪之在璞也。夫寒之而热者，徒知以寒治热，而不知热之不衰者

---

① 聋瞽：喻糊涂。瞽，目盲。

② 太极……悲夫：语本《格致余论·相火论》

③ 否（pǐ 匹）：阻隔不通。

④ 岐：原脱，据《医经溯洄集·积热沉寒论》补。

⑤ 颛（zhuān 专）蒙：愚昧。颛，顽愚。

⑥ 反：同"返"。《论语·子罕》："吾自卫反鲁，然后乐正，《雅》《颂》各得其所。"

⑦ 技：原作"枝"，据《医经溯洄集·积热沉寒论》改，后出重见者，径改，不出校。

⑧ 其：原脱，据《素问·至真要大论》补。

⑨ 取心……犹可：语本《素问·至真要大论》王冰注。

⑩ 混：原作"泯"，据《医经溯洄集·积热沉寒论》改。

⑪ 和璧：即和氏璧。见《韩非子·和氏》。

由乎真水之不足也；热之而寒①者，徒知以热治寒，而不知寒之不衰者由乎真火之不足也。不知真水火不足，泛以寒热药治之，非惟脏腑习熟②，药反见化于其病，而有者弗去，无者复至矣，故取之阴，所以益肾水之不足，而使其制夫心火之有余，取之阳，所以益心火之不足，而使其胜夫肾水之有余也。其指水火也。属，犹主也，谓心肾也，求其属者，言水火不足而求之于心肾也。火之原者阳气之根，即心是也，水之主者阴气之根，即肾是也，非谓火为心而原为肝，水为肾而主为肺也③。寒亦益心，热亦强肾，此太仆达至理于规矩准绳之外，而非迂生曲士④之可跂及⑤矣。

治　法

药之所主，各因其⑥属。君火者，心火也，可以湿伏，可以水灭，可以直折，惟黄连之属可以制之。相火者，龙火也，不可以水湿折⑦之，从其性而伏之，惟黄柏之属可以降之。噫！泻火之法，岂止如此？虚实多端，不可不察。以脏气司之，如黄连泻心火，黄芩泻肺火，芍药泻脾火，柴胡泻肝火，知母泻肾火，此皆苦寒之味，能泻有余之火耳。若饮食劳倦内伤，元气火不两立，为阳虚之病，以甘温之剂除之，如黄芪、人参、甘草之属。若阴微阳强，相火炽盛，以乘阴位，日渐煎熬，为血虚之病，以甘寒之剂降之，如当归、地黄之属。若心火亢极，郁热内实，为阳强之病，以咸冷之剂折之，如地黄、朴硝之属。若肾水受伤，其阴失守，无根之火，为阴虚之病，以壮水之剂制之，如生地黄、玄

---

① 而寒：此二字原倒，据《医经溯洄集·积热沉寒论》乙正。
② 熟：原作"热"，据《医经溯洄集·积热沉寒论》改。
③ 水为肾而主为肺也："肾"下原衍"而主为肾"四字，据《医经溯洄集·积热沉寒论》删。
④ 曲士：乡曲之士，即孤陋寡闻之人。典出《庄子·秋水》。
⑤ 跂（qǐ 企）及：企及。跂，踮起脚跟。
⑥ 药之……因其：此七字原脱，据《玉机微义》卷十补。
⑦ 折：原作"析"，据《玉机微义》卷十改。

参之属。若右肾命门火衰，为阳脱之病，以温热之剂济之，如附子、干姜之属。若胃虚，过食冷物，抑遏阳气于脾土，为火郁之病，以升散之剂发之，如升麻、葛根之属。不明诸此之类，而求火之为病，施治何所依据？

气从脚上起，入腹如火者，乃虚之极也，盖火起于九泉穴内，以四物汤加降火药服之，妙。

山栀子仁大能降火，从小便泄去，其性能曲下降，人所不知。

瓜蒂散

三圣散二方并见心风门　治一切风热积热，或火炽者，其证寸口脉滑而有力，胸中实满烦悗①，气上而不化，面赤痰盛，骂詈惊骇等证，并宜吐之。

泻阴火升阳汤　治肌热烦热，面赤食少，喘咳痰盛，脉右关缓弱，或弦，或浮数。

羌活　甘草炙　黄芪　苍术各一两　升麻八钱　柴胡一两半　人参　黄芩各七钱　黄连半两，酒炒　石膏半两，秋深不用

上㕮咀，每服半两或一两，水一盏半煎至八分，服。

升阳散火汤　治男子妇人四肢发热，肌热，筋痹热，骨髓中热，发困，热如燎，扪之烙手，此病多因血虚②而得之，或胃虚过食冷物，抑遏阳气于脾土，火郁则发之。

升麻　葛根　独活　羌活各半两　防风二钱半　柴胡八钱　甘草炙，三钱　人参　白芍药各半两　甘草生，三钱

上㕮咀，每服半两或一两，水一盏半煎八分，稍热服。

麦门冬汤　治诸病后火热乘肺，咳唾有血，胸胁胀满，上气羸瘦，五心烦热，渴而烦闷。

麦门冬　桑白皮　生地黄各一两　半夏　紫菀　桔梗　淡竹叶　麻黄各七钱半　五味子　甘草各半两

上㕮咀，每服五钱或一两，入姜三片，水一盏半煎八分，服。

---

① 烦悗（mán 蛮）：烦闷。

② 虚：原作"气"，据《脾胃论》卷下改。

地骨皮散 治浑身壮热，脉长而滑，阳毒火炽发渴。

地骨皮　茯苓各半两　柴胡　黄芩　生地黄　知母各一两　石膏二两　羌活　麻黄各七钱半，有汗并去之

上咬咀，每服一两，水二盏，姜三片，煎八分，去粗温服。

栀子仁汤 治发热潮热，发狂烦燥，面赤咽痛。

栀子仁　赤芍药　大青　知母各一钱　升麻　黄芩　石膏各二钱　杏仁二钱　柴胡二钱半　甘草二钱　豉百粒

上咬咀，每服五钱，水一盏半煎八分，去粗温服。

阳毒升麻汤 治伤寒杂病汗吐下后，变成阳毒，发狂谵妄，喉痛下痢。

升麻五钱　犀角　射干　黄芩①　人参　甘草各二钱半

上咬咀，每贴五钱，水二盏煎八分，去粗温服。

葛根橘皮汤 治诸热证温毒成斑，或咳，或心闷，或呕。

葛根三钱　橘皮　杏仁　知母　黄芩　麻黄　甘草各二钱

上咬咀，每贴五钱，水二盏，姜三片，煎八分，去粗温服。

凉膈散方见积热门，泻脾胃肺心，主胆三焦大肠火。

调胃承气汤方见伤寒门　泻胃火。

当归承气汤方见伤寒门　治脾胃肝火。

麦门冬散 治丈夫妇人蕴积邪热，心胸烦闷，咽干口燥，睡卧不安，或小大肠不利，口舌生疮。

芒硝一两　麦门冬三钱　小草　黄连　升麻　犀角屑　甘草炙　黄芩　枳壳　大青各半两

上为细末，每服三钱，水煎服。

黄连解毒散 治一切火热毒，狂躁烦心，口燥咽干，热势之甚者，及吐下后热不解而脉洪，喘急郑声，目赤睛疼，烦渴。

黄连　黄柏　黄芩　大栀子各等分

上咬咀，每贴五钱，水二盏煎八分，去粗，温食。

真珠散 治男女五脏积热，毒气上攻，心胸烦闷，口干舌燥，

---

① 黄芩：此下原衍"热发困"三字，据《玉机微义》卷十删。

精神恍惚，闷乱，坐卧不安。

琥珀　真珠粉　天花粉　铁粉朱砂　生甘草　寒水石煅　牙硝
大黄各等分

上为细末，每服一丸，竹叶汤调下。

大金花丸　治中外诸热，寝汗咬牙，睡语惊悸，溺血淋闭，咳血衄血，瘦弱头痛，并骨蒸，肺痿劳嗽。去大黄，加栀子，名栀子金花丸。

黄连　黄柏　黄芩　大黄各等分

上为细末，滴水丸如小豆大，二三十丸，新水下。

当归龙胆丸　治肾水阴虚，风热蕴①积，时发惊悸，筋惕搐搦，神志不宁，荣卫壅滞，头目昏眩，肌肉瞤瘛，胸膈咽嗌不利，肠胃燥涩，躁忧狂越，骂詈惊骇，火热等证。

当归　草龙胆　大栀子　黄连　黄柏　黄芩各一两　大黄　芦荟　青黛各半两　木香一钱　麝半钱

上为细末，炼蜜为丸如小豆大，每服三二十丸，姜汤送下。

神芎丸方见头痛门　治一切热证，常服保养，除痰饮，消酒食，清头目，利咽膈，能令遍身结滞宣通，气利而愈，神强体健，耐伤省病。

紫雪　治内外烦热不解，口中生疮，狂易②叫走，解诸热毒，药毒邪热，小儿惊痫百病。

黄金百两　寒水石　磁石　石膏　滑石各三斤，打碎

已上用水一石煮至四斗，去粗，入下项：

甘草炙，八两　羚羊角屑　犀角屑　青木香　沉香各五两　丁香一两　升麻　玄参并剉细，各一斤

已上再煮至一斗五升，入下项：

硝石四升，芒硝亦得，每升得七两七钱半　朴硝十斤，提净者

已上入前药汁中，微火煎，柳枝不住手搅，候有七升，投放

---

① 蕴：原作"温"，据《黄帝素问宣明论方》卷四改。

② 狂易：精神失常。

木盆中半日，欲凝，入下项药，搅令匀：

朱砂研，三两　麝香当门子一两二钱半

上药成霜雪紫色，每服一钱或二钱，冷水调下，大人小儿临时以意加减，并食后服。

黑奴丸　治火热阳毒，发狂发班①，烦躁，大渴倍常。

黄芩　釜底煤　芒硝　灶突墨　梁上尘　小麦奴　麻黄　大黄各一两

上为末，炼蜜丸如弹子大，新汲水化服。不定，再服半丸。饮水尽足②，当发寒，寒已汗出，乃瘥。未汗再服半丸，不大渴者不可与。

六味地黄丸方见老人门　治肾气虚，久新憔悴，寝汗发热，五脏齐损，瘦弱虚烦，骨蒸下血。

大补丸方见虚损门　降阳火，补肾水。

补阴丸方见老人门　治发渴骨热，补肾水真阴不足。

玄参汤　治肾脏实热，心胸烦满，耳听无声，腰背俛仰强痛，口干溺赤。

生地黄　玄参　五加皮　黄芩　赤茯苓　通草　石菖蒲　甘草炙　羚羊角屑　麦门冬各等分

上㕮咀，每贴七钱，水二盏煎八分，去粗温食。

左③金丸　泻肝火，行湿，为热甚反佐，开痞结，治肝邪。

黄连六两　吴茱萸一两

上为细末，粥糊丸如桐子大，每服五十丸，食远白汤送下。

温胆汤方见虚烦门　治胆虚痰热，惊悸不眠。

茯苓散　治心实热，口干烦渴，眠卧不安。

茯神　麦门冬各一两半　通草　升麻各一两二钱半　紫菀　桂心

---

① 班：同"斑"。《说文解字注·文部》："斑者，'辩'之俗……又或假'班'为之。"

② 足：原作"是"，据《玉机微义》卷十改。

③ 左：原作"右"，据《玉机微义》卷十改。

各七钱半　知母一两　赤石脂一两七钱半　大枣十二枚　淡竹叶①

上㕮咀，每服一两，井花水二盏煎八分，温服。

茱萸散　治小肠虚热，或酒后频吃冷水等物，其病脐下结块，连外肾俱肿者。

吴茱萸二钱半　川芎半两　木通四钱　半夏一钱

上㕮咀，每服三四钱，入葱，水煎服。

泻热汤　治脾脏热，面黄目赤，季胁痛满。

半夏　母姜②各八两　枳实　栀子　茯苓　芒硝各三两　细辛五两　白术　杏仁各四两　生地黄　淡竹叶各一斤

上㕮咀，每服一两或半两，水二盏煎八分，去粗，后下硝，温服。

桂苓甘露饮方见霍乱门　治胃受湿热，头疼身热，烦渴吐泻，口干。

橘皮汤　治肺热气③，咳息喘奔。

橘皮　麻黄各三两　紫苏　柴胡各二两　宿姜④　杏仁各四两　石膏八两

上㕮咀，每服一两，水二盏煎八分，温服。

生姜泄肠汤　治大肠实热，腹胀不通，口舌生疮。

生姜　橘皮　竹茹　黄芩　栀子　白术各三两　桂心一两　茯苓　芒硝各二两　生地黄十两

上㕮咀，每服一两，水二盏，大枣一枚，煎八分，去粗温服。

肾气丸　治肾经虚热。

五苓散方见伤寒门　治发热而渴，小便不利，烦躁头痛。

蜜煎金花丸

黄连去须净，酒炒，三两　黄芩二两，去腐，酒炒　黄柏　栀子净

---

① 淡竹叶：用量原缺。
② 母姜：姜之宿根。
③ 气：《备急千金要方》卷十七作"气上"二字。
④ 宿姜：母姜。

防风去芦，各二两　川芎　薄荷　砂仁　桔梗各一两半　硼砂一两，另研入药

上为细末，炼蜜为丸如梧桐子大，每服三五十丸，临卧茶清送下。

心痛门 附心脾痛

《内经》曰:《举痛论》云:寒气客于背俞之脉则血脉泣,脉泣则血虚,血虚则痛,其俞注于心,故相引而痛,按之则热气至,热气至①则痛止矣。重感于寒,则痛久矣。

陈无择云:十二经络外感六淫,则其气闭塞,郁于中焦,气与邪争,发为疼痛。足厥阴②心痛,两胁急,引小腹连阴股相引痛;手心主心③痛,彻背,心烦,掌中热,咽干,目黄赤,胁满;足太阴心痛,腹胀满,涩涩然大便不利,膈闭咽塞;手太阴心痛,短气不足以息,季胁空痛,遗失无度,胸满烦心;足少阴心痛,烦剧面黑,心悬若饥,胸满,腰脊痛;背④输诸经心痛,心与背相引,心痛彻背,背痛彻心;诸府心痛,难⑤以俛仰,小腹上冲,卒不知人,呕吐泄泻。此皆诸经诸俞诸府涉邪所致病,属外所因。若五脏内动,汩⑥以七情,则其气疠结聚于中脘,气与血相搏,发为疼⑦痛。肝心痛者,色苍苍如死⑧状,终日不得太息;真心痛者,寒邪伤其君也,手足青⑨至节,甚则旦发夕死,夕发旦死;脾心痛者,如针锥刺其心腹,蕴蕴然气满;肺心痛者,若从心间起,动作痛益甚,色不变;肾心痛者,与背相引,善瘈,如物从后触其心,身⑩偏偻;胃心痛者,腹胀满,不下食,食则不消。皆脏气不平,喜怒忧郁所致,属内因。伤食劳役,触忤非类,使脏气不

---

① 热气至:此三字原脱,据《素问·举痛论》补。
② 阴:原作"阳",据《三因极一病证方论》卷九改。
③ 心:原脱,据《三因极一病证方论》卷九补。
④ 背:原作"皆",据《三因极一病证方论》卷九改。
⑤ 难:原作"虽",据《三因极一病证方论》卷九改。
⑥ 汩:扰乱。
⑦ 疼:原作"痛",据《三因极一病证方论》卷九改。
⑧ 死:《三因极一病证方论》卷九并作"死灰"二字。
⑨ 青:《灵枢·厥病》作"清"。
⑩ 身:与上"心"字原倒,据《三因极一病证方论》卷九乙正。

平，痞膈于中，食饮道①注，变乱肠胃，发为疼痛，或饮啖生冷果实，中寒不能消散，结而为积，遇食还发，名积心痛。及其脏寒生蛔致心痛者，心腹中痛，发作肿聚，往来上下，痛有休止，腹热涎出，病属不内外因②。所谓九种心痛，曰饮曰食，曰风曰冷，曰热曰悸，曰虫曰疰，曰去来痛者，除风热冷属外所因，余皆不内外。更妇人恶血入心脾经，发作疼痛，尤甚于诸痛，更有卒中客忤，鬼击尸疰，使人心痛，亦属不内外因③。

《脉经》云：脉阴弦为心痛，心脉微急为痛，微大为心痹引背，短而数心痛，涩则心痛，脉浮大弦长者死，沉细者生④。

治　法

诸心痛者，皆少阴厥阴气上冲也。有热厥心痛者，身热足寒，痛甚则烦躁而吐，额自汗出，知为热也，其脉浮大而洪，当灸太溪及昆仑，谓表里俱泻之，是谓热病汗不出，引热下行⑤，表汗通身而出者，俞⑥也，灸毕，服金铃子散则痛⑦止，服枳术丸，去其余邪也。有大实心中痛者，因气而食，卒然发痛，大便或秘，久而注闷，心胸高起，按之愈痛，不能饮食，急以煮黄丸利之，利后以藁本汤去其邪也。有寒厥心痛者，手足逆而通身冷汗出，便溺清利，或大便利而不渴，气微力弱，急以术附汤温之。寒厥暴痛，非久⑧病也，朝发暮死，急当救之，是知久病无寒，暴病非热也。

心痛即胃脘痛，虽日数多不吃食不死。若痛方止便吃物还痛，

---

① 道：《三因极一病证方论》卷九作“遁”。
② 心腹……外因：此二十六字原脱，据《三因极一病证方论》卷九补。
③ 十二……外因：语本《三因极一病证方论》卷九。
④ 脉阴……者生：语见《奇效良方》卷二十六。
⑤ 引热下行：“引”原作“饮”，“行”原作“利”，并据《素问病机气宜保命集》卷中改。
⑥ 俞：通“愈”。《荀子·解蔽》杨倞注：“俞，读为‘愈’。”
⑦ 痛：此上原衍“愈”字，据《素问病机气宜保命集》卷中删。
⑧ 久：原作“苟”，据《素问病机气宜保命集》卷中改。

必须三五服药后方吃物。痛甚者，脉必伏，用温药附子之类，不可用参、术，诸痛不可补气。用山栀子炒，去皮，每服十五枚，浓煎汤一呷，入生姜汁令辣，再煎小沸，吞九枚，又入川芎一钱，尤妙。山栀子大者或七枚或九枚，须炒用。痛发者，或用二陈汤加川芎、苍术，倍加炒栀，痛甚者，加炒干姜，从之反治之法也，药味等分为末，姜汁和蒸饼丸如桐子大，每服五六十丸，热姜汤送下。轻者川芎一两，苍术一两，山栀子炒，去皮二两，姜汁蒸饼糊丸如梧桐子大，每服七八十丸，热辣姜汤送下；重者桂枝、麻黄、石碱各等分，姜汁和蒸饼丸如梧桐子大，每服十五丸，热辣姜汤送。凡治此证，必要先问平日起居何如。假如心痛有因，平日喜食热物，以致死血流于胃口作痛，用桃仁承气汤下之，切记。轻者用韭汁、桔梗，能开提其气，血药中兼用之。心痛，用山栀子并劫药止之，若又复发，前药必不效，可用玄明粉一服，立止。

二陈汤方见痰饮门

桃仁承气汤方见伤寒门

玄明粉

金铃子散　治热厥心痛，或发或止，久不愈者宜先灸太溪、昆仑。

金铃子肉　玄胡索各一两

上为末，每服一二钱，温酒调，白汤亦可。愈后服：

枳术丸　去其余邪。

枳壳一两，去穰①，麸炒　白术二两

上为末，烧饭丸如梧桐子大，每服五十丸，白汤下。

煮黄丸　治大实心痛，心胸高起，按②之愈痛。

雄黄研，一两　巴豆五钱，去皮油，研

上二味，入白面二两研匀，水丸如梧桐子大，浆水煮十二丸，熟，漉入冷浆水内令沉，每一时用浸药冷浆水下一丸，日尽十二

---

① 穰：原作"裹"，据《脾胃论》卷下改。
② 按：原作"桉"，据《素问病机气宜保命集》卷中改。

卷之二

一九一

丸。如得利，不可再服，宜服藁本汤。

藁本汤 去余邪，治大实心痛，服煮黄丸利后，止其痛也。

藁本半两　苍术米泔浸，炒，一①两

上咀，分为二贴，水煎服。

术附汤 治寒厥心痛，手足逆冷，通身冷汗，脉微气弱方见中寒门。

九痛丸 治虫、疰、风、悸、食、饮、寒、热、去来九种心痛，腹胁气胀。

炮附二两　炮姜　吴茱萸炒　狼毒剉，醋炒黄　人参各一两　巴豆五钱，去壳油

上为末，炼蜜丸梧桐子大，每三丸，热汤下。又治卒中恶，腹胀痛，口不能言。

加味四七汤 治寒邪客搏心痛。

桂枝　白芍药　半夏汤泡，各二钱　白茯苓　厚朴制　枳壳麸炒甘草炙，各一钱　人参　紫苏各二钱

一方加玄胡索、乳香各一钱。

上㕮咀，每服七钱，水二盏，姜七片，枣二枚，煎八分，去粗，食远温服。

加味七气汤 治七气病发，心腹刺痛不忍，欲死②。

半夏炮，七钱半　玄胡索炒　桂心各二钱半　乳香七分半　人参一钱半　甘草炙一钱

上㕮咀，分二贴，每贴水二盏，姜三片，枣一枚，煎八分，去粗，食远温服。妇人加川芎、当归各一钱。

却痛散 治心气冷痛不忍。

五灵脂　蒲黄炒，各二钱半　川芎　当尾③　官桂　木香　胡椒各一钱　川乌炮，一钱二分　石菖蒲一钱半

---

① 一：原字漫漶，据嘉靖本、《素问病机气宜保命集》卷中补。
② 欲死：《严氏济生方》卷三作"发则欲死"四字。
③ 当尾：《杨氏家藏方》卷五作"当归"。

上哎咀，分二贴，每贴水二盏煎八分，去渣，入盐醋少许，温服。

蚕沙散 治男妇心痛不忍，立止。

上用晚蚕沙不拘多少，为末汤泡，滤清汁，食远服之。

失[①]笑散 即紫金丸。未效，加玄胡索等分方见妇人门。

一方，用良姜一两，咀豆大，巴豆去壳，同炒，去豆，研细末，不拘时每服一钱，酒调下。

立应散 治妇人血刺心痛。

上用玄胡索炒，为细末，每服二钱，不拘时热酒调服，米饮亦可。

神保丸 治心隔气筑痛甚者。

木香　胡椒各一钱　全蝎七个　巴豆十一粒，去心皮，研

上为细末，汤浸蒸饼丸如麻子大，朱砂为衣，每服十三丸，食远水煎，柿蒂灯芯汤送下。

愈痛散 治急心胃痛。

五灵脂去沙石　玄胡索炒　蓬术煨　良姜剉，炒　当归各等分

上为细末，每服三钱，食远醋汤调服。

铁刷汤 治心脾积痛，妇人血刺气痛，及中酒恶心，肠滑泄泻。

良姜剉，炒，二两　茴香炒，七钱　甘草炙，二两八钱　苍术制，二两八钱

上为细末，每服二钱，不拘时盐汤点服，或热酒调煎服亦可。

歌曰：

痛似刀剜咬荐[②]头，酸涎吐水叫无休。

热锅艾入滚醋内，一滚服之随即瘥。

上用砂锅先煎醋滚，入艾叶一握再煎，去渣，食远送下五积丸更妙。

---

① 失：原作"笑"，据卷九妇人门本文改。

② 荐：草席。

五积丸

百草霜一两　巴豆十四粒，去皮心油

上为末，饭丸如绿豆大，每服三丸。

芜荑散　治蛔咬心痛，经云蛔贯心则杀人①，欲验之，大痛不可忍，或吐青黄绿汁涎沫，或吐虫出。

干漆搥碎，炒令烟尽，一两　雷丸　芜荑各五钱

上为细末，每服三钱，不拘时温汤调服，甚者不过三服，小儿服半钱。

神砂一粒丹　治一切厥心痛②，小肠膀胱痛，不可忍者。

附子炮　郁金　红姜三味，各等分

上为细末，醋糊丸如芡实大，朱砂为衣，每服一丸，不拘时，男子酒下，妇人醋下，服罢又服：

神圣代针散

乳香　没药　当归　川芎　白芷各半两　芫青一两，去翅足

上为细末，每服一字或半钱，不拘时，先点好茶一盏，次掺药在茶③上，不得吹搅，立地细细呷之。心惊欲死者，小肠气搐，得如角弓，膀胱肿硬，一切气刺虚痛，并妇人血癖血刺，血晕血迷，血冲心，胎衣不下，难产，但一切疼痛，服之大有神验，只是要详病症用药。

加味陷胸汤方见胸痞门　治心胸两胁痞痛热证。

易简诸方

《肘后方》治心痛，以鸡卵④一个打破，头醋⑤二合和搅匀，暖过顿服。

---

① 蛔贯心则杀人：语本《备急千金要方》卷十八。

② 痛：原脱，据《黄帝素问宣明论方》卷十三补。

③ 在茶：原作"右"一字，据《黄帝素问宣明论方》卷十三改。

④ 卵：原作"卯"，据《证类本草》卷十九改。

⑤ 头醋：初酿成未兑水的醋。"头"下原衍"入"字，据《证类本草》卷十九删。

一方，治九种心痛，当太岁①上取新生桃枝，去两头，水二升煎取一升，顿服。

一方，治卒心痛，疰忤恶气，用铸钟黄土置酒中，温服之。

本草云：治中恶气，心痛，用车脂，以温水调，急搅服之。

《圣惠方》治久心痛，时发不定，多吐清水，不下饮食，雌黄二两，细研，好醋二升慢②火煎成膏，用干蒸饼丸如桐子大，每服七丸，不拘时姜汤送下。

一方，**葱白膏**：治卒急心痛，牙关紧，欲死者，用旧老葱白三五根，去须皮叶，擂烂如膏，将病人口斡开，以银匙将葱送入咽喉中，用麻油四两重灌之，送下葱膏，但得膏下咽喉，其人即苏。

《外台秘要》治卒心痛，干姜为末，米饮调下一钱。

《兵部手集方》治心痛不可忍十年五年者，随手效，以小蒜同酽醋煮，顿服，此更不发。

《食疗》云：治卒心痛，用陈廪米研煮汁，食远服之。

治卒心痛，经年不愈。

玄胡索炒，五钱　甘草炙，一钱

上咀一贴，水二盏煎八分，去渣，食远温服。

一方，治卒心痛，绞结连腰脐者，取驴乳三升，热服之，瘥。

一方，治心痛，用熊胆如豆大，和水服，大效。

心脾痛

治　法

姜合丸　治久积阴冷，留滞不化，心腹膨胀，刺痛成阵，上连胸胁，兼治胃脘停痰，呕吐吞酸，久患心脾疼，永除根。

丁香　木香　人参各半两　白术焙　青皮去白　陈皮去白　厚朴

---

① 太岁：岁星，即木星。

② 慢：原作"熳"。原书"慢"多有讹作"熳"者，今据《太平圣惠方》改，后见径改，不出校。

制，各一两　肉豆蔻煨，一两　干姜炮，一两半　附子炮，一两二钱半

上为细末，入研细硇砂四钱，姜汁糊丸，每两作二十丸，每服一丸，用姜一块切开，合药丸，湿纸裹煨，取出和姜嚼，食远白汤送下。孕妇勿服。

烧脾散　治饮啖生冷瓜果生菜，寒留中焦，心脾冷痛。

干姜　厚朴制　草果　砂仁　神曲炒　麦糵炒　陈皮　良姜炒，各一钱七分　甘草炙，一钱

上㕮咀，分二贴，每贴水二钟煎八分，入盐少许，食远服。为末，入盐点服亦可。

鸡舌香散方见气门　治心脾疼痛不止。

诃子散　治心脾冷痛不忍，一服效，又治九种心痛，霍乱吐利。

诃子煨，去核　甘草炙　厚朴制　干姜炮　草果　陈皮　良姜炒　茯苓　神曲炒　麦糵炒，各一钱

上㕮咀，分二贴，每贴水二钟，入盐少许，煎八分，食远温服。

参术①散　治虚弱人心脾疼。

人参　白术炒　干姜炮　白豆蔻　砂仁　丁香　陈皮　甘草各二钱

上㕮咀，分二贴，每贴水二钟，姜三片，煎八分，去粗，调炒过蚌粉一钱，食远温服。

神效散　治远年日近一切脾疼，或寒作痛，引入背脊，服效。

青皮　木香　陈皮　麦糵②炒　枳壳麸炒　三棱煨　莪术煨　神曲炒　甘草炙　白芍药　白芷　官桂　玄胡索　补骨脂各一钱　荜澄茄　丁香各四钱

上㕮咀，分二贴，每贴水二钟，姜三片，枣一枚，煎八分，去粗，空心温服，日中、临卧各一服。

---

① 术：原作"犬"，据嘉靖本、《世医得效方》卷四改。
② 麦糵：麦芽。

神仙九气汤方见气门 治心脾痛，水煎，送下九痛丸方见心痛门。

顺气木香散 治气不升降，呕逆恶心，胸膈否闷①，胁肋胀满，及妇人血气刺痛，常服宽中顺气，和胃进食。

丁皮 砂仁 官桂 良姜炒 干姜炮 陈皮 甘草炙 厚朴制 苍术制 桔梗 茴香炒，各一钱二钱

上咬咀，分二贴，每贴水二钟，姜三片，枣一枚，煎八分，食远服。

手拈散 治心脾疼。

草果仁 玄胡索 五灵脂 没药各等分

上为细末，每服二钱，不拘时温酒调服，米饮亦可。

匀气散 治证同前，服半月效，此方风气药。

天台乌 白芷 青皮 陈皮 人参 沉香各二两 紫苏 木香 天麻 木瓜 羌活各一两 甘草 茯苓 半夏 白术各三两

上咬咀，每贴七钱，水二钟，姜五片，煎八分，去粗，食远温服。

香附散 治心脾疼。

良姜炒 香附炒，各等分

上为细末，每服二钱，食远盐汤调下。一方加木香、乌药。

水甲散 治心脾疼痛不止。

上用田螺壳，溪间皆可，用松柴薄片层层叠上，火烧之，火过柴灰吹去，取壳灰为细末，入调气散、乌沉汤、宽中散、茴香汤之类调服，食远。甚效，不传之妙。

脾气之证，有伤积而成者，每因失饥遽饱，胃弱不能克化，其候心腹胀，心下痞塞，吐酸水，不能食，胁背皆痛，法当先降气，后消积，次定痛。先服：

小降气汤

紫苏梗 乌药 白芍药 陈皮 甘草

上各等分，咬咀，每服七钱，水二钟，姜五片，煎八分，去

---

① 否闷：痞闷。否，痞塞。

渣，食远温服。

次与三棱散方见气门送下神保丸方见前，后用五隔宽中散方见隔噎门送下小理中丸方见气门，或蟠葱散方见后送下蓬煎丸方见气门。胁痛，与复元通气散方见气门，温酒调下青水香丸方见气门。

又有因饥困久而胃虚，为客热所入，其候腹中虚鸣，口吐清水，或疑晕[1]无力，不能支持，腹中刺痛，面色青黄，虚肿，先用沉香降气汤方见气门、小乌沉汤方见气门同煎，送下三棱丸方见气门。吐者，二陈汤方见痰饮送下红丸子方见脾胃门，或嘉和散方见隔噎门加木香煎，送下小理中丸，参苓白术散方见脾胃送下茴香丸方见补益门，或木香分气丸方见气门、调气散送下苏感丸方见气门、千金养脾丸方见隔噎门。心嘈如饥者，亦可依此法。

丁香止痛散 治心脾痛不可忍。

良姜五两　茴香炒　甘草各一两半　丁香半两

上为细末，每服二钱，不拘时沸汤点服。

易简诸方

一方，治因食冰雪过多，或饮冷浆，积于胃，致脾疼不可忍，汉椒二十五粒，浆水浸一宿，取出，用盐汤下，其病即脱，永不发。

歌曰：

腹胀脾疼怎抵[2]当？椒姜之外有丁香。

三般等分罗为末，次入白盐与白汤。

又：

水磨乌药治脾疼，每服须教一盏浓。

一片橘皮一苏叶，同煎温服有神功。

又：

又有心脾[3]俱痛方，良姜捣碎等槟榔。

---

① 疑晕：疑为"痫晕"。

② 抵：原作"底"，据《奇效良方》卷四十一改。

③ 脾：此下原衍"疼"字，据文义删。

两般合炒研为末，米饮浓调服亦良。

《十全方》① 治心脾痛，以高良姜剉细微炒，捣末，米饮调下一钱匕，立止。

《经验方》 治脾元气发歇，痛不可忍者，茱萸一两，桃仁一两，和炒，令茱萸焦黑后，去茱萸，取桃仁去皮尖，研细，葱白三茎煨热，以酒浸，温分三服。

---

① 十全方：医书名，见《证类本草·所出经史方书》。"方"原作"汤"，据《证类本草》卷九改。

心腹痛门

黄帝问曰：余闻善言天者，必有验于人；善言古者，必有合于今；善言人者，必有厌于己。如此则①道不惑而要数极，所为明②也。今余问于夫子，令言而可知，视而可见，扪而可得，令验于己，如发蒙解惑，可得而闻乎？岐伯再拜稽首，对曰：何道之问也？帝曰：愿闻之人五脏卒痛，何气使然③？岐伯对曰：经脉流行不止，环周不休，寒气入经而稽迟，泣而不行，客于脉外则血少，脉中则气不通，故卒然④而痛。帝曰：其痛或卒然而止者，或痛甚不休者，或痛甚不可按者，或按之而痛止者，按之无益者，或喘动应手者，或心与背相引而痛者，或胁肋与少腹相引而痛者，或腹痛引阴股者，或痛宿昔而成积者，或卒然痛死不知人，少间复生者，或痛而呕者，或腹痛而后泄者，或痛而闭不通者，凡此诸痛，各不同刑⑤，别之奈何？岐伯曰：寒气客于脉外则脉寒，脉寒则缩蜷，蜷缩则脉绌急，绌急则外引小络，故卒然而痛，得炅⑥则痛立止。因重中于寒，则痛久矣。寒气客于经脉之中，与炅气相薄⑦则脉满，满则痛而不可按也。寒气稽留，炅气从上，则脉充大而血气乱，故痛甚不可按也。寒气客于肠胃之间，膜原之下，血不得散，小络急引，故痛，按之则血气散，故按之痛止。寒气客于侠脊之脉则深，按之不能及，故按在无益也。寒气客于冲脉，

---

① 则：原作"财"，据《素问·举痛论》改。

② 明：此上原衍"明"字，据《素问·举痛论》删。

③ 然：原作"言"，据《素问·举痛论》改。

④ 然：原作"言"，据《素问·举痛论》改。

⑤ 刑：《素问·举痛论》作"形"。

⑥ 炅（jiǒng窘）：热。

⑦ 薄：通"薄"，相触。《荀子·正名》梁启雄简释："薄，当读为《易·说卦》'雷电相薄'之'薄'。薄，接触也。"《素问·举痛论》作"薄"。

起于关元，随腹直上，寒气客则脉不通，脉不通则气因之，故喘动应乎矣。寒气客于背俞之脉云云①，见痛门。寒气客于厥阴，厥阴之脉者络阴器②，系于肝，寒气客于脉中，则血泣脉急，故胁肋与少腹相引痛矣。厥气客于阴股，寒气上及少腹，血泣在下相引，故腹痛引阴股。寒气客于小肠膜原之间，络血之中，血泣不得注于大经，血气稽留不得行，故宿昔而成积矣。寒气客于五脏，厥逆上泄，阴气竭，阳气未入，故卒然痛死不知人，气复反则生矣。寒气客③于肠胃，厥逆上出，故痛而呕也。寒气客于小肠，小肠不得成聚，故后泄腹痛矣。热气留于小肠，肠中痛，瘅热④焦渴，则坚干不得出，故痛而闭不通矣⑤。

《脉经》曰：脉细小紧急，病速进，在中，腹中刺痛。阴弦则腹痛。弦急则小腹痛。尺脉紧，脐下痛。尺脉伏，小腹痛，癥疝。尺脉实，小腹痛，当利之。心腹痛，痛不得⑥息，脉细小迟者生，坚大疾者死。腹痛，脉反浮大而长者死⑦。

治 法

邪气聚于下焦，则津液不得通，血气不得行，或溺或血，留滞于下，是生胀满而硬痛也。若从心下至少腹皆硬满而痛者，是邪实也，须大陷胸汤下之。若但少腹硬满而痛，小便利者，则是畜血之证，小便不利者，则是溺涩之证。

凡腹痛，四物苦楝汤、酒煮当归丸之类。夏月腹痛，肌⑧热恶热，脉洪疾，手太阴、足阳明主之，黄芩芍药汤；秋腹痛，肌寒

---

① 云云：犹言"如此如此"，表示省略。

② 器：原作"气"，据《素问·举痛论》改。

③ 客：原作"寒"，据《素问·举痛论》改。

④ 瘅（dān 单）热：热盛。

⑤ 黄帝……通矣：语本《素问·举痛论》。

⑥ 不得：此二字原脱，据《脉经》卷四、《玉机微义》卷三十二补。

⑦ 《脉经》……者死：语本《玉机微义》卷三十二。

⑧ 肌：原脱，据《玉机微义》卷三十二补。

恶寒，脉①沉疾，足太阴、足少阴主之，桂枝芍药汤。四时腹痛，芍药甘草汤主之。

卒暴疼痛，若非中恶客忤，即饮食过度，肠胃不胜，气不及化，伤于太阴脾经而然也，则三物备急丸不可缺也。而腹痛之为病，有冷有热，有虚有实，至于血气虫积，皆能作痛也，当审其证，诊其脉，而施治焉。大抵通则不痛，痛则不通，凡痛甚，须通利乃为愈，此最为要法也。

附：养生方导引法

一法，偃卧②，展两胫两手，仰足指，以鼻内气，自极七息，除③腹中弦急切痛。

一法，偃卧，口内气，鼻出之，除里急。饱咽气数十，令温中。寒，干吐呕，腹痛，口内气七十所④，大振腹，咽气数十，两手相摩令热，以摩腹，令气下。

一法，偃卧，仰两足手，鼻内气七息，除腹中弦切痛。

大陷胸汤

桂枝芍药汤二方并见伤寒门

黄芩芍药汤方见痢门

芍药甘草汤　治四时腹痛。

白芍药　甘草炙，各等分

上㕮咀，每服七钱，水二盏，姜五片，煎八分，服。腹痛，脉弦伤气用本药，脉洪伤金加黄芩，脉缓伤水加桂枝，脉涩伤血加当归，脉迟伤寒⑤加干姜。

四物苦楝汤　治脐下虚冷腹痛。

四物汤四两　玄胡　苦楝各一两，炒

---

① 脉：原脱，据《玉机微义》卷三十二补。
② 偃（yǎn 演）卧：仰卧。
③ 除：原作"阴"，据《诸病源候论》卷十六改。
④ 所：左右，表示约数。
⑤ 寒：原作"火"，据《仁斋直指方论》卷六改。

上咬咀，每服一两，水二钟煎八分，去粗，空心服。

酒煮当归丸　治小腹下痛。

当归一两　茴香半两　附子　良姜各七钱

上四味酒煮干，再焙：

炒黄盐　丁香各半两　全蝎三钱　柴胡二钱　升麻　木香各一钱
苦楝半钱　甘草炙，半钱　玄胡四钱

上为细末，酒煮面糊丸如梧桐子大，每服二三十丸，空心白汤送下。

增损当归丸　治三阴受邪，心腹疞痛。

四物汤半两　防风　独活　全蝎各五钱　续断　茴香各一两　苦楝　玄胡各七钱　木香　丁香各二钱半

上为细末，酒糊为丸如桐子大，每服四五十丸，白汤下。

益智散　治冷气奔冲，心胁脐腹胀满绞痛。

川乌四两　益智一两　干姜半两　青皮一两

上咬咀，每服五钱，水二盏，入盐一捻，姜三片，枣二枚，煎八分，去粗，食前温服。

高良姜汤　治心腹疞痛如刺，两胁胀满，而闷不可忍。

良姜五钱　厚朴姜制　当归炒　官桂各二钱

上咬咀，每服七钱，水二盏煎八分，强人分二服，劣人分三服，不拘时。

五辛汤　治心腹冷痛。

细辛　蜀椒　桂心　干姜　吴茱萸　芍药　防风　苦参　甘草　干地黄　当归各一两　栀子　乌梅　大枣各一十枚

上咬咀，每服七钱，水二盏煎八分，食远温服。

备急丸　疗心腹诸卒暴百病，中恶客忤，心腹胀满，痛如刀刺，气急口噤，或饮食过度，气口急盛，乃伤于太阴脾经，宜下之。

干姜炮，一两　巴豆霜　大黄各二两

上为末，炼蜜丸如梧桐子大，每服三丸或五丸，姜汤下。若困重不能吞，扶起头令下咽。未瘥再服，若转利吐，效。

冷心腹痛

桂枝加芍药汤 治腹满时痛，脉弱，即小建中汤倍加芍药一两。

小建中汤 治寒气入腹，切痛不忍，轻按痛，重按愈，脉紧弦。

桂枝四钱　白芍药八钱　甘草炙，一钱半

上咬咀，分二贴，每贴水二盏，姜三片，枣一枚，煎八分，去粗，食远温服。痛甚，加大黄三钱。一方加去心远志一钱半，一方不用远志，加当归，极效。

蟠葱散 治脾胃虚冷，攻筑心腹，胁肋刺痛，胸痞，背膊拘急，呕逆，不思饮食，膀胱气刺，小肠及外肾肿痛，及女人血气刺，癥瘕攻作，一切疼痛并治。

玄胡索七钱半　苍术制二钱　茯苓　蓬术　三棱　青皮各一钱半
丁皮　砂仁　槟榔各一钱　官桂　干姜炮，各半钱　甘草炙，一钱半

虚寒甚者，加吴茱萸、木香各一钱。

上咬咀，分二贴，每贴水二盏，葱白一茎，煎八分，去粗，食远服。

盐煎散 治证同前，兼治霍乱转筋。

草果　砂仁槟榔　厚朴　肉豆蔻煨　羌活　苍术制　陈皮　荜澄①茄　枳壳麸炒　良姜炒　茯苓　麦蘖炒　茴香　川芎　甘草炙，各一钱

上咬咀，分二贴，每贴水二盏煎八分，去粗，入盐少许，食远服。

一方，治证同前。

良姜炒　苍术制，各三钱　砂仁　茴香炒，各一钱二分　肉桂
丁皮各半钱　陈皮二钱半　甘草炙，一钱半　青皮　山药各一钱

上咬咀，分二贴，每贴水二盏煎八分，去粗，入盐少许，空心

---

① 澄：原作"拨"，据《和剂局方》卷三改。

温服。

没药玄胡散 治男妇急心气痛。

玄胡索 海带各五钱 没药四钱 良姜三钱

上为细末，每服三钱，食远温酒调服。

理中汤 治冷气心腹疼痛，六脉俱沉，宜服之方见伤寒门。

夺命抽刀散方见痰门

五积散方见中寒门

皆治脾胃虚冷。

异香散 治肾气不和，腹胁膨胀，饮食不化，噫气吞酸，一切寒冷结聚刺痛。

莲肉一钱 蓬术煨 益智炒 三棱炮，各三钱 甘草炙，一钱半 青皮 厚朴制，各一钱半 陈皮一钱半

上咬咀，分二贴，每贴水二盏，姜三片，枣一枚，煎八分，去粗，食远温服，粗再煎。

仓卒散 治气自腰腹间攻心①，拘急不可屈伸，腹中冷如石，痛不忍，自汗如洗，手足冰冷，久不差，垂死方。

山栀四十九个②，连皮烧半过，存性 附子一枚，炮，去皮脐

上咬咀，每服三钱，酒一小盏，入盐少许，煎服。又治胸否攻痛。

草豆蔻丸 治客寒犯胃痛者，宜此丸，热③亦可服，止可三服。

草豆蔻四钱，面裹煨熟，去皮 益智 橘皮 姜蚕炒 人参 黄芪 吴茱萸各汤洗，去苦水，各八分 半夏一钱 生甘草 炙甘草 归身 青皮各六分 神曲炒 姜黄各四分 泽泻一钱，小便数者减半 桃仁七分，去皮尖，另研 麦芽炒，一钱半 柴④胡四分，详胁痛⑤加

---

① 攻心：此二字原脱，据《医学正传》卷四补。
② 个：原脱，据《三因极一病证方论》卷九补。
③ 热：原作"服"，据《丹溪心法》卷四改。
④ 柴：原作"紫"，据嘉靖本、《脾胃论》卷下改。
⑤ 痛：原作"下"，据《脾胃论》卷下改。

减用

上除桃仁，余为末，浸蒸饼丸如梧桐子大，每服三十丸，白汤下，食远，旋斟酌多少用之，多治气馁弱人心痛，妙。

一方，治心腹痛，用苏合香丸方见中风门，以热酒化开服之，效。

热心腹痛

四顺清凉饮　治腹痛，大便结，小便涩，喜饮冷，以手按之痛转甚，手不可近，或病人两手热，腹脾热。

当归一钱半　甘草炙，一钱　大黄蒸，六钱　赤芍药六钱

上㕮咀，分二贴，每贴水二盏煎八分，去粗，食远温服。加青皮、枳壳，更佳。

大柴胡汤　治证同前，倍芍药、大黄，名敷和汤。

八正散方见淋①利门　加木香、槟榔炒。

三黄丸方见热门

小承气汤方见伤寒门

阳脉涩，阴脉弦，而腹②中极痛，乃里有虚寒，宜：

小建中汤方见前

温中汤方见脾胃

不瘥者，必由邪气自表传里，或饮冷水，或大便不利，宜：

大柴胡汤方见伤寒门　即前敷和汤去黄芩。

生地黄膏　治热气乘心作痛。

石菖蒲二两半　北前胡　赤茯苓各三分

上为末，蜜一盏，生地黄汁一盏，夹研为膏，每服弹子大，紫苏煎汤，食后调下。

黄连汤　治胸中有热，胃中有邪气，腹中痛，欲呕吐者，用此升降阴阳。

---

① 淋：原作"林"，据文义改。

② 腹：原作"痛"，据《伤寒论·辨太阳并脉证并治》改。

黄连　甘草炙　干姜　桂枝各三钱　人参二钱　半夏半合

上㕮咀，每服七钱，水二盏，枣二枚，煎八分，服。

实心腹痛

治法与热证同。

桂枝加大黄汤　即小建中汤加大黄方见前。

异方木香槟榔丸方见气门　不拘时，姜汤送下。

大柴胡汤方见伤门

虚心腹痛

当归汤　治心腹绞痛，诸虚冷气满痛。

当归　芍药　厚朴　半夏各二两　桂心　甘草　黄芪　人参各三两　干姜四两　蜀椒一两

上㕮咀，每服七钱，水二盏煎八分服，羸弱人减半服。大冷，加附子一枚炮。

当归建中汤　治虚羸腹痛，吸吸少气，小腹拘急，痛①连腰背，自汗，不思饮食。

当归四钱　桂心三钱　黄芪三钱　芍药六钱

上㕮咀，分二贴，每贴水二盏，姜三片，枣一枚，煎八分，去粗，食远温服。此方即黄芪建中汤去甘草，加当归也。

沉香荜澄茄②散　治下③经不足，内夹积冷，腹弦急，痛引腰背，面色痿黄，手足厥冷，胁肋虚满，精神困倦，藏府自利，小便滑数。

附子炮，去皮脐，二钱　沉香　荜澄④茄　胡芦巴炒　木香　官桂　茴香炒　补骨脂炒　巴戟各七钱半　川乌炮，三分　川楝炮，去

① 痛：原脱，据《备急千金要方》卷三补。
② 茄：原作"加"，据《御药院方》卷四改。
③ 下：《普济方》卷一百八十一作"六"。
④ 澄：原作"拔"，据《御药院方》卷四改。

核，七分半　桃仁去皮尖，炒，一钱半

上㕮咀，分二贴，每贴水二盏煎八分，去相，入盐少许，食远温服。小肠气服之，立效。

加味乌沉汤　生气补血，心肾虚损服此，胜大建中汤。

人参　当归　白术炒　乌药　白茯苓　附子炮各二钱　沉香　官桂各一钱。

上㕮咀，分二贴，每贴水二盏，姜三片，枣一枚，煎八分，去相，食远温服。

气心腹痛

神仙沉麝丸　治一切气痛不可忍者。

没药研　血竭研　沉香剉　麝香另研　辰砂研，各一两　木香五钱

上为细末，用甘草二两熬膏，和丸如芡实大，每服三丸，不拘时，姜盐汤嚼下。妇人产后血气刺痛，效。

七气汤方见气门

大七气汤　治挟冷腹痛，七气，四肢面色青白。

青皮　桔梗　蓬术煨　三棱煨　官桂　藿香　益智各一钱半香附二钱二分半　甘草炙，一钱　陈皮一钱半

上㕮咀，分二贴，每贴水二钟，姜三片，枣一枚，煎八分，去相，食远温服。一方加半夏一钱。

神保丸　治气滞腹痛，柿蒂灯芯汤下，煨姜汤下方在心痛门。

皇甫①**真人一块气**方见气门　治气积腹痛，利如蟹渤，皆因气性触忤，淹延日久，呕吐欲利，宜用紫苏汤下苏感丸匀气。积证，苏合香丸合感应丸，名苏感丸，同研，和丸如豆大，姜汤下。

百杯丸　治酒停腹中，鬲气②否满，或酒醉房室，因而虚损，日渐羸瘦，面色黄黑，将成劳病，头眩目运，肚腹隐痛。

---

① 皇甫：原作"皇府"，据卷三气门本方方名改。

② 鬲气：膈气。

生姜一斤，去皮，切片，盐二两淹一宿，焙干　陈皮三两　蓬术炮，三钱　干姜炮，三两　益智二十个　丁香五十个　甘草炙，二钱　三棱煨，三钱　丁香一钱　茴香炒，一钱　白豆蔻二十个　砂仁三钱

上为细末，炼蜜为丸，每两作五丸，辰砂为衣，每服一丸，细嚼，姜汤送下。房室虚者，加炮附子一两，苁蓉、鹿茸各五钱，沉香三钱。

桂枝四七汤　治风冷寒邪客搏，心腹作痛。

桂枝　白芍药　半夏制，各一两　白茯苓　厚朴制　枳壳面炒甘草炙，各半两　人参　紫苏各一分

上咬咀，每服七钱，水二盏，姜五片，枣二枚，煎八分，温服。

生姜枳壳汤　治中脘气滞，心下引痛。

辣桂一两　生姜母一两半　枳壳麸炒，三分

上咬咀，每服五钱，水二盏煎八分，温服。

血心腹痛

盐煎散①

蟠葱散

神仙沉麝丸方皆在前

葱白散　治一切冷气，及膀胱气攻刺痛，妇人胎前产后血气刺痛，宜服。

川芎　当归　枳壳麸炒　厚朴制　青皮　官桂　干姜炮　茴香炮　川楝煨，去核　茯苓　三棱炮　蓬术醋浸一宿，煨　麦蘖炒　熟地黄　神曲炒　芍药　木香　人参各八分

上咬咀，分二贴，每贴水二钟，葱三寸，盐少许，煎八分，去粗，食远温服。大便闭，加大黄。

如神散　治腹痛膨胀，调气住泻。

香附　陈皮　神曲炒　麦蘖炒　肉豆蔻煨　苍术　乌药　甘

---

① 散：原脱，据本书本卷本门盐煎散方补。

草炙

上各等分，为细末，每服二钱，不拘时木瓜汤调下。

犀角丸 治心腹久痛，积年不定，不过一时间还发，甚则数日，不能食，又便出干血，穷天下方不能瘥，甄立言处此方，数日即愈。

犀角屑　麝香另研　雄黄另研　桔梗　莽草　鬼臼　桂心　芫花各半两　甘遂一两半　光明砂①炒　附子各六铢　贝齿五枚　巴豆二十枚，去壳　赤足蜈蚣二枚

上为末，炼蜜丸如桐子大，每服一丸，米饮下，日二，渐加至三丸，以微利为度《古今集验方》无雄黄。

歌曰：

心痛无如没药良，水磨浓煎半盏强。

更浸好酒微煎服，药到移时更复常。

食心腹痛

腹痛多因食积伤，停寒积冷最难当。

治中②加缩吞神保③，诸证无忧立便安。

感应丸方见宿食门、苏合香丸方见风门，二药匀和丸，名**苏感丸**。

丁香脾积丸方见宿食门

百杯丸方见气门　治饮食过度，腹内隐痛，食积吞酸，口吐清水。

香苏散方见□　加生姜、乌梅、砂仁煎，送下感应丸，得通利，仍佐以三棱煎丸方见积聚门及红丸子方见疟门、平胃散方见脾胃门，缩砂、香附煎汤调下。

---

① 砂：原脱，据《备急千金要方》卷十三补。
② 治中：治中汤，见卷二泄泻门。
③ 神保：神保丸，见卷二心痛门。

冷热不调心腹痛

来复丹方见补益门　治荣卫不交养，心肾不升降，心腹疼痛。

木香当归汤　治大人小儿邪正交争，冷热不调，作腹痛呕吐。

枳壳麸炒　桔梗　青皮　当归各一钱半　甘草炙，钱半　木香二钱　陈皮二钱半

上咬咀，每服七钱，水二盏，姜三片，煎八分，食远温服。

虫心腹痛

乌梅丸　治胃冷，蛔虫攻心，腹痛呕吐，四肢冷。

乌梅二百个　黄柏炙　细辛　肉桂　附子炮　人参各六两　蜀椒炒，去目及闭口　当归各四两　干姜炮，十两四钱　黄连十六两

上为细末，取乌梅肉和蜜丸如桐子大，每服五十丸，空心盐汤下。用川椒十粒煎汤下亦可。

化虫丸　治腹中有块起，以手按之不见，作聚往来，痛无休止，亦治心痛，五更心嘈，牙关强硬，呕吐涎沫，或吐清水，及睡中啮齿，面色青黄，饮食虽多，不生肌肉，或寒或热，沉沉嘿嘿，不知病之去处。

胡粉炒，五钱　鹤虱三钱　白矾五钱　槟榔五钱　苦①楝根五钱

上为细末，面糊丸如桐子大，每服五十丸，温浆水入芝麻油一点或两点，打匀下之，米饮亦可，不拘时候。其虫小者化为水，大者自下。

易简诸方

《衍义》曰：治蛔虫攻心，痛如刺，口吐清水，取楝实根刬，水煮令浓，赤黄色，以汁合米煮作糜，隔宿无食，来旦从一匕始，少时复食一匕半。

---

①　苦：原作"汗"，据《和剂局方》卷十改。

歌曰：

心痛元来内有虫，槟榔一味自能攻。

半生半熟研为末，热酒浓调服有功。

又：

病证①心痛不可当，贯心虫咬异寻常。

水边辣蓼浓煎服，根叶花梢功并良。

一方，治腹胀痛，枳实炒黄，为末，每服二钱，食前米饮调下。

治腹痛，以白砂糖一两，以酒三升煮服，不过再服。

《肘后方》治心腹俱胀痛，短气欲死，或已绝，官桂二两切，以水一升二合煮取八合，去滓顿服。无桂，用干姜亦得。

本草云：治心腹胀满，短气欲死，或已绝，乌梅二七枚，水五升煮沸，内大钱二七枚，煮取二升半，强人可顿服，弱人可分之服。

《兵部手集》治腹②痛不可忍，十年五年者，煎胡州茶，以头③醋和服之。

《孙真人方》治心腹俱痛，以布裹椒，薄铺服上下，火熨椒汗④出，良。

一方，治暴卒腹痛，取柱⑤下土，末服方寸匕，酒调服，盐汤亦可。

《经验方》治元脏气发久冷，腹痛虚泻，应急大效，**玉粉丹**：生硫黄五两，青盐一两，已上衮⑥细研，以蒸饼为丸如绿豆大，每服六七丸，热酒空心服，以食压之。

---

① 证：原作"註"，据嘉靖本改。

② 腹：《证类本草》卷十三作"心"。

③ 头：原作"投"，据《证类本草》卷十三改。

④ 汗：原作"干"，据《证类本草》卷十四改。

⑤ 柱：原作"桂"，据《证类本草》卷四改。

⑥ 衮：当作"滚"。

孟诜①云：治脐下绞痛，木瓜一两片，桑叶七片，大枣三枚，碎之，以水二升煮取半升，顿服之，瘥。

《道藏经》云：治暴心腹痛如刺方，苦参、龙胆草各二两，升麻、栀子各三两，苦酒五升煮取二升，分二服，当大吐乃瘥。

一方，治卒腹痛方，书舌上写风字，又纸上写蜈蚣二字相交②，相交吞之。

一方，食盐一大把，多饮水送之，忽当吐，即瘥。

一方，治心腹胀痛，短气欲死，或已绝方，取栀子十四枚，豆豉七合，以水二升先煮豉，取一升三合，绞去滓，内栀子更煎取八合，又绞去滓，服半升，不愈者尽服。

一方，掘土作小坎，令水满坎中，热③搅取汁，饮之。

一方，治心痛及小肠气，以荔枝核一枚，烧存性，为末，温酒调服。

一方，用神曲为末，每服三钱，空心热酒或汤调下，日三服。

《千金方》治虫咬心痛，鹤虱一两为末，空心温醋调下，虫当出。

《外台秘要》治蛔虫心痛，恶心吐水，干漆炒，捣为末，炼蜜丸如梧桐子大，每服十五丸，日再服。

一方，治蛔虫心痛，取槐树上木耳，烧灰为末如枣许，正发和水服。若不止，饮热水一升，蛔虫即出。

一方，治虫心腹痛，用黄硇砂一大豆粒，研极细末，冷水化下，立验。

《梅师方》治蛔虫攻心腹痛，薏苡根二斤切，水七升煎取三升，先食尽服之，虫死尽出。

《图经》曰：治心腹冷气㽲痛④者，取菖蒲一二寸，搥碎，同

---

① 孟诜：唐代汝州（今属河南）人，孙思邈弟子，著有《食疗本草》。

② 纸上写蜈蚣二字相交：《肘后备急方》卷一作"画纸上作两蜈蚣相交"。

③ 热：《肘后备急方》卷一作"熟"。

④ 㽲（chōu 抽）痛：拘急作痛。㽲，紧束。

吴茱萸煎汤饮之，良。

《古今录验》及《范汪方》治胸痹心痛，逆气膈中，饮不下，**小草丸**：小草、桂心、蜀椒去汗、干姜、细辛各三两，附子二分炮，六物各捣下筛，和以蜜，丸如桐子大，先食米汁下三丸，日三，不知稍增，以知为度。禁猪肉冷水生葱菜。

《食疗》云：治五脏风冷，冷气心腹痛，以胡椒，用清水或酒服之佳，亦宜温服。若冷气，吞三七枚。

霍乱门

《内经》云：岁土不及，风乃大行，民病飧泄霍乱，体重腹痛，筋骨繇复①。

巢氏《病源》云：霍乱吐泻，皆由温凉不调，阴阳混淆，二气相干，致肠胃之间变而为霍乱。寒气客于脾则泻，客于胃则吐。亦由饮酒食②肉腥脍生冷过度，或因坐卧湿地，当风取凉，使风冷之气归于三焦，传于脾胃，脾胃得冷，水谷不消，皆成霍乱。

陈无择曰：霍乱者，心腹卒痛，呕吐下利，憎寒壮热，头痛眩晕，先心痛则先吐，先腹痛则先利，心腹俱痛，吐利并作，甚则转筋，入腹则毙。霍乱恶证，无越于斯，盖阴阳反戾，清浊相干，阳气暴升，阴气顿坠，阴阳痞膈，上下奔逸，治之唯宜温暖，更详别三因以调。外之因，伤③风则恶风有汗，伤寒则恶寒无汗，冒④湿则重著，伤暑则热烦。内因九气所致，郁聚痰涎，痞膈不通，遂致满闷，随其胜复，必作吐利。或诸饱食脍炙，恣食奶酪水脯，寒浆旨酒⑤，胃既膜胀，脾藏停凝，必内郁发，遂成吐利，从不内外因也⑥。

《内经》云：脉浮⑦者，霍乱。

《脉诀》云：霍乱，脉微细者生，微迟，气少不言者死⑧。

---

① 繇复：肢体摇动。"复"原作"并"，据《素问·气交变大论》改。
② 食：原脱，据《诸病源候论》卷二十二补。
③ 伤：原作"诸"，据《三因极一病证方论》卷十一改。
④ 冒：原作"胃"，据《三因极一病证方论》卷十一改。
⑤ 旨酒：美酒。旨，美味。
⑥ 霍乱……因也：语本《三因极一病证方论》卷十一。
⑦ 脉浮：《脉经》卷四"浮"作"伏"。
⑧ 霍乱……者死：语见《察病指南》卷下。

治 法

霍乱阳明证，宜和中，平胃、建中辈，或四君子汤。脉浮自汗，四君子加桂主之。脉浮无汗，四君子加麻黄。吐利转筋，胁下痛，脉弦者，木克土也，故痛甚，平胃加木瓜五钱，或建中加柴胡、木瓜。吐利转筋，腹中痛，体重，脉沉而细者，四君子加白芍、良姜。吐利，四肢拘急，脉沉而迟，此少阴霍乱，四君子加姜、附、厚朴。吐利，四肢厥冷，脉微缓，属厥阴，建中加归、附。吐利，头痛而身热，热多欲饮水者，五苓，寒多不用水者，理中丸主之。

太阴证霍乱，理中汤加橘红，名治①中汤。若吐下，心②腹作痛，手足逆冷，理中去白术，加熟附，名四顺汤。吐利后转筋者，理中加火煅石膏一两。

大法：生姜理中汤最好，不渴者用可③，如渴者，用五苓散。有吐者，以二陈汤探吐，亦有可下者。转筋皆属乎血热，四物汤加酒芩、红花、苍术、南星，煎服。干霍乱者最难治，死在须臾，升降不通，当以吐提其气，极是良法。世多用盐汤，此系内有物所伤，外有邪气所遏，有用吐者则兼发散之义。有用温药解散者，不可用凉药，二陈汤加川芎、苍术、防风、白芷、生姜，煎服。人于夏月多食瓜果，饮冷乘风，以致食留不化，因食成痞，隔绝上下，遂成霍乱，以六和汤倍加藿香煎服。

霍乱切不可与米粥汤，饮之立死。

附：养生方导引法

转筋不住，男子以手挽其阴，女子以手牵乳④近两边。

---

① 治：原作"汤"，据《医垒元戎》卷七改。
② 心：原作"必"，据《医垒元戎》卷七改。
③ 用可：《丹溪心法》卷二作"可用"。
④ 乳：原作"乱"，据《备急千金要方》卷二十改。

一法，偃卧，展两胫两手，足外踵①，指②相向，以③鼻内气，自极七息，除两膝寒，胫骨疼，转筋④。

一法，覆卧傍视，立两踵，伸腰，鼻内气，去转筋。

四君子汤

平胃散方并见脾胃门

建中汤方见虚损门

五苓散

理中丸并见伤寒门

治中汤方见泄泻门

二陈汤方见痰饮门

六和汤

砂仁　半夏　杏仁　人参　甘草炙，各一两　赤茯苓　藿香　扁豆炒　木瓜各二两

上咬咀，每服五钱，水二盏，姜三片，枣一枚，煎八分，温服。

附子粳米汤　治霍乱四逆，吐少呕多者。

中附子一枚，炮　粳米五合　半夏一两半　大枣十枚　干姜仲景方无　甘草各一两

上咬咀，每服八钱，水二盏煎至米熟，去滓服。

天水散　治霍乱吐泻，转筋厥冷，烦躁欲水者，宜用生姜细切如丝，新汲井水渍之，调药可服之。若吐再服，多服有效。

五苓散方见伤寒门　治霍乱吐泻，热多欲饮水者，效。

糯米姜⑤水　治上吐下泻，心腹疼痛者，水食不下。

糯米一百二十粒　生姜一块

一处捣细，新汲水解服。仓卒无药，地清水亦可，掘地放水，

① 足外踵：足跟向外。"足"原脱，据《诸病源候论》卷一补。
② 指：原作"者"，据《诸病源候论》卷一改。
③ 以：原作"亦"，据《诸病源候论》卷一改。
④ 偃卧……转筋：语本《诸病源候论》卷一。
⑤ 姜：原作"彊"，据《古今医统大全》卷三十八改。

澄清饮之。

桂苓甘露饮　治湿气霍乱吐泻。

官桂　人参藿香各五钱　茯苓　白术　甘草炙　葛根　泽泻
石膏　寒水石各一两　滑石二两　木香二钱

上为末，每服二钱，白汤或姜汤调服，煎亦可。一方无猪苓。

理中汤见伤寒门　治霍乱吐泻，转筋厥冷，寒多不饮水，病退
不食，本方内加后药：砂仁、肉豆蔻、麦糵炒。

木瓜汤　治霍乱吐泻，头眩眼晕，脚手转筋，四肢逆冷。

吴茱萸泡七次　木瓜　盐

上三味各等分，炒焦为末，每服三钱，入白沸汤内再煎一二
沸，冷热如意服。

治干霍乱，俗呼绞肠沙，痛①不可忍，或展转在地，或起或
倒，其肠绞缩，冷汗出，须臾能令人死，上不得吐，下不得泻，
上下不能得透，阴阳不得升降，致令如此危恶，急用此吐之。

炒盐半盏

上以百沸汤二三碗泡之，令患人尽服，却以鸡翎探吐，盐汤
尽出，其证即定。若腹尚痛，乃下未通故也，宜服来复丹升降阴
阳，续以理中加陈皮调理。霍乱所下过，手足逆冷，六脉沉细，
气少不语，宜附了理中汤。腹中痛，加桂。

一方，盐汤吐后，将砂石炒赤色，用冷水淬之，良久淀清，
服一二合，效。

一方，陈壁土、陈艾、陈樟木各等分，上三味浓煎，连进三
四服，即安。

黄连香薷汤　治夏月霍乱，上吐下泻，心腹疞痛，转筋厥冷。

香薷三钱　黄连二钱，剉　厚朴二钱　生姜四钱

上先将朴、姜、黄三味一处捣于砂石器内，炒紫色取出，同
香薷用水一盏、酒一盏煎八分，去粗，用磁器盛，坐新汲水中浸
水冷，服。未效，再一服，无有不愈。但煎炒皆不犯铜铁。暑湿

---

① 痛：原脱，据《普济方》卷二百零三补。

肿满，合香苏散，加姜三片、木香、车前子；霍乱，加木瓜、藿香；脚气作痛，加木瓜、羌活、苍术、枳壳、陈皮、半夏、甘草、姜葱；呕逆恶心，再加乌梅；烦燥，加苦竹叶、山栀子、茵陈、车前子①。加丁香、人参、白术、茯苓、陈皮、黄芪、木瓜、甘草，名十味香薷饮。

木瓜汤　治霍乱吐泻，转筋扰闷。

吴茱萸汤洗七次，干炒，一钱　木瓜一钱半　茴香炒，一钱　紫苏叶五钱　甘草炙，三分

上咬咀，作一服，用水二盏、姜五片煎八分，食前服。

诃子散　治心脾冷痛，霍乱吐利，如神。

诃子去核　甘草炙　厚朴制　干姜　草果　陈皮　良姜　茯苓　神曲炒，各等分

上为细末，每服二钱，入盐些小，水煎服。

七气汤　治七气郁结，五脏之间互相刑克，阴阳不和，挥霍变乱，吐利交作。

半夏汤洗，五两　厚朴姜制　桂心各三两　白芍药　茯苓去皮，各四两　紫苏叶　橘皮各二两　人参去芦，一两

上咬咀，每服四钱，水一盏，姜七片，枣一枚，煎七分，空心温服。

止渴汤　治霍乱烦渴。

甘草炙　人参去芦　麦门冬去心　茯苓去皮　桔梗　瓜蒌根　葛根　泽泻各五钱

上为细末，每服二钱，蜜汤②调服。

既济汤　治霍乱后虚③烦不得眠。

人参去芦　甘草炙　淡竹叶炙，各一两　麦门冬去心，一两　附

① 暑湿……车前子：语见《普济方》卷一百一十七"五苓散"下，疑有误。

② 汤：原作"服"，据嘉靖本、《普济方》卷二百零二改。

③ 虚：原作"霍"，据《普济方》卷二百零三改。

子炮，半两　半夏汤洗，五钱

上咬咀，每服四钱，水二盏，姜五片，粳米百余粒，煎，空心温服。

麦门冬汤　治霍乱已愈，烦热不解，多渴饮水，小便不利。

麦门冬去心　陈皮去白　半夏汤洗七次　白茯苓去皮　白术炒，各二钱半　甘草炙　人参各一钱二分半　小麦一钱半

上咬咀，分二贴，每贴水二盏，生姜五片，乌梅一个，煎八分，服。

洗法　治霍乱转筋。

用蓼一把去两头，水煎，熏洗。一方用陈大蓼。

渍法　治霍乱转筋入腹。

盐多用煎汤，渍之。

沙　证

沙证，状类伤寒，头痛呕恶，浑身壮热，手足指末微厥，或腹痛闷乱，须臾能死人，先浓煎艾汤试之，如吐，即是发沙证也。

一方，可用五月蚕①退纸剪碎，安碗中，以碟盖之，以百沸汤泡半碗，仍以别纸封闭碗缝良久，乘热服，就睡，以厚被盖，汗出愈。

又近时多有头额上及胸前两边有小红点在皮肤者，却用纸捻条或大灯草微蘸香油，于灯上点，烧红点上，煐②爆者是，又名水伤寒，用樟木煎汤服，或以葱豉汤，盖令汗出，即愈。如腹痛不止，又用针于两手十指近甲稍针出黑血，即愈。

一方，治干霍乱及沙证，用苎麻蘸油水于项颈两肋③两膝腕戞掠④，见血凝红点起了，然后盖覆，吃热汤或葱茶汤，或葱豉汤，得汗即愈，诚不药之良法也。

一方，白矾　土先⑤

上等分，为末，每服二钱，白滚汤调服。

水沙证，乃两足坠痛，可于⑥两脚两脉⑦内两筋两骨间即委中穴刺之出血，立愈。

盐汤吐法　即前治干霍乱方，同治心腹疠痛，冷汗出，胀闷欲绝，俗呼绞肠沙，今考之乃干霍乱，亦山岚瘴气，饥饱失宜，阴阳暴乱而致。

---

① 蚕：原作"吞"，据《世医得效方》卷二改。
② 煐（qū 区）：用不带明火的火烧烫。
③ 肋：《世医得效方》卷二作"肘"。
④ 戞掠：拂过式地敲击。戞，敲击。"掠"原作"挀"，据《世医得效方》卷二改。
⑤ 土先：疑为"土元"。
⑥ 于：原脱，据《世医得效方》卷二补。
⑦ 脉（qiū 秋）：膝盖弯。

一方，治绞肠沙，腹痛，呕吐泄泻，及霍乱中暑，烦渴，不省人，马粪研，同蜜擂，滤过，新汲水化下，随手安。

一方，治绞肠沙，先以艾汤饮之，立吐，方是其证，用白矾为末，白汤调一钱，泡起服之。

灸　法

治霍乱已死，腹中尚有暖气，用盐内脐中，灸二七壮。仍灸气海二七壮，在脐下一寸半。

一法，灸霍乱吐泻，上管在巨阙下一寸，去蔽骨三寸，灸二七壮。中管在上脘下一寸，灸二七壮。神阙当脐中，灸三壮。水分在下脘一寸，脐上一寸，灸七壮，盖水谷不分而后泄泻，此穴能分水谷也。

一法，治转筋入腹，痛欲死者，使四人捉手足，灸脐左边二十四壮。

转筋，十指挛急，不得屈伸，灸脚外踝骨上七壮。

易简诸方

一方，治霍乱吐泻，其效如神，用生姜三两搥碎，酒一升煮三四沸，顿服。

一方，治霍乱吐泻，服药即吐，无法可治，此方立效，用井泉水半碗，百沸汤半碗，相合服之。

《外台秘要》：备急霍乱吐利，用火灸高良姜令焦香，每用二两剉碎，酒一升煎三四沸，去粗顿服。亦治腹痛恶气。

一方，治霍乱吐泻，取绿豆叶捣绞汁，和少醋服之。

一方，治霍乱心腹胀痛，烦满短气，未得吐下，饮好苦酒三盏，少老羸者可饮一二盏。

一方，治霍乱心腹胀满气，未得吐下，小蒜一升咬咀，以水三升煮取一升半，分服。

一方，治霍乱转筋，用皂角为末，吹一豆入鼻中，得嚏便瘥。

本草云：治霍乱①烦躁，卧不安稳，葱白二十茎②，大枣二十枚，以水二升煎取一升，以绵滤过，去滓顿服。

一方，治霍乱卒热，心烦渴，研粟米泔，取汁饮数升，瘥。

一方，治霍乱不吐下，用丁香十四枚，为末，以沸汤一盏调服。

一方，治沙病发，用水红花根去苗洗净，剉，水一碗新磁瓶内煎至半碗，服，用新苧麻做头绳缚髻，每年换一次，不须服药，永不发。

《外台秘要》治霍乱吐下不止，艾一把，水三升煮取一升，顿服。

一方，治转筋，用故绵以酿醋浸，甑中蒸，及热用裹病人脚，冷更易勿停，瘥止。

《食医心镜》治霍乱吐利不止③，蒻竹，豉汁中以五味调和，煮羹饮之，佳。

《肘后方》治霍乱心腹胀痛，烦满短气，未得吐下，若转筋，烧栀子二七枚，研末，热水调服。

一方，治霍乱吐下后大渴，多饮则杀人，黄粱米五升，水一斗煮取一升，澄清，稍稍饮之。

《千金方》：主霍乱下吐，白粱米五合，水一升和之，顿服如粥食。

一方，主霍乱干呕不息，取薤一虎口，以水三升煮取半，顿服，不过三作即已。

一方，治霍乱，以胡椒三四十粒，以饮吞之。

---

① 霍乱：《证类本草》卷二十八此下有"后"字。
② 茎：原作"至"，据嘉靖本、《证类本草》卷二十八改。
③ 止：原作"下"，据嘉靖本、《证类本草》卷十一改。

疟　门

　　黄帝问曰：夫痎疟，皆生于风，其蓄作有时者，何也？岐伯对曰：疟之始发也，先起于毫毛，伸欠乃作，寒栗鼓①颌，腰脊②俱痛，寒去则内外皆热，头痛如破，渴欲冷饮。帝曰：何气使然？愿闻其道。岐伯曰：阴阳上下交争，虚实更作，阴阳相移也。阳并于阴，则阴实而阳虚，阳明虚则寒栗鼓③颌也，巨阳虚则腰背头项痛，三阳俱虚则阴气胜，阴气胜则骨寒而痛，寒生于内，故中外皆寒。阳盛则外热，阴虚则内热，内外皆热，则喘而渴，故欲冷饮也。此皆得之夏伤于暑，热气盛，藏于皮肤之内，肠胃之外。此荣气之所舍也，此令人汗空疏，腠理开，因得秋气，汗出遇风④，及得之以浴，水气舍于皮肤之内，与卫气并居。卫气者，昼日行于阳，夜行于阴，此气得阳而外出，得阴而内薄，内外相薄，是以日作。帝曰：其间日而作者何也？岐伯曰：其气之舍深，内薄于阴，阳气独发，阴邪内著，阴与阳争，不得出，是以间日而作也。帝曰：善。其作日晏与其日早者，何气使然？岐伯曰：邪气客于风府，循膂而下，卫气一日一夜大会于风府，其明日日下一节，故其作也晏⑤，此先客于脊背也，每至于风府则腠理开，腠理开则邪气入，邪气入则病作，以此日作稍益晏也。其出于风府，日下一节，二十五日下至骶骨，二十六日入于脊内，注于伏膂之脉，其气上行，九日出于缺盆之中，其气日高，故作日益早也⑥。

　　陈无择曰：疟备三因；外则感四气，内则动七情，饮食饥饱，

---

①　鼓：原作"皷"，据《素问·疟论》改。
②　脊：原作"眷"，据嘉靖本、《素问·疟论》改。
③　鼓：原作"皷"，据《素问·疟论》改。
④　风：原作"气"，据《素问·疟论》改。
⑤　晏（yàn 燕）：晚。
⑥　黄帝……早也：语本《素问·疟论》。

房室劳逸，皆能致之①。

《要略》云：疟脉自弦，弦数者多热，弦迟者多寒。弦小紧者下之瘥，弦迟者可温之，弦紧者可发汗针灸也，浮大者可吐之。弦数者，风发也，以饮食消息止之。

《脉经》云：疟脉自弦，微则为虚，代散则死。

温疟者，《内经》云：先伤于风而后伤寒，故先热而后寒也，亦以时作。

又云：得之冬中于风，寒气藏于骨髓之中，至春则阳气大发，邪气不能自出，因遇大暑，脑髓烁，肌肉消，腠理发泄，或有所用力，邪气与汗皆出。此病藏于肾，其气先从内出之于外也，如是者阴虚而阳盛，阳盛则热矣，衰则气复反入，入则阳虚，阳虚则寒矣，故先热而后寒。

瘅疟者，《内经》云：其但热而不寒者，阴气先绝，阳气独发，则少气烦冤，手足热而欲呕。

又云：肺素有热，气盛于身，厥逆上冲，中气实而不外泄，因有所用力，腠理开，风寒舍于皮肤之内分肉之间而发，发则阳气盛，阳气盛而不衰则病矣。其气不及于阴，故但热而不寒，气内藏于心，而外舍于分肉之间，令人消烁脱肉。

寒疟者，巢氏《病源》云：由阴阳相并，阳虚则阴盛，阴盛则寒，寒发于内而并于外，所以内外俱寒，故病发但战栗而鼓颔颐也。故《内经》曰：寒者阴气也，风者阳气也，先伤于寒而后伤于风，故先寒而后热也，病以时作。

湿疟者，陈无择曰：寒热身重，骨节烦疼，胀满自汗，善呕，因汗出复浴，湿舍于皮肤，及冒雨湿②。

牝③疟者，寒多不热，但惨戚振栗④，病以时作，此则多感阴

---

① 疟备……致之：语本《三因极一病证方论》卷六。"劳"原作"涝"，据《三因极一病证方论》卷六改。

② 寒热……雨湿：语本《三因极一病证方论》卷六。

③ 牝（pìn 聘）：雌性。

④ 栗：原作"慄"，据《三因极一病证方论》卷六改。

湿，阳不能制阴也。

风疟者，巢氏《病源》云：夫疟皆生于风，风者阳气也，阳主热，故卫气每至于风府则腠理开，开则邪入，邪入则病作，先伤于风，故发热而后寒栗。

疫疟者，一岁之间，长幼相似；鬼疟者，梦寐不祥，多生恐怖；食疟者，饮食饥饱伤胃而成，世谓胃疟。

肝疟者，以畜怒伤肝，气郁所至①也；心疟者，喜伤于心，心气耗散所致也；脾疟者，以思伤脾，气郁涎结所致也；肺疟者，以忧伤肺，肺气凝痰所致也；肾疟者，以失志②伤肾所致也。

山瘴疟者，此病生于岭南，带山瘴之气，其状发寒热，休作有时，皆由感溪源岭嶂湿毒气故也，其病重于伤暑之疟；痰疟者，谓患人胸膈先有停痰结实，因成疟病，则令人心下胀满，气逆烦呕也；劳疟者，凡疟积久不瘥者，则表里俱虚，客邪未散，真气不复，故疾虽暂间③，小劳便发。

久疟者，一名老疟，一名疟母，岁岁发，至三岁发，连月不止解。陈无择曰：亦有数年不瘥，结成癥癖，在于腹胁④。

治　法

凡疟，一日一发易治，间日一发难愈，三日一发者尤其难愈。

《内经》既以夏伤于暑而为疟，何世医皆以脾寒治之，用姜附、硫黄之类？甚者归之祟⑤怪，良可笑耶。又或因夏月饮食生冷之类指为食疟，此又非也，岂知⑥《内经》之论则不然，皆夏伤于暑，遇秋风寒而后作也。邪热浅则连日，邪热深则间日，并入

---

① 至：同"致"。《墨子·明鬼下》毕沅校注："至，同'致'。"

② 志：原作"致"，据《三因极一病证方论》卷六改。

③ 间（jiàn 见）：病愈。

④ 亦有……腹胁：语本《三因极一病证方论》卷六。

⑤ 祟：原作"崇"，据《儒门事亲》卷一改。

⑥ 知：原作"之"，据《儒门事亲》卷一改。

于里则寒，并入于表则热，若此论，则了不相干于脾也。治平①之时，其民夷静②，虽用砒石、辰砂有毒之药，以热治热，则能取效。扰攘之时，其民劳苦，内火与外火俱动，以热攻热，转为吐血泻血、疮疡呕吐之疾，岂与夷静之民同治？或尝用张长沙汗吐下三法，愈疟病极多。大忌错作脾寒治之。

太阳表证者，麻黄、桂枝、羌活汤汗之。解表，以脉不浮而弦数紧实者，大柴胡汤下之；半表半里者，小柴胡汤、桂枝黄芩汤解和之；阳明里证者，大柴胡汤或三乙承气汤下之。在阴经而夜发者，桃仁承气汤下之。但燥渴烦躁者，俱宜五苓散、天水散、甘露饮、白虎汤解之。牡疟，则先热后寒，或但热不寒，白虎汤或加桂汤。牡疟，则但寒不热，柴胡桂姜汤。食疟，宜服清脾汤。痰疟，则小柴胡汤加牡蛎，或露姜饮吐之。久疟不愈，或胁下痞满疼痛，以三花神佑丸下之。若胁下痞积，日久结为癥瘕，名曰疟母，乃肝经肥气之积也，可以神佑丸时服以消之，仍间以鳖甲饮子调之。

凡田野贫下之家，饮食粗粝，衣服寒簿③，劳力动作，不与膏粱同法，可用截药。曾服解利剂而未愈者，亦宜用鳖甲饮子断之。

有烟瘴之地，居人多患疟疾，又当随其风土所宜。如自④岭以南⑤，地毒苦炎，燥湿不常，人多患此，令人迷闷，甚则发狂妄，亦有哑不能言者，□□□□⑥，柴胡汤⑦加大黄、枳壳治之，俟其证来定体，却用人参散截之。亦有岚瘴，只一二发而死者，此又不可不知也。客旅往来瘴地，常宜受拜平胃散或草果饮，预以防

---

① 治平：政治清明，社会安定。
② 夷静：愉悦而恬静。夷，后作"愉"，愉快。
③ 簿：《儒门事亲》卷十一作"薄"。
④ 自：原作"有"，据《世医得效方》卷二改。
⑤ 岭：南岭。
⑥ □□□□：《世医得效方》卷二作"皆由败血瘀心，毒涎聚于脾所致"一十三字。
⑦ 柴胡汤：据《世医得效方》卷二作"小柴胡汤"。

之。此治疟之大法也。

感冒寒邪，始如伤寒，骨节疼痛，恶寒发热，转而为疟，初宜五积，继进草果饮。或因饮啖生冷藏盐肉食肥腻，中脘生痰，呕逆寒热，遂成食疟，谚云无痰不成疟是也，宜二陈汤。寒多而不渴者，加草果；渴而寒少热多者，去草果，加前胡。

脾胃虚寒①及老弱不②食，一二发之后便可与理中汤，加青皮、草果、半夏、茯苓。久不已，姜附汤兼用。风疟亦然。久疟不已，宜服七物汤即七宝饮。

有一男子痎疟，左胁下有肥气，腹中作痛，积亦痛，刑③如覆杯，两手脉沉伏而有力。以三花神佑丸五六十丸，下五六行，次以冷水止之，盖冷主收敛故也，一二日服白虎汤，五七日后以常山散吐去冷痰涎水，又以柴胡汤和之，间服妙功丸磨积而愈安。

五积散方见中寒门　感寒发疟初作，以此解散。

桂枝羌活汤　治疟疾，头疼项强，脉浮，恶风有汗。

桂枝　防风　羌活各五钱　甘草炙，一钱

上㕮咀，每服半两，水二盏煎至一盏，服。呕吐，加半夏、生姜。

麻黄羌活汤　治证如前，恶风无汗。

麻黄去节　羌活　防风各五钱　甘草炙，一钱

上如前煎服。

麻黄桂枝汤　治疟如前证而夜发者，乃阴经有邪，此汤散血中气寒也。

麻黄去节，七钱　甘草炙，一钱　黄芩三钱　桂枝一钱半　桃仁去皮尖，二十五个

上㕮咀，分二贴，每贴水二盏，煎八分，不拘时热服。

大柴胡汤方见伤寒门　治疟表已解，脉不浮而弦数紧实者，即

---

① 脾胃虚寒：《古今医统大全》卷三十七此上有"疟疾既久"四字。
② 不：原作"下"，据《古今医统大全》卷三十七改。
③ 刑：《儒门事亲》卷六作"形"。

痎疟，一二日一发。

小柴胡汤方见伤寒门　如渴甚而不①呕，去半夏，加天花粉；小便不利，去黄芩，加茯苓，如不去黄芩，加猪苓、泽泻、赤茯苓；如胁下痞满，去姜，加牡蛎二钱四钱；伤暑发疟，热多寒少，但热，咳嗽烦渴，加乌梅一个，麦门冬二十五个去心，地骨皮半钱。

桂枝黄芩汤　治疟，三阳合病热甚者。

甘草炙，一钱　黄芩二钱　人参二钱　柴胡六钱　石膏四钱　知母一钱半　桂枝一钱　半夏炮，二钱

上㕮咀，分二贴，每贴水二盏，姜三片，煎八分，不拘时温服。一名雪疟散。

三乙承气汤方见伤寒门

从卯时至午时发者，大柴胡汤下之；从午至酉时发者，大承气汤下之；从酉至子或至寅时发，桃仁承气汤下。下后，更与小柴胡汤调之，制其邪气也。

大承气汤

桃仁承气汤　内加桂枝、甘草。

五苓散

天水散已上四方并见伤寒门

桂苓甘露饮方见霍乱门

人参白虎汤方见伤寒门

三花神佑丸方见胀满门　胁下痞满，名曰疟母，宜服此。

白芷汤　治疟，身热目疼，热多寒少，脉长，睡卧不安，此阳明经疟经证也，先以大柴胡汤下之，如余邪未尽，当服此以尽其邪。

白芷三钱　知母五钱　石膏一两三钱

上㕮咀，每服五钱，水一盏半煎七分，去粗，不拘时服。

柴胡桂姜汤　治牝②疟，但寒不热，或寒多热少者。

①　而不：此二字原倒，据《伤寒论·辨太阳病脉证并治》乙正。
②　牝：原作"牡"，据《仁斋直指方论》卷十二改。

柴胡四钱八分　桂枝一钱八分　干姜一钱二分　黄芩一钱一分　牡蛎一钱八分　甘草炙，一钱　瓜蒌根二钱四分

上咬咀，分二贴，每贴水二盏煎八分，不拘时服。亦治久疟不愈。

七宝饮　治一切疟疾，或先寒后热，先热后寒，不问鬼疟食疟。

常山　厚朴　青皮　陈皮　甘草槟榔　草果仁各等分

上咬咀，每服半两[1]，于未发隔夜用水一碗、酒一盏煎至一大盏，滤出，露一宿，再将滓如前煎，另放，露一宿，来日当发之早荡温，面东先服头药，少歇再服药相，大有神效。

四兽饮　治五脏气虚，七情兼并，结聚涎饮，与卫气[2]相转[3]，发为疟疾，兼治瘴疟。

半夏　茯苓　人参　草果　陈皮　甘草　乌梅肉　白术各等分

上咬咀，同枣、姜等分，以盐少许淹食顷，厚皮纸裹煨令香熟，焙干，每服半两，水煎，未发前并进三服。

清脾汤　治瘴疟食疟。

厚朴　乌梅肉　半夏　青皮　良姜各二钱　草果一钱　甘草炙，五钱

上咬咀一贴，水二盏，姜三片，枣一枚，煎服。

红丸子　治食疟。

蓬术煨　三棱醋煮，各一两　胡椒一两　青皮炒，三两　阿魏一分，醋化

一方无阿魏，有姜，炮红矾为衣。

上为末，仓米粉同阿魏煮糊丸，每五十丸，姜汤送下。

露姜饮　大治脾胃聚痰，发为寒热。

生姜四两，和皮捣汁一碗，夜露一宿，空心冷服，或吐或利，自安。

---

① 两：原作"发"，据《杨氏家藏方》卷三改。

② 气：原作"风"，据《三因极一病证方论》卷六改。

③ 相转：《奇效良方》卷十二作"相搏"。

鳖甲饮子　治疟疾久不愈，胁下痞满，病人刑①瘦，腹中结块，名曰疟母，宜服此，仍间以三花神佑丸下之。

鳖甲醋炙　白术　黄芪　草果　槟榔　川芎　陈皮　白芍药　甘草炙　厚朴各一钱，制

上㕮咀，作一贴，姜七片，枣梅一个，煎服。

乌头七枣汤　治久疟，及②久疟但寒，及脾寒发疟，寒重热轻。

大川乌头一个，慢火灰炮裂，以盐水浸，再炮再浸，凡七次，去皮脐

上细剉，分二贴，每贴水一盏半，姜七厚片，枣七枚，葱白三寸，煎至一盏，先吃枣，稍冷服。一方用小附子一枚，修制一同③。乌附皆能温脾，挟风则用川乌，寒甚则用附子。

常山散　治痰疟，用此吐涎水。

常山四钱　甘草二钱

上细剉，水一盏半煮八分，服。

妙功丸　治痰疟，胁下有肥气积久，疟母食疟，破坚积。

三棱一两，煨　川乌四钱，去皮脐　大黄一两，以上三味同为细末，米醋同熬膏④　神曲　麦蘖已上各一两　干姜二钱，炒裂用　巴豆两个，去皮油心　半夏半两　茴香一两，炒香　官桂　牵牛三两，拣净

上为细末，用膏丸小豆大，生姜汤下十丸十五丸，温凉水亦可，以意加减，以利为度。

多加草果⑤。

五劳圆　治劳疟瘴疟久病。

嫩黄常山三两半　桃仁去皮尖，炒，一两二钱　辣桂去粗皮，七钱

① 刑：《严氏济生方》卷一作"形"。

② 及：原作"但"，据《普济方》卷一百九十八改。

③ 一同：全同。

④ 米醋同熬膏：此下有缺页。自"神曲"至"以利为度"七十八字据《儒门事亲》卷十二补。

⑤ 多加草果：据目录"妙功丸"下有"瘴疟附子汤"，此四字应为该方内容。

半 淡豉三两 乌梅肉二两半

上日干，为末，炼蜜丸如梧桐子大，每服三四十丸，空心温酒下，不饮酒者，热水入些酒下。

交加饮子 治久疟不已，山岚瘴气。

肉果二个，一面裹煨，一生用 草果二个，同上法 厚朴二寸，一生一制 甘草二寸，一生一炙 生姜一块，半煨半生

上咬咀，作一服，水二盏煎八分，当发日①五更服，粗再煎。

受拜平胃散 常服和胃，消痰食，化气，辟山岚烟瘴，风寒冷湿，四时非节之气。

苍术泔浸二日，去皮煨干，一个 厚朴去皮，剉，十两 陈皮去白，十两 甘草炒，六两 生姜一两，切 枣去核，六两

上细剉，用水五升一处煮干，烂捣成饼，晒干为细末，每服三钱，沸汤入盐点服。

草果散 即平胃散加草果、半夏曲、乌梅肉，为末服②。

参苓白术散方见脾胃门 疟愈后调理脾胃。

白术散 治风寒入留经络③，与卫气相并，日作④，寒热交煎。

麻黄去节 白术 茯苓 桂心各一钱半 陈皮 青皮 桔梗 白芷 甘草炙 半夏曲 紫苏 乌梅肉各一钱一分 干姜七分半

上咬咀，分二贴，每贴水二盏，姜三片，枣一枚，煎至八分，当发日服。亦治时疫。

人参养胃汤 治外感风寒，内伤生冷，四时瘟疫，或饮食伤脾，发为痃疟。

厚朴制 苍术炒 半夏制，各一两 人参 茯苓 草果 藿香各半两 橘红二分 甘草炙，一分

---

① 发日：此二字原倒，据《儒门事亲》卷十五乙正。
② 末服：此二字原倒，据文义乙正。
③ 风寒入留经络：《三因极一病证方论》卷六作"伤风寒暑湿，不留经络"九字。
④ 日作：《三因极一病证方论》卷六作"病以日作"四字。

一方加官桂。

上咬咀，每服八钱，水一盏半，姜五片，乌梅半个，煎半盏服。

草果饮 诸疟通用。

草果　白芷　良姜　青皮　川芎　紫苏叶　甘草炒，等分

上咬咀，每服二钱，水二大盏煎八分服。一方加干姜，治寒疟。

常山饮 治伤暑发疟。

嫩黄川常山　知母　草果仁　甘草炙，各一两　良姜六分　乌梅肉半两

上咬咀，每服七钱，水二大盏，姜五片，枣三枚，煎八分，稍冷服。

七宝剉散 治暑疟诸疟。

川常山　鸡心槟榔　青皮刮去白　甘草炙，各半两　草果仁二钱半

上咬咀，每服七钱，水二大盏，桃柳枝各七寸，乌梅七个，煎八分，稍冷空心服。

地龙饮 治瘴疟诸疟，大热烦燥。

生地龙三条，研细

上入生姜汁、薄荷汁、生蜜各少许，新汲水调下。如热炽，加脑子少许。

驱疟汤 治诸疟久疟。

草果仁　青皮　陈皮　人参　茯苓　半夏制　厚朴制　苍术炒　鸡心槟榔　白术　甘草炙，各半两　良姜一分

上咬咀，每服七钱，水二盏，姜五片，枣二枚，乌梅一个，煎八分，空心服。

六物汤 治久疟不已，寒少热多。

嫩常山二钱半　柴胡　鸡心槟榔　青皮去白，各二钱　草果仁甘草炙，各一钱半

上㕮咀，分三服，每服大软乌梅二个，好夏酒①准一啜许，新水二盏，煎半，隔宿露空，以纱盖之，次早拂明②服。若寒热等，加制厚朴二钱，略暖服，是日饮食皆勿③用热。

胜金丸方见妇人门　截疟神效。

温脾散　治疟疾寒热发歇，多时不瘥。

紫河车　绿豆各一两　甘草半两　生砒一两半，另研，子和作钱半

上为末，与砒一处研匀，每服半钱，新汲水少许调下。须于发日隔夜夜深服药。忌④荤⑤酒瓜果生冷鱼腥肉物三日，孕妇勿服。但至心合此药与人，并不吐，此虽有砒一味，河车、甘草、绿豆三味性凉解得，新水亦解得。

一剪金　治疟疾，乃是圣药也。

信⑥　豆⑦　硫黄各等分

上作一处，乳钵内㕮为末，用绯⑧绢子拈药一拈在绢上，裹如豆大，细丝牢缠定讫，剪下，每服一丸，星宿全时⑨用新汲水送下，空心服，毋令人知，或先一日夜服之。

辰砂丹　治疟。

朱砂一两，五钱入药中，留五钱为衣　信砒　雄黄各五钱，另研

上为末，入白面六钱研匀，滴水丸如绿豆大，朱砂为衣，星宿全时用无根水吞下一丸。

辟邪丹　治岚瘴鬼疟食疟。

绿豆　雄黑豆名豇，九个　信砒半钱，另研　朱砂二粒　黄丹一

---

①　好夏酒：《普济方》卷二百作"过夏好酒"四字。

②　拂明：拂晓。

③　勿：原作"忽"，据《仁斋直指方论》卷十二改。

④　忌：原作"己"，据《儒门事亲》卷十二改。

⑤　荤：原作"晕"，据《儒门事亲》卷十二改。

⑥　信：信石，即砒霜。

⑦　豆：《本草纲目》卷十"砒石"条引《卫生宝鉴》"一剪金"方，"用人言（醋煮）、硫黄、绿豆等分"，即是此方，则"豆"指绿豆。

⑧　绯：深红色。

⑨　时：原脱，据《卫生宝鉴》卷十六补。

钱，为衣

上为末，同入乳钵内，滴水为丸，分作三十粒，每服一粒，用东南桃心取七枝研汁，将井花水于发日早辰①日欲出未出向日吞之，醋汤亦得。

针灸法

足太阳之疟，令人腰痛头重，寒从背起，先寒后热，熇熇②暍暍③然，热止汗出，难已，刺郄中出血郄中即委中，二穴在腘中央约文中动脉，针入五分，留七呼，可灸三壮。

足少阳之疟，令人身体解㑊，寒不甚，热不甚，恶见人，见人心惕惕然，热多，汗出甚，刺足少阳侠溪主之，二穴在④足小指次指岐骨⑤间本节前陷中，针三分，留三呼，可灸三壮。

足阳明之疟，令人先寒，洒淅洒淅，寒甚久乃热，热去汗出，喜见日月光火气，乃快然，刺足阳明跗上冲阳二穴主之，在足跗上五寸骨间动脉上，去陷骨三寸，针入三分，留七呼，灸⑥三壮。

足太阴之疟，令人不乐，好太息，不嗜食，多寒热，汗出，病至则善呕，呕已乃衰，即取之井俞⑦及公孙，二穴在足大指本节后一寸，针入四分，留七呼，可灸三壮。

足少阴之疟，令人呕吐甚，多寒热，热多寒少，欲闭户牖而处，其病难已大钟⑧、太溪主之。大钟二穴在足内踝后溪中，针入一分，留七呼，可灸三壮。太溪二穴在内踝后跟骨上⑨动脉陷中，针入三分，留七呼，

---

① 辰：通"晨"。《说文通训定声·屯部》："辰，段借为'晨'。"
② 熇熇（xiāo xiāo 消消）：热盛貌。
③ 暍暍（yē yē 噎噎）：热盛貌。
④ 在：原作"左"，据《素问·刺疟》王冰注改。
⑤ 岐骨：岐骨。岐，分叉。《释名·释道》："物两为岐。"
⑥ 灸：此上原衍"目"字，据《素问·刺疟》王冰注删。
⑦ 俞：原作"愈"，据《素问·刺疟》王冰注改。
⑧ 大钟：原作"太冲"，按"大""太"二字古通，"冲""钟"二字形近而讹，据《素问·刺疟》王冰注改，后出重见者，径改，不出校。
⑨ 上：原作"二"，据《素问·刺疟》王冰注改。

可灸三壮。

足厥阴之疟，令人腰痛，小腹满，小便不利如癃状①，非癃也，数便，意恐惧，气不足，腹中悒悒②，刺足厥阴太冲主之，二穴在足大指本节后二寸陷中，针入三分，留七呼，可灸三壮。

肺疟者，令人心寒，寒甚热，热间善惊，如有所见者，刺手太阴阳明列缺主之，二穴在手腕后侧③上寸半，以手交叉，头指末两筋两骨罅中④，针入三分，留三呼，可灸五壮，泻五吸。合谷二穴，一名虎口，在手大指次指岐骨间，针入三分，留六呼，灸三壮。

心疟者，令人烦心甚，欲得清水，反寒多，不甚热，刺手少阴神门主之，二穴在掌后锐骨之端陷中，针入三分，留七呼，可灸三壮。

肝疟者，令人色苍苍然，太息，其状若死者，刺足厥阴见血中封主之，二穴在足内踝前一寸半陷中，仰足而取之，伸足乃得之，刺出血止，常刺者针入四分，留七呼，灸三壮。

脾疟者，令人寒，腹中痛，热则肠中鸣，鸣已汗出，刺足太阴商丘主之，二穴在足内踝下微前陷中，针入三分，留七呼，可灸三壮。

肾疟者，令人洒洒然，腰脊痛宛转，大便难，目眴眴然，手足寒，刺足太阳少阴大钟二穴主之，取如前足少阴疟中法⑤。

胃疟者，令人且病也，善饥而不能食，食而支满腹大，刺足阳明太阴横脉出血厉兑、解溪、三里主之。厉兑二穴在足大指次指之端，去爪甲如韭叶，针入一分，留一呼，可灸一壮。解溪二穴在冲阳后三寸半腕上陷中，针五分，留三呼，灸三壮。三里二穴在膝下三⑥寸胻骨外廉⑦两筋肉分间，当举足取之，针入一寸，留七呼，可灸三壮。横脉，谓足内踝前斜过

---

① 状：原作"伏"，据《素问·刺疟》改。
② 悒（yì意）悒：郁结不畅貌。
③ 侧：原作"则"，据《针灸资生经》卷一改。
④ 骨罅（xià夏）中："罅"原作"鏬"，据《针灸资生经》卷一改。"骨""中"二字原脱，据《针灸资生经》卷一补。罅，缝隙。
⑤ 中法：此二字原倒，据《素问·刺疟》王冰注乙正。
⑥ 三：原作"二"，据《素问·刺疟》王冰注改。
⑦ 廉：原作"臁"。原书"廉"多有讹作"臁"者，今据《素问·刺疟》王冰注改，后见径改，不出校。

大脉，刺之出血。

易简诸方

《食医心镜》治疟①寒热，邪气泄痢，阴②气不足，止渴及头痛，以豆花③于豉④中煮，五味调和作羹，食之。

一⑤方，治疟，用蒜不拘⑥多少，研极烂，和黄丹少许，以聚为度，丸⑦如鸡头大，候干，每服一丸，新汲水下，面东服之，至效。

《子母秘录》治疟，用百草霜、黄丹等分细研，每服二钱，于发日空心服，米饮调下，不过两服愈，发时再服。

一方，治鬼疟，进退不定，猢狲头骨一枚，烧灰为末，空心温酒调一钱匕，临发再服。

一方，治久患劳疟瘴等疾，用鳖甲三两，酥炙令黄色，去裙为末，临发时温酒调下三钱匕。

一方，治疟，用革年⑧全日历，端午日午时烧灰，糊丸如桐子大，当发日早以无根水送下一丸。

一方，治久疟，用驴脂和乌梅为丸⑨，未发时服三十丸。

一方，治诸疟，用辰砂、阿魏各一两，研匀，糊丸如皂角子大，每服一丸，空心人参汤化下，比⑩诸药不损脾胃，最为稳当。

一方，治疟，用雄黄、瓜蒂、赤小豆为末，每服半钱，温水调下，以吐为度。

---

① 疟：《证类本草》卷二十六作"痎疟"二字。
② 阴：原作"食"，据《证类本草》卷二十六改。
③ 豆花：赤小豆花，即腐婢。
④ 豉：原作"鼓"，据《证类本草》卷二十六改。
⑤ 一：原脱，据嘉靖本补。
⑥ 拘：原作"俱"，据《证类本草》卷二十九改。
⑦ 丸：原脱，据《证类本草》卷二十九补。
⑧ 革年：《卫生易简方》卷二作"隔年"。
⑨ 丸：原作"大"，据《证类本草》卷十八改。
⑩ 比：原作"以"，据《卫生易简方》卷二改。

呕吐门

《直指方》①云：呕吐出于胃气之不和，人所共知也，然有胃寒胃热，有痰水，有宿食，有脓血，有气攻，又有所谓风邪入胃，凡是数者，可不究其所自来哉？寒而呕吐，则喜热恶寒，四肢凄清，法当以刚壮温之；热而呕吐，则喜冷恶热，烦燥口②干，法当以温凉解之。痰水证者，唾沫怔忪，先渴后呕，与之消痰逐水辈；宿食证者，胸腹胀满，醋闷吞酸，与之消食去积辈。腥③气燥气，熏炙恶心，此脓血之聚，经所谓呕家有痈脓，不须治，脓尽自愈④是尔。七情内郁，关隔不平，此气攻之证，经所谓诸郁干胃则呕吐是尔。若夫风邪入胃，人多不审，率用参、术助之，拦住寒邪，于此尤关利害。其或恶闻食臭，汤水不下，粥药不纳，此则翻胃之垂绝者也，辩⑤之不早，其何以为对治乎？虽然，足阳明之经，胃之络脉也，阳明之气下行则顺，今逆而上行，谨不可泄，固也。然呕吐者，每每大便秘结，上下壅遏，气不流行，盍⑥思所以呕⑦尽⑧而利导之？他如汗后水药不入口者，逆呕而脉弱，小便复利，身微热而手足厥者，虚寒之极也，识者忧焉。

---

① 直指方：即《仁斋直指方论》，宋代杨士瀛撰，原书佚，明嘉靖间朱崇正重刊，名《新刊仁斋直指附遗方论》。
② 口：原作"中"，据《仁斋直指方论》卷七改。
③ 腥：原作"醒"，据《仁斋直指方论》卷七改。
④ 呕家……自愈：语出《伤寒明理论》卷二。
⑤ 辩：通"辨"。《说文通训定声·坤部》："辩，段借为'辨'。"《仁斋直指方论》卷七作"辨"。
⑥ 盍（hé 和）：何不。
⑦ 呕：原作"区"，据嘉靖本改。
⑧ 呕尽：《仁斋直指方论》卷七作"区画"。

治　法

胃中有热，膈上有痰者，二陈汤加炒山栀①、黄连、生姜；有久病呕者，胃虚不纳谷也，用生姜、人参、黄芪、白术、香附之类。呕吐，朱奉议以半夏、橘皮、生姜为主。有痰膈中焦，食不得下者，有气逆而呕者，有气郁于胃口者，有食滞心肺之分，而新食不得下而反出者，有胃口有火②与痰而呕者。注船③大吐渴，饮水者即死，童便饮之最妙。

附：养生方导引法

正坐，两手向后捉腕，反向④拓席，尽势⑤，使腹弦弦，上下七，左右换手亦然，除腹肚冷气，宿气积，胃口冷，食饮进退，吐逆不下⑥。

一法，偃卧，展胫⑦两手，左跷⑧两足踵，以鼻内气，自极七息，除腰⑨中病，食苦呕。

一法，坐直，舒两脚，以两手挽两足，自极十二通，愈肠胃不能受食，吐逆。以两手直叉两脚底，两脚痛舒，以头枕膝上，自极十二通，愈肠胃不能受食，吐逆。

二陈汤方见痰饮门

加味治中汤方见泄泻门　　治饮食不节，过食生冷肥腻腥脍而⑩

---

① 栀：原作"桅"，据嘉靖本、《丹溪心法》卷三改。

② 火：原作"大"，据《丹溪心法》卷三改。

③ 注船：晕船。

④ 向：原脱，据《诸病源候论》卷二补。

⑤ 势：原作"热"，据《诸病源候论》卷二改。

⑥ 下：原脱，据《诸病源候论》卷二补。

⑦ 展胫：《诸病源候论》卷二十一同，《外台秘要》卷六作"展两胫"三字。

⑧ 左跷：《诸病源候论》卷二十一同，《外台秘要》卷六作"左右跷"三字。

⑨ 腰：《诸病源候论》卷二十一同，《外台秘要》卷六作"腹"。

⑩ 而：原作"二"，据文义改。

吐逆不止。

理中汤方见伤寒门　治脾胃宿冷，呕吐冷痰，加半夏、生姜，煎服。

五苓散方见伤寒门　治因感风寒暑温而呕吐，浓煎姜汤调服。

香壳散　治呕吐不止。

枳壳麸炒　桔梗　香附　甘草炙

上各等分，每服七钱，水二盏煎八分，去租，食远温服。

和中桔梗汤　治上焦气热上冲，食已暴吐，脉浮而洪。

桔梗去芦　白术各二钱半　半夏曲三钱半　陈皮　茯苓　枳壳麸炒　厚朴制，各一钱七分半

上咬咀，分二贴，每贴水二盏，姜五片，煎八分，去租，调木香、槟榔末一钱，食远温服。服后气渐下，吐渐止，然后不用木香、槟榔，加芍药二钱，黄芪二钱半，煎服。如大便燥结，食不进下，以小承气汤下之微利，再服前药补之。

紫沉丸　治中焦吐食，由食积与寒气相假①，故吐亦痛。

半夏曲一钱　代赭石三钱　砂仁　乌梅肉　丁香　槟榔各三钱　杏仁炒，去皮尖　沉香　木香　白术各一钱　陈皮五钱　肉豆蔻煨　巴霜各半钱

上为末，醋糊为丸如桐子大，每服二十丸，用姜汤不拘时服。

木香白术散　治中焦呕而吐食，是以腹中痛，当和之。又名丁香半夏汤。先服去积之药，次以此药和其气。

木香　丁香各一钱　半夏曲一两　白术五钱　槟榔二钱　茯苓五钱　甘草炙，四钱

上为末，每服二钱，用芍药、干姜煎汤，食远调服。

厚朴丸　治下焦吐证，朝食暮吐，暮食朝吐，大便秘而不通。此药即温白丸方见胀满门，亦与万病紫菀②丸药同，春再加黄连，秋冬再加厚朴，主治翻胃吐逆，饮食噎塞，气上冲心，腹中诸疾。

---

① 相假：相为凭借。

② 菀：原作"茄"，据《医学纲目》卷二十三改。

温白丸方见水肿门。

白术汤 治胃中虚损及痰吐者。

半夏曲五钱　白术一钱　槟榔一钱半　木香　甘草炙，各一钱
茯苓二钱

上为末，每服二钱，空心姜汤调下。

藿香半夏散 治胃中虚寒，停痰留饮，哕逆呕吐。

半夏八钱，汤洗炒黄　丁皮二钱　藿香二钱，洗

上㕮咀，分二贴，水二钟，姜七片，煎八分，空心服。

竹茹汤 治胃受邪热，心烦喜冷，呕吐不止。

葛根七钱半　半夏洗，一钱　甘草炙，二钱

上㕮咀，分二贴，水二钟，生姜五片，竹茹十一块，煎八分，
去粗，空心服。

橘皮竹茹汤 治证同前①方见哕门。

五苓散加半夏、生姜煎，或姜汁调服亦可方见伤寒门。

藿香安胃散 治呕吐不止。

藿香一两　半夏二两，汤洗　陈皮二两，去白　厚朴一两，制　苍
术米泔水浸，三两　甘草炙，二两

上㕮咀，每贴一两，水二钟，生姜五片，枣二枚，煎八分，去
粗，食远服。

金花丸 治吐食脉弦者，由肝乘于脾。

半夏一两，洗　槟榔二钱半　雄黄一钱半

上为末，姜汁浸蒸饼丸如绿豆大，每三十丸，食远姜汤送下。

赤芍药汤 治瘀血蓄胃，心满食呕，名曰血呕。

赤芍药七钱　半夏炮，六钱　陈皮三钱半

上㕮咀，分二贴，水二钟，姜三片，煎八分，去粗，食远服。

大藿香散 治七情伤感，气郁于中，否闷呕吐，眩运不食。

半夏曲　藿香洗　白术各二钱　白茯苓　桔梗炒　人参　枇杷
叶炙，去毛　官桂　甘草炙，各一两　木香二钱

---

① 前：原作"煎"，据文义改。

上㕮咀，每服七钱，水二钟，姜三片，枣二枚，煎八分，去粗，食远服。

七气汤 方见气门 治七情伤感郁于中，心腹胀满疼痛，呕吐不食。加厚朴、茯苓、桔梗，尤佳。

定吐紫金核 治一切呕吐方见小儿门。

上每服一丸，用大枣一枚去核，入药在内，姜夹，湿纸裹，煨熟嚼服。

丁香煮散 治脾胃虚冷，呕吐不食。

丁香不见火 红豆去皮 甘草炙 干姜炮 青皮去白 川乌炮，去皮 陈皮去白 良姜炒，各四两 胡椒二两 益智去皮，五两半

上㕮咀，每服五钱，姜三片，盐一捻，煎七分，空心热服。

丁香半夏丸 治胃寒呕吐，吞咽酸水。

丁香不见火，一两 干姜炮 半夏汤洗七次，各二两 白术一两半 橘红二两

上为末，生姜自然汁打糊，丸如梧桐子大，每服五十丸，姜汤下。

玉浮丸 治男子妇人脾胃虚弱，一切呕吐。

白姜蚕炒，去丝 白术 干姜炮 人参 半夏汤洗七次 肉豆蔻煨 橘红 白豆蔻仁 丁香 甘草炙 附子炮 木香 南星炮 麦蘖炮 槟榔各等分

上为末，入生面一分拌匀，用生姜自然汁搜和，入百沸汤内煮令①浮，和丸药如梧桐子大，每服五十丸，姜汤吞下，不拘时，病甚者不过三服。恶热药者，去附子；大便秘者，除肉豆蔻。

荆黄汤 治暴吐者，上焦热气所冲也，脉浮而洪。

荆芥穗一两 人参五钱 甘草二钱半 大黄三钱

上粗末，都作一服，水煎，去粗，调槟榔散二钱，空心服。槟榔散方：槟榔二钱，木香一钱半，轻粉少许。为丸亦可。

青镇丸 治上焦吐，头发痛，有汗脉弦。

---

① 令：原作"冷"，据《严氏济生方》卷二改。

医林类证集要

二四二

柴胡二两　黄芩□钱半　甘草半两　青黛二钱半　人参半钱

上为细末，姜汁浸蒸饼为丸如桐子大，每服五十丸，食后姜汤下。

旋覆花汤　治中脘伏痰，呕逆眩晕。

旋覆花　半夏汤洗　陈皮去白　干姜炮，各二钱半　槟榔　人参白术　甘草炙，各一钱三分

上㕮咀，分二贴，每服水二盏，姜七片，煎八分，食远服。

易简诸方

《肘后方》治卒干呕不息，捣葛根绞汁，服一升，瘥。

一方，治卒干呕不息，甘蔗汁温令热，服半升，日三服。

《广济方》① 治呕逆不能食，诃梨勒二两，去核，炒，为末，蜜和丸如桐子大，空心服二十丸，日三服，生姜汤下。

《外台秘要》治呕逆不下食，食即出，以鸡子一枚，煮三五沸出，以水浸之，外熟内熟②，则吞之，良。

一方，治呕吐，麻仁三两杵熬，以水研取汁，着少盐吃，立效。李谏议常用，急效③。

《食医心镜》治胃虚呕吐食及水者，用粟米汁二合，姜汁一合，同服之。

《千金方》治干呕，取羊乳一杯，空心饮之。

《衍义》云：治吐逆不下食，以生滑石细末，温水调下二钱，仍急④以热面半盏押⑤定。

《圣惠方》治时气呕吐，不下食，用半夏半两汤浸洗七遍，去滑，生姜一两，同剉碎，以水一大盏煎六分，去柤，分二服，不拘

---

① 广济方：医书名，唐玄宗纂，原书佚，部分佚文见《外台秘要》《医心方》《证类本草》等。

② 外熟内熟：《外台秘要》卷三作"外寒内热"。

③ 急效：《证类本草》卷二十四作"极妙"。

④ 急：原作"及"，据《证类本草》卷三改。

⑤ 押：通"压"。《正字通·手部》："押，与'压'通。"

时候温服之。

《经验方》治呕逆用**碧霞丹**，立效。好黄丹四两晒过，用好米醋半升同药入铫内，煎令干，却用炭火三秤，就铫内煅透红，冷，取研为细末，用粟米饭丸如桐子大，煎醋汤下七丸。

《孙真人食忌》治呕吐，以白槟榔一颗煨，橘皮一钱炙，为末，水一盏煎至半盏，食远服之，效。

隔噎门 附反胃

方书①云：隔噎之证，不属虚，不属实，不属冷，不属热，乃神气中一点病耳②。

子和云：《内经》曰：三阳结谓③之膈④。三阳者，大小肠、膀胱也。结，谓热结也。小肠热结则血脉燥，大肠热结则不圊，膀胱热结则津液涸，三阳既结，则前后闭涩，下既不通，必反上行，所以噎食不下，纵下而复出也，此阳火不下，推而上行也。故经曰少阳所至为呕涌，溢食不下，此理明矣。后世强分为十膈五噎，派既多，其惑滋甚。人之溢食，初未遽然也，或伤酒食，或胃热欲吐，或胃风欲吐，医者不察本原，投下香桂、胡椒、丁香之属。设如伤酒伤食，正可攻逐，岂可言虚，便将热补？素热之人，三阳必结，食必上潮，医氏犹云胃寒不纳，燔针灼艾，三阳转结，岁月弥深，遂成噎病。世传五噎宽中散有姜有桂，十膈散有附有乌，其可用乎？今代刘河间治膈气噎食承气三汤，独超近代⑤。用药之时，更详轻重，假如闭久，宜先润养，小著药丸，累累加之，关扃⑥自透。其或咽噎，上阻痰涎，微用酸苦涌出，因而治下，药势易行。设或不行，蜜盐下导，结散阳消，饮食自下。莫将巴豆，耗却天真⑦。

《玉机微义》云：按上文三阳结为膈病，力辟世俗言胃冷用热药之误，可谓明矣。但用药专指承气而言，则失之太峻，盖此药

① 书：原作"方"，据文义改。
② 隔噎……病耳：语本《鸡峰普济方》卷一。
③ 谓：原作"胃"，据《素问·阴阳别论》改。
④ 膈：《素问·阴阳别论》作"隔"。
⑤ 代：原作"附"，据《儒门事亲》卷三改。
⑥ 关扃（jiōng 窘阴平）：喻病邪之要害。扃，从外面关门的闩。
⑦ 子和……天真：语本《玉机微义》卷二十五引《儒门事亲》卷三。

有实热者可用之，其有脾胃衰虚并血液枯竭之人，皆在所禁也①。

《发明》② 曰：噎者，六腑之所生，阳也气也，塞者，五脏之所生，阴也血也，二者皆由阴中伏阳而作也。

《玉机微义》云：始由气致者，初当从气治之。始由血致者，当从血治之，岂可类用香热之剂，反耗气血耶？

《难经》云：脉格则吐逆③。

《脉经》云：紧而滑者，吐逆；小弱而涩，胃反。

《千金》云：寸紧尺涩，其人胸满，不能食而吐，吐上④者为下之，故不能食，设言未止者，此为胃反，故尺为微涩⑤。

《金匮》云：胃反，脉紧而涩，其病难治。

治　法

反胃，有痰兼病，必用童便、韭汁、竹沥、牛羊乳、生姜汁。气虚，入四君子汤，右手脉无力。血虚，入四物汤加童便。左手脉无力。切不可用香燥之药，若服之必死，宜薄滋味。治反胃，用黄连三钱生姜汁浸炒，山楂二钱，保和丸二钱，同为末，糊丸如麻子大，胭脂为衣，人参汤入竹沥下六十丸。

四君子汤 方见脾胃门

四物汤 方见妇人门

保和丸 方见积聚门

沉香开膈散 治五膈五噎，痞满呕吐，心腹刺痛，胁肋胀拒。

沉香　京三棱　蓬莪术　白豆蔻仁　荜澄茄　缩砂仁　草果仁　益智仁　川白姜　丁香　人参　丁皮各半两　木香　白茯苓　香附炒　藿香叶　半夏曲　青皮　陈皮各一两　甘草炒，一两一分

上㕮咀，每服五钱，水一盏半，姜三片，枣一枚，煎八分，食

---

① 按上……禁也：语本《玉机微义》卷二十五。
② 发明：即《医学发明》，金代李东垣撰。
③ 脉格则吐逆：语见《注解伤寒论》卷一。
④ 上：《备急千金要方》卷十六作"出"，《脉经》卷八作"止"。
⑤ 寸紧……微涩：语本《备急千金要方》卷十六引《脉经》卷八。

前服。

通膈散　治五种膈气。

赤茯苓去皮　陈皮去白　诃梨勒皮　白术　神曲炒　京三棱
草豆蔻去皮　槟榔半生半熟　干姜炮　甘草炙　五味子炒　厚朴姜制
郁李仁汤浸，去皮尖，炒　人参去芦　肉桂去皮　半夏汤洗去滑，和生
姜同捣①如泥，却摊在新瓦上，文武火煅黄色　枳壳去穰，麸炒　木香各
一两

上为末，每服三钱，水一盏，姜枣煎服，盐汤点亦可。

三乙②承气汤方见伤寒门　治膈噎证，先因津液枯涸，便溺闭
涩，因成膈噎证者，宜以此节次微下之，不可陡攻，渐渐下之
有效。

膈气散　治惊忧冷热不调，喜怒无时，贪嗜饮食，因而不化，
积滞在胸，上喘痰嗽，岁月渐深，心胸③噎塞，渐致羸瘦，久而不
除，必成不救。

人参　茯苓　官桂　枳壳　甘草炙　神曲炒　麦蘖炒　广茂④
煨　白术　诃子煨，去核　陈皮　干姜炮　三棱煨，各一两　厚朴制
槟榔　木香各半两

上为细末，每一二钱，盐汤点服。如觉脾胃不和，腹胀，心
胸满闷，加姜七片，盐少许，水一盏煎三五沸，连租食远服。

豆蔻散　治五种膈气，能治气补劳，通血脉，益脾胃，去
痰实。

肉豆蔻五个　木香　人参　厚朴制　赤茯苓　官桂各五钱　甘
草炙　槟榔　诃子煨，去核　青皮　陈皮　郁李仁去皮，炒，各五钱
半夏洗七次，同姜捣泥，瓦上焙干，五钱

---

① 捣：原作"偠"，据《圣济总录》卷六十三改。
② 乙：原脱，据文义补。
③ 胸：原作"空"。据《御药院方》卷四改。
④ 广茂（shù 术）：莪术。

之
二

二
四
七

上为末，每服二钱，食远盐汤调①，不拘时服②。或㕮咀，每服七钱，姜枣煎服，亦可。

五膈宽中散 治七情四气，伤干脾胃，以致阴阳不和，胸膈痞满，停痰气逆，遂成五膈之病，一切冷气并皆治之。

青皮去白　陈皮去白　丁香各四两　厚朴去皮，姜制，一斤　甘草炙，五两　白豆蔻去皮，二两　香附子炒，去毛，一斤　缩砂四两　木香三两

上为末，每服二钱，姜盐汤点服，不拘时。

五膈散 治五膈，胸膈痞闷，诸气结聚，胁肋胀满，痰逆恶心，不进饮食。

枳壳　木香　青皮　大腹子　白术　半夏曲　丁香　南星炮　干姜炮　麦蘖炒　草果各一钱二分半　甘草炙，一钱

上咀，分二贴，每贴姜五片，水二钟，煎八分，去粗，不拘时温服。

五膈丸 治五膈，食生冷即心胸痞满，气不通，疼如刺，引背膂，食即不下，心下坚痛，即欲吐，得吐即已，甚者手足逆冷，上气。

麦门冬去心　甘草炙，各一两　人参八钱　川椒炒　远志去心，炒　细辛　官桂各六钱　干姜四钱，炮　附子二钱，炮

上为细末，炼蜜为丸如弹子大，每服一丸，嚼化，日三夜一，胸中当热，七日愈。或丸如梧桐子大，每服二十丸，米汤下，亦可。夏加麦门冬、人参、甘草炙各二钱。一方去官桂，加茱萸，治遇寒冷则心痛，咽中有物，吐不出，咽不入，饮食少，并可服。

人参利膈丸 治胸中不利，痰嗽喘满，利脾胃壅滞，推陈致新，治膈气圣药。

木香槟榔各七钱半　人参　当归　藿香各一两　甘草炙　枳实各一两　大黄酒浸　厚朴制，各一两

上为细末，汤释蒸饼①为丸如桐子大，每服五十丸，食远姜汤下。

紫苏饮 治咳逆，上气隔噎，因怒气叫喊未定，便夹气饮食，或饮食甫毕，便用性恚怒，以致食与气相逆，气不得下，或咳嗽不透，气逆恶心。

真苏子微炒　诃子煨，去核　莱菔子微炒　杏仁去皮尖，麸炒　木香　人参各一钱半　青皮　甘草炙，各三钱

上㕮咀，分二贴，每服姜三片，水二钟，煎八分，去楂，食远温服。

加味四七汤 治咽嗌隔噎方在气门，加诃子肉、苏子、枳壳。

五噎散 治五种噎，食不下，呕哕不彻，胸背攻刺疼痛，泪与涎俱出。

人参　茯苓　厚朴制　甘草炙　枳壳　诃子煨，去核　桂心　白术　陈皮　干姜炮　三棱煨　神曲　麦蘖炒，各一钱　木香　槟榔　蓬术

上㕮咀，分二贴，每贴姜五片，枣二枚，水二钟，煎八分，去楂，食远温服。

一方，治证同前。

人参　半夏泡洗　桔梗炒　白豆蔻　木香　杵头糠　白术　荜澄茄　沉香　枇杷叶去毛　干姜各一钱　甘草炙，半钱

上㕮咀，分二贴，每贴姜七片，水二钟，煎八分，去楂，食远温服。

嘉禾散

枇杷叶去毛，姜汁炙香　白茯苓去皮　砂仁去皮　薏苡仁炒　丁香　白豆蔻去皮　人参去芦，各一两　白术炒，二两　桑白皮炒　沉香　五味子各半两　槟榔炒　青皮去白　谷蘖炒　藿香洗去土　杜仲去皮，姜汁酥涂炒，去丝　随风子②　石斛酒炒　大腹子炒　陈皮　半

---

① 汤释蒸饼：《卫生宝鉴》卷十三作"滴水"二字。

② 随风子：诃子。

夏姜一分，同捣作饼，炙黄色　神曲炒，各二钱半　木香七钱半　甘草炙，各一两半

上㕮咀，每服三钱，水一盏，姜三片，枣二枚，煎七分，去滓温服。五噎，入干柿蒂一枚，隔气吐逆，入薤白三寸，枣五枚，煎服，十服见效。

汉防己散　治五噎。

防己一钱二分半　官桂二钱半　细辛一钱八分半　陈皮一钱五分羚羊角屑一钱[①]八分半　紫苏一钱八分　杏仁去皮尖，炒一钱半

上㕮咀，分二贴，每服姜五片，水二钟，煎八分，去粗，食远服。

秦川剪红丸　治膈气变成翻胃，服此吐去瘀血及下血[②]而效。

雄黄另研　木香各五钱　槟榔　三棱煨　蓬术煨　陈皮　贯众去毛，各一两　大黄一两半　干漆一两，炒烟尽

已上九味为末，面糊丸如桐子大，每服五十丸，食远白汤下。

芫花一两，醋熬　巴豆二十五粒，去油　甘遂二两

已上三味为细末，面糊丸如桐子大，候干，每丸用薄红罗包系扎定，系剪断，用前药每五十丸内加一丸，五更初服，空心白汤下，妇人醋汤下。

沉香散　治五噎五膈，胸中久寒。

白术　茯苓各四钱　木通　陈皮　当归　青皮　大腹子　槟榔芍药各二钱　甘草炙，一钱　白芷二钱四分　紫苏叶二钱二分　枳壳麸炒，二钱四分

上㕮咀，分二贴，每服水二钟，姜三片，枣二枚，煎八分，去粗，食远服。

宽中丸　治气不升降，胸膈痞结。

木香　三棱　青皮各半两　半夏三两，炮　大腹子二钱半

上为细末，姜汁糊丸如桐子大，每服五十丸，食远白汤送下。

---

① 钱：原作"分"，据嘉靖本改。

② 血：《奇效良方》卷十六作"虫"。

灸 法

膏肓二穴，令病人两手交在两膊上，胛①骨遂开，其穴立见，以手指摸第四椎下两旁各三寸，四肋三间之中，按之而疼酸是穴，灸至百壮，以多为佳，灸时手搭膊上，不可放下。

膻中一穴，在两乳间陷中，仰卧取之，灸七壮，禁针。

三里二穴，在膝下三寸䯒外廉两筋间，灸三七壮。

易简诸方

《金匮玉函②方》治五噎，心膈气滞，烦闷吐逆，不下食，芦根五两，剉，以水三大盏煮取二盏，去滓，不拘时候温服。

《食医心镜》：主③噎不下食，取崖蜜④含，微微咽下。

一方，治噎欲发时，衔鸬鹚嘴，遂下⑤。

一方，以陈皮一两，汤浸去白，焙为末，以水一大盏煎半盏，不拘时热服。

《外台秘要》治噎，羚羊角屑不拘多少，为末，米饮调服方寸匕，亦可以角磨噎上，良。

《圣惠方》治膈气，咽喉噎塞，饮食不下，用碓嘴⑥上细糠蜜丸弹子大，不时含一丸咽津。又云：治噎病吐食俗云涩饭病者效。

《易简方》治噎食不下，狼结喉骨干⑦，为末，每服半钱，入于汤饮内服之。

一方，治噎食，用丁香一两，炼卤梅⑧取肉，以丁香末为膏噙

---

① 胛：原作"脾"，据《针灸资生经》卷一改。
② 函：原作"丞"，据文义改。
③ 主：此上原衍"治"字，据《证类本草》卷二十删。
④ 崖蜜：山崖间野蜂所酿之蜜，也称石蜜、岩蜜。
⑤ 下：原脱，据《外台秘要》卷八补。
⑥ 碓（duì 对）嘴：杵头，杵头略尖如鸟喙，因称。碓，春谷器。
⑦ 干：《太平圣惠方》卷五十作"曝干"二字。
⑧ 炼卤梅：将梅子腌渍而成的果饯。

化，愈。

一方，治膈气噎食，服药无效者，用巧妇①窠烧灰为末，每服三钱，温酒调下，一窠可治一人，甚验。

一方，治噎食，用香附子炒，去毛，为末，酒煎陈皮汤，调下二钱服，日三服。亦治心痛。

反　胃 与前呕吐同治

大半夏汤　治胃反呕吐者。《千金》云：治胃反不受食，食入即吐。

半夏二升　人参三两　白蜜一升

上㕮咀，每服八钱，水二盏和蜜扬之二百四十遍，煎至盏半，服。《千金方》有白术、生姜。

茯苓泽泻汤　治胃反，吐而渴欲食水者。

茯苓半斤　泽泻四两　甘草　桂枝各二两　白术三两　生姜四两

上㕮咀，每服一两，水二盏煎至一盏半，内泽泻再煎至一盏，食远温服，日三。《外台》有小麦一升。

木香豆蔻散　治反胃呕吐。

人参　木香　肉豆蔻面裹煨，各半两　白豆蔻仁一分　甘草炒，一钱半

上㕮咀，每服五钱，水一盏半，姜三片，枣一枚，煎至八分，食远温服。

参橘汤　治反胃。

人参　真橘红石莲肉各半两　透明乳香一钱半

上为细末，每服二钱，姜汤点服。

养胃汤　治脾胃虚冷，不思饮食，翻胃呕吐。

白豆蔻仁　人参　丁香　缩砂仁　肉豆蔻　附子炮　甘草炙　沉香　橘红　麦芽　麦曲各二钱半

上为细末，每服二钱，姜盐汤调下。

---

①　巧妇：鸟名，即鹪鹩，亦名鹪哥，善学人语。

烧针丸 此药清镇，专主吐逆。

府丹①不以多少

上研细，用去皮小枣肉丸如鸡头实大，每用针签于灯上烧灰为末，乳汁下一丸。

入药灵砂丸 治反胃呕吐，饮食不下。

灵砂②末　丁香末　木香末　胡椒末各等分

上煮枣肉杵，为丸如梧桐子大，食远姜汤或米饮下五十丸。

青金丹 治一切吐逆。

水银八钱　硫黄一钱，研

二味入铫内，慢火化开，以柳木片③子拨炒，或有烟焰，以醋洒之，结成砂子，再研为细末，用棕尖杵和，为丸如绿豆大，每服三十丸，姜橘煎汤，食后服。

丁附散 治翻胃吐逆，粥药不下者。

大附子四枚，坐于砖石，四围着火，渐渐逼热，淬入生姜汁中，浸一霎时，再用火逼，再淬，约尽④姜汁半碗，尽去皮焙干，入丁香末二钱，每服二钱，水二盏，粟米少许，煮至七分去米，食前温服。

太仓丸 治脾胃虚弱，反胃呕吐。

陈仓米一升，同黄土炒，米熟去土　丁香一两　白豆蔻二两　砂仁二两

上为末，姜汁为丸如桐子大，每服百丸，食后姜汤下。

掌中金

大附子一个，姜汁一碗煮干，母丁香一个，为末，少许安掌心，舐服。

正胃散

白水牛喉，去两头节并筋膜脂肉，节节取下，如阿胶片，以

---

① 府丹：飞黄丹。《丹溪心法》卷三作"黄丹"。
② 灵砂：用水银和硫黄炼成，即人造朱砂。
③ 片：原作"斤"，据文义改。《普济本事方》卷四作"筐"。
④ 约尽：此二字原脱，据《普济本事方》卷四补。

好米醋一大盏浸，微火顿①番②匀炙干，再蘸再炙，醋尽为度，存性，不见日，火焙燋③，为细末，每一钱，陈米饮不拘时下，存仁心，死者可取④。

丁香散　治翻胃食吐，水不能停。

黑锡钱半　水银钱半，二味一处慢火上结砂子，研细末　丁香三钱　桂一钱　舶上硫黄五钱

上为末，小黄米汤调，每服三钱，再用姜汁调，空心服之。

安脾散　治胃气反逆，或饮食过伤，或忧思蓄怒，宿食痼癖，积聚冷痰，动扰脾胃，不能⑤消磨谷食，女人得之多由血气虚损，男子多因下元冷惫，随食随吐，有朝食暮吐，暮食朝吐，酸臭可⑥畏，或吐黄水，乃是脾败，惟当速疗，久则发烦发渴，大便虚闭，水饮不入口，坐待死亡。

良姜一两，以陈壁土三合，用水二碗煮干，切作片　木香　草果面煨，去皮　胡椒　白茯苓　白术　丁香　陈皮去白　人参各五钱　甘草炙，一两半

上为末，每服二钱，食前米饮入盐点服，盐酒汤皆可。

草果饮

乌梅肉四两　草果仁　干姜各三两，炮　赤茯苓二两　甘草炙，五钱

上剉咀，每服一两，水碗半煎一碗，去粗，瓷器盛如熟水，随意多少不拘时服之。

易简诸方

一方，治反胃呕吐，饮食不下，用地龙屎一两，南木香五钱，上为细末，用神曲末煮糊，丸如桐子大，每服五十丸，陈皮或姜汤食远送下。

---

① 顿：原作"频"，据《是斋百一选方》卷二改。
② 番：同"翻"。
③ 燋：同"焦"。《字汇·火部》："燋，与'焦'同。"
④ 可取：犹言"可治"。
⑤ 不能：此二字原脱，据《世医得效方》卷五补。
⑥ 可：此上原衍"不"字，据《世医得效方》卷五删。

一方，用真蛤粉，姜汁、米饮食后调下一钱匕。

一方，治反胃呕噎，用大田螺不拘多少，用新水养之，待于①出泥，澄去上清水，用米筛张于地上，却将皮纸铺在灰上，倾此泥于纸上，候泥干稠，丸梧桐子大，每服五十丸，藿香汤食远送下，田螺放之。

《经验方》治呕逆翻胃，大附子一个，生姜一斤，细剉煮烂，研如面糊，每服一大匙，食远米饮调服之。

《千金方》治反胃吐食，上气，用②小芥子，干③，为末，酒服方寸匕。

《梅师方》治反胃及朝食暮吐，暮食朝吐，旋旋吐者，甘蔗汁七升，生姜汁一升，上二味相：和，分为三服，不拘时。

一方，治反胃，食即吐，捣粟米作糊，和水丸如梧桐子，十枚烂煮，内④醋中，细⑤吞之，得下便以⑥，面亦得用之，不拘时。

《兵部手集》治翻胃，羸弱不欲动，母姜二斤烂捣，绞取汁，作薄粥服，作时加葛粉三钱，不拘时服。

一方，用干柿饼烧灰存性，为末，好酒调下，不数个即愈。

《兵部手集》：疗反胃呕吐无常，粥饮入口即吐，困弱无力垂死者，以上党人参大二两拍破，水一大升煮取四合，热顿服，日再，兼以人参汁煮粥服之。

张文仲⑦治胃气冷，吃食即欲得吐，以白豆蔻子三枚捣筛，更研细，好酒一盏微温调之，并饮三两盏佳。

---

① 干：《普济方》卷三十六作"吐"。
② 用：《备急千金要方》卷十六作"淘"。
③ 干：《备急千金要方》卷十六作"暴干"二字。
④ 内：原作"细"，据《证类本草》卷二十五改。
⑤ 细：原作"纳"，据《证类本草》卷二十五改。
⑥ 以：同"已"，病愈。
⑦ 张文仲：唐代洛阳（今河南洛阳）人，曾任侍御医，著有《张文仲方》。原书佚，部分佚文见《证类本草》。

咳逆门

《内经》云：岁金太过，咳逆。金郁之发，咳逆。少阴二气①，咳逆。

《难知》②云：夫咳逆证，《活人》断为哕逆，其说似是而非。盖哕者干呕也，若有物直出则为吐也，呕物旋出则为呕也，呕无物出则为哕也。咳逆者，或水渍于肺而心痞，或连续不已而气逆，或喜笑过多而气噫，或咽饮而错喉而气抢，或急食干物而气塞，皆能作咳逆之声，连续不绝，俗谓之吃忒是也。大抵咳逆者不顺之义，吃忒者差错之义，二者皆气不得下，为火热托之，而使上至咽喉中噎而止也。人或以纸捻鼻，嚏而止，或诈冤盗贼，因恐而止，或鼻热闻食香，调气而止，皆抑之骇之而使气下也。《千金》以咳逆上气者为病肺，脉散者死，是心火刑于肺金也。是以李氏称易老③云咳逆者，火热奔急上行，而肺金不内，何其当哉？故便秘者大承气汤下之，便软者泻心汤主之。朱氏断为胃寒并阳证二法，用药治哕虽胜，大抵其哕之意，止是气逆上行似咳逆耳，即非仲景所谓咳逆之本证也。盖哕者出声也，哕出其气，哕声尽，然后吸；咳逆者入声也，抑气不出，逆声尽，然后呼。出入呼吸，其大不同。兼呕哕者本于胃，咳逆者本于肺，何其难辨哉④？

治 法

视有余不足治之，其详在《格致余论》。不足者，人参白术汤

---

① 二气：当作"三气"。

② 难知：即《此事难知》，金代王好古撰，二卷。

③ 易老：即张元素，金代医家，易州（今属河北）人，字洁古，创易水学派，弟子有李东垣、王好古等。王好古于《此事难知》中称其为"易老"。

④ 《难知》……辨哉：语本《玉机微义》卷三十六。

下大补丸，有余并有痰者吐之，人参芦之类。

咳逆自利，滑石、甘草、炒黄柏、芍药、人参、白术、陈皮、竹茹煎服。

此证最危，亦有热呃，已见伤寒证。其有他病发呃者，宜用半夏一两，生姜半两，水煎热服，或理中汤加枳壳、茯苓各半钱，半夏一钱，不效，更加丁香十粒。

吐利后胃虚寒咳逆者，以羌活附子汤，或丁香十粒，柿蒂十个，切碎，水煎服。

吐利后胃热咳逆者，以橘皮竹茹汤。

无有别病，偶然致呃，此缘气逆而生，宜小半夏茯苓汤加枳实、半夏，又或煎汤泡萝卜子，研取汁，调木香调气散，热服之。

大补丸方见虚损门

人参白术汤方见消渴门

理中汤

小半夏茯苓汤已上二方并见伤寒门

木香调气散方见气门

生姜半夏汤　通治咳逆欲死。

半夏一两　生姜二两

上㕮咀，每服十一钱，水二盏煎八分，去粗，食远服。

橘皮干姜汤　治咳逆不止。

橘皮　通草　干姜　桂心　甘草炙，各二两　人参一两

上㕮咀，每服五钱，水二盏煎八分，去粗，食远服。

丁香散　治咳逆。

丁香　柿蒂各一钱　甘草炙　良姜各半钱

上为细末，每服二钱，不拘时热汤调服。

皂荚丸　治咳逆上气，时时唾浊，但坐不得眠。

皂荚八两，刮去皮，用酥①炙

---

① 酥：原作"酯"，据《金匮要略·肺痿肺痈咳嗽上气病脉证治》改。嘉靖本作"醋"。

上为细末，炼蜜丸如桐子大，枣汤吞三丸，日三夜一服。

羌活附子散方见伤寒门　治咳逆。严氏①治吐利后胃寒咳逆。

柿蒂汤　治胸满，咳逆不止。

柿蒂　丁香各三钱

上㕮咀，作一贴，姜五片，水二钟，煎八分，不拘时服一方加人参。

橘皮竹茹汤　治胃热多渴，呕哕恶心，不进饮食。

赤茯苓　陈皮　枇杷叶去毛　麦门冬去心　青竹茹　半夏泡，各二钱二分　甘草炙　人参各一钱二分

上㕮咀，分二贴，每贴水二钟，姜七片，煎八分，去柤，食后温服。

大承气汤方见伤寒门　治咳逆，大便秘者。

泻心汤方见积热门　治咳逆，大便软利者。

灸　法

治咳逆，妇人屈乳头向下尽处骨间是穴，丈夫及乳小者以一指为率正，男左女右，与乳相直间陷中动脉处是穴，艾炷如小豆许，灸三壮。

易简诸方

《卫生易简方》治吐利后胃虚膈热而咳逆者，用陈皮去白二钱，人参、甘草炙各一钱，竹茹一小块，生姜五片，枣一枚，水一盏，煎七分，温服不拘时。

一方，治吃噫，用川椒为末，和生面丸如桐子大，醋汤吞下二十丸。

一方，治哕，用柿蒂七枚，水一盏煎半盏，服。

---

① 严氏：指严用和，宋代庐陵（今江西吉安）人，著有《严氏济生方》十卷，今本八卷。

一方，久患咳噫，连咳四五十声者，用生姜汁半合，蜜二匙，煎热温服，三服立效。

一方，治上气咳逆及冷气腰脚中湿风结气，用紫苏子研汁，煮粥食，甚良。

心下痞满门

《内经》云：备化①之纪，其病痞。

又云：太阴所至，为积饮痞膈②。

《原病式》③云：痞与否同④，不通泰⑤也，谓精神荣卫血气津液出入流行之纹理闭蜜⑥而为痞也。

治 法

治痞，用黄连、黄芩、枳实之苦以泄之，厚朴、生姜、半夏之辛以散之，人参、白术之甘苦温以补之，茯苓、泽泻之淡以渗之，随其病之所在以调之。既痞同湿治，惟宜上下分消其气。如果有内实之证，庶可略与疏导。世人苦于痞塞，喜行利药，以求速效，暂时通快，痞若再作，益以滋甚，是皆不察夫所谓下多亡阴之意也。

大消痞丸 治一切心下痞闷，及积年久不愈者。

黄连炒 黄芩各六钱 姜黄 白术各一钱 甘草炙 砂仁 干生姜 神曲炒各一钱 人参二钱 枳实炒五钱 橘皮二钱 泽泻三钱 厚朴⑦炒 猪苓一钱半 半夏四钱

上为细末，水浸蒸饼丸桐子大，每服五十丸至百丸，白汤下。

枳实消痞丸 治右关脉浮弦，心下虚痞，恶食懒倦，开胃

---

① 备化：土岁平气。

② 膈：《素问·六元正纪大论》"膈"作"隔"。

③ 原病式：即《素问玄机原病式》，金代刘完素撰，一卷。

④ 痞与否同：《周易》有否卦，乾上坤下，卦形为"☰☷"，象征天气不降，地气不升，天地阻隔，痞为人之气机郁结阻滞，因称"痞与否同"。

⑤ 不通泰：即不通。《周易》有泰卦，坤上乾下，卦形为"☷☰"，象征天气升，地气降，天气交通，因称"泰"。

⑥ 蜜：《素问玄机原病式·六气为病》作"密"。

⑦ 厚朴：用量原缺。

进食。

枳实　黄连各五钱　干生姜二钱　半夏曲三钱　厚朴炙，四钱
人参三钱　甘草炙，二钱　白术三钱　茯苓　大麦面各二钱

上为细末，水浸蒸饼为丸如梧桐子大，每服三五十丸，温水
送下。

枳实理中丸方见伤寒门　治虚气痞塞，胸膈留饮聚水，肠胁胀
满，手不可近。渴，加瓜蒌根；下痢，加牡蛎粉。已用经效。

茱连丸　治痞满。

吴茱萸汤洗，焙，三两　黄连八两

上为细末，米糊为丸如桐子大，每服五十丸，食后白汤下。

三脘痞气丸　治三焦痞滞，水饮停积，胁下虚满。

木香　白豆蔻　青皮炒　京三棱炮，各一两　槟榔半两　半夏汤
洗七次　大腹子　陈皮各二两　砂仁　沉香各半两

上为细末，面糊为丸如桐子大，每服三十丸至六十丸，食后
陈皮汤送下。

木香消痞丸　治因忧气结中脘，腹皮里①微痛，心下痞满，不
思饮食。

木香半两　柴胡②四钱　橘皮三钱　甘草炙　半夏各一两　干姜
半两　归尾二钱　红花半钱

上为细末，水浸蒸饼为丸如桐子大，每服五十丸，姜汤下。

加味补中益气汤方见虚损门　治内伤，心下痞。脉缓，有痰而
痞，加半夏、黄连；脉弦，四肢满闭，便难而心下痞，加柴胡、
黄连、甘草；大便秘燥，加黄连、桃仁，少加大黄、归身；心下
痞控③闷者，加白芍、黄连；心下痞，腹胀，加五味子、白芍、砂
仁，如天寒，少加干姜或中桂；心下痞，中寒者，加附子、黄连；
心下痞，呕逆者，加黄连、生姜、陈皮，如冬月加黄连，少入丁

---

① 里：原作“厚”，据《兰室秘藏》卷一改。
② 柴胡：此二字原倒，据《兰室秘藏》卷一乙正。
③ 控：《玉机微义》卷三十七作“夯”。

卷之二　二六一

香、藿香叶；能食而心下痞，加黄连半钱，枳实三钱，如不能食，心下痞者，勿加，止依方服之；食已心下痞，别服橘皮枳术丸。

中满者勿食甘，不满者当食之。如自觉满而外无胀急之刑，乃痞①也，是不满也，当以甘如②撑柱之。又，太阳病下之，满腹时痛，为脾，桂枝加芍药汤。满，木也，为甘③所主，故用芍药之酸克其满，酸凉除满急收，能除甘所主，甘温生满缓散，能除酸所主也。

下虚之人，气上妨膈，心下坚满痞急，肌中苦痹，缓急如刺，不得俛仰，名曰胸痞，**宜栝楼实散**，治胸痞证，胸中痛彻背，喘急妨闷。

栝楼实另研　枳壳去穰，麸炒　半夏泡七次　桔梗剉，炒，各等分

上为末，姜汁糊丸如桐子大，每服五十丸，食后姜汤下，煎服亦可。

加味陷胸汤　治壅热痞满，胸膈痛，或两胁痛。

枳壳去穰，麸炒　桔梗各四钱　半夏炮　黄芩　瓜蒌实　黄连各二钱　麦门冬去心，二钱

上咀，分二贴，姜五片，水二钟，煎八分，半饥时服，利下④即安。凡疟痢病后，余热留滞胸膈，及有饮酒过度，胸结痛，亦宜服此，神效。一法只用小陷胸汤加桔梗、枳壳，甚效。

五香连翘汤方见痈疽门　治壮盛人胸膈痞塞，气不升降，百药不效，服此奏功。

破气汤　治妇人气上逆作痛，胸膈满闷。

天台乌　香附子各三钱半　紫苏　陈皮　檀香　姜黄　砂仁甘草各一钱八分，炙

上咀，分二贴，每贴水二钟，姜三片，葱三茎，煎八分，去粗，入沉水香⑤末二钱，食远调服。

---

① 痞：原作"病"，据《玉机微义》卷三十七改。
② 如：《玉机微义》卷三十七作"而"。
③ 甘：原作"井"，据文义改。
④ 下：此下原衍"黄连"二字，据《古今医统大全》卷二十九删。
⑤ 沉水香：沉香之入水能沉者。

导气枳壳丸 方见气门

木香槟榔丸 疏导三焦，宽利胸膈，破痰饮，快气消食。

郁李仁去皮　皂角去皮，酥炙　半夏曲各一两　槟榔　枳壳去瓤，麸炒　木香不见火　杏仁去皮尖，麸炒　青皮去白，各五钱

上为末，别用皂角三两，去皮弦子，浆水半碗搓揉，熬膏，更入炼蜜少许，为丸如桐子大，每服五十丸，食后姜汤下。

《金匮方》论胸痞①之病，喘息咳唾，胸背痛②，短气，寸口脉沉而迟，关上小③紧数，**瓜蒌薤白白酒汤**主之。

瓜蒌实一枚　薤白半斤　白酒十一升

上三味同煮二升，分二服，食后温服④。

枳实薤白桂枝汤 治胸中气结，胁满抢心。

枳实四钱　厚朴四钱　薤白八钱　桂枝一钱　瓜蒌实四钱

上咀，分二贴，每贴水二钟煎八分，去粗，食远温服。理中汤亦治此。

茯苓杏仁甘草汤 治同前。

茯苓一两　杏仁三钱　甘草一钱半

上咬咀，分二贴，每贴水二钟煎八分，去粗，食远温服。

橘枳姜汤

橘皮一两　枳实一钱半，麸炒　生姜五钱

上咬咀，分二贴，水煎服。

化痰铁刷丸 治男妇一切痰疾，呕吐痰厥，头目眩晕，肺痿唾脓，声如拽锯，化痰坠涎，止嗽定喘。

附子炮　南星炮　半夏炮，洗七次　白矾生，各五钱　干生姜七钱半　硇砂　轻粉各一钱　皂角去皮弦子，一两

上为末，面糊丸，每服三十丸，食远姜汤下。

---

① 痞：《金匮要略·胸痹心痛短气病脉证治》作"痹"。
② 痛：原作"病"，据《金匮要略·胸痹心痛短气病脉证治》改。
③ 小：原作"下"，据《金匮要略·胸痹心痛短气病脉证治》改。
④ 服：原脱，据嘉靖本、《金匮要略·胸痹心痛短气病脉证治》补。

开结枳实丸一名木香利膈丸

枳实麸炒　白术　半夏泡　南星炮　苦葶苈隔纸炒　白矾枯　大黄各五钱　牵牛末二两　皂角去皮弦子　旋覆花各一两　青皮　木香各五两

上同为末，入牵牛头末令匀，生姜汁煮面糊，为丸如梧桐子大。如单腹胀，上喘涎多，四肢肿满，生姜汤下三四十丸，食后，以微利为度；妇人干血气，膈实肿满，或产后有伤，面目浮肿，小便不利，生姜葱白汤下；酒疸病，温酒下①。

治痰热，心胸烦否②，半夏丸方见痰饮门、酒蒸黄连丸方见暑门各三十五丸，食后米饮送下，特效。

易简诸方

《斗门方》治胸膈壅滞，去痰开胃，用半夏洗，焙干捣罗为末，以生姜自然汁和作饼子，用湿纸裹，于慢火中煨令香熟，水二盏，用饼子一块，入盐半钱，煎一盏，温服，去胸膈壅滞，大压痰毒，及治酒食所伤，其效极验。

《经验方》治凉物过饱不消，遂成痞膈，用马牙硝一两碎之，吴茱萸半升陈者，煮取浓汁，投硝，乘热服，良久未转，更进一服，立愈。

《千金方》治胸痹气壅满，心膈不利，枳实二两麸炒微黄，为末，非时以清粥饮调下二钱。

《图经》曰：卒患胸痹痛，取瓜蒌实一枚切，薤白半升，以白酒七升煮取二升，分再服。一方加半夏四两汤洗去滑同煮服，更善。

唐韦宙③《独行方》④治卒得胸痛，瘥而复发者，取薤根五斤捣绞汁，饮之，立止。

---

① 上同……酒下：此八十五字原脱，据《御药院方》卷五补。
② 否：《世医得效方》卷一作"痞"。
③ 韦宙：唐代官员，京兆万年（今陕西西安）人，著有《集验独行方》十二卷，原书已佚。
④ 独行方：即《集验独行方》，原书佚，部分佚文见《证类本草》。

泄泻门

《难经》云：泄凡有五，其名不同，有胃泄，有脾泄，有大肠泄，有小肠泄，有大瘕泄，名曰后重。胃泄者，饮食不化，黄色；脾泄者，腹胀满，泄注，食即呕吐逆；大肠泄者，食已窘迫，大便色白，肠鸣切痛；小肠泄者，溲而便脓血，少腹痛；大瘕泄者，里急后重，数至圊而不能便，茎中痛。此五泄之要法也。

《机要》云：夫脾胃同湿土之化，主腐熟水谷，胃气和平，饮食入胃，精气则输于脾土，归于肺，行于百脉而成荣卫。若饮食一伤，起居不时，损其胃气，则上升精华之气反下降，是为飧泄，久则太阴传少阴而为肠澼①。

《原病式》曰：泻白为寒，青黄红赤黑皆为热也。大抵泻痢，小便清白不涩为寒，赤涩者为热。又，完谷不化而色不变，吐利腥秽，澄澈清冷，小便清白不涩，身凉不渴，脉迟细而微者，寒也；谷虽不化而色变非白，烦渴，小便赤涩者，热证也。凡谷消化，无问色及他②证，便为热也。寒泄而谷消化者，未之有也。或火性急速，传化失常，谷虽不化而飧泄者，亦有之矣。仲景云邪热不杀谷，然热得湿则飧泄也。

《仁斋直指方》云：肠胃虚弱，或挟风挟寒，或伤暑伤湿，停冷蓄热，冷热不调，泄泻诸证，皆能致之③。

《内经》云：脉细，皮寒，少气，泄痢前后，饮食不入，是谓五虚，死。其浆粥入胃，泄注止，则虚者活。

《脉经》云：泄注，脉缓，时小结者生，浮大数者死。又，洞泄，食不化，不得留，下脓血，脉微小连者生，紧急者死。

---

① 夫脾……肠澼：语见《东垣试效方》卷七。《东垣试效方》卷七"澼"作"澼"。

② 他：原作"池"，据嘉靖本、《素问玄机原病式·六气为病》改。

③ 肠胃……致之：语见《普济方》卷二百零七。

《脉诀》云：下利微小即为生，脉大浮洪无瘥日。

治　法

暴泻非阳，久泻非阴。大便完谷下，有寒有热。热者脉疾，身多动者，声响亮，暴注下迫，此阳也。寒者脉沉而细，身不动作，目睛不了了，饮食不下，鼻准气息者，姜附汤主之。若身重，四肢不举，术附汤主之。

有厥阴经下痢不止，其脉沉而迟，手足厥逆，涕唾脓血，此难治，宜麻黄汤、小续命汗之，此有表邪缩于内，当泻表邪而愈。

有暴下无声，身冷自汗，小便自利，大便不禁，气难布息，脉微呕吐，急以重药温之，浆水散是也。

夫暴注下泻水不已，经云注下也，注下水利也。暴速甚者属火，宜用冰调桂苓甘露①饮、五苓益元散，或以长流水煎，放冷服，凉膈通圣亦能治之。甚不可骤用罂粟壳、干姜、豆蔻之类，纵泻止，亦转生他疾。只可分阴阳，利水道而已。飧泄不止，完谷不出，发汗可也，桂枝麻黄汤主之，此证以风为根，盖风随汗出也。

泄泻一证，直须积滞已消，然后可用断下药。今人往往便固止之，多成痢疾者矣。治法先理中焦，次分利水谷。治中不效，然后断下。

泄泻有湿有火，有气虚，有痰积。湿用四苓散加苍术，甚者苍白二术同加炒用燥湿。火用四苓散加木通、黄芩。痰积宜用海石粉、青黛、黄芩，神曲糊丸服之。在上者用吐提，在下陷者宜升提之，用升麻、防风。气虚用人参、白术、炒芍药、升麻。

姜附汤

麻黄汤并见伤寒门

术附汤方见中寒门

小续命汤

防风通圣散并见风门

---

① 露：原作"略"，据《玉机微义》卷六改。

桂苓甘露饮方见霍乱门

凉膈散方见积热门

胃泄

胃风汤　治胃泄，饮食不化，色黄。

白术　白芍药　川芎　人参　当归　肉桂去皮　茯苓去皮，各等分

上㕮咀，每服四钱，水一盏入粟米百余粒，煎服。

脾泄

黄连香薷汤方见暑门　治脾泄，腹胀满，泄注，食则呕吐逆。

香薷汤方见暑门　治脾泄尤宜，水酒各一盏煎，水中沉冷服。

五苓散方见伤寒门　治脾泄，腹胀满，泄注，食即呕吐逆，浓煎姜汤调服。

桂苓甘露饮方见暑门　多加生姜煎服。

一方，治脾泄。

干姜　黄连各一钱

上为末，凉水调服。

大肠泄

五苓散　治大肠泄，食已窘迫，大便色白，肠鸣切痛，此燥乘湿之泄也。

小肠泄

三乙承气汤方见伤寒门，治小肠泄，溲而便脓血，少腹痛。

玄青丸

加味解毒汤

治小肠泄，先服承气汤或玄青下之，次以此和之。

芍药柏皮丸　治小肠泄，先服下药及解毒五苓，后用此止之。

大瘕泄

虑瘕①槟榔丸 治大瘕泄，里急后重，数至圊而不能便，又治大肠有遗热，津液耗少，菀②结壅滞，腹痛秘涩，宜服之。

槟榔 大黄炒 枳壳各一两，麸炒 桃仁炒，去皮尖 麻仁另研 木香各五钱

上为细末，炼蜜丸如桐子大，每服五十丸，熟下③。

八正散方见二便不通门 治大瘕泄，里急后重，数至圊而不便，茎中痛，宜此方内加木香、槟榔分利之。

天水散方见伤寒门 治大瘕泄证，宜此间服之。

分利水道

五苓散 用车前子捣破煎汤调服。叶亦可。

一方，以向东日晒年久陈壁土，和车前子同炒，筛去土，同仓米煎，去柤服。

益元散 亦佳。方见伤寒门

一方，以车前叶一握，同陈仓米浓煮汤，待冷服之。

理治中焦

理中汤方见心痛门 治肠胃虚弱，腹痛身怯，泄泻青黑，加厚朴、茯苓煎汤。

治中汤 治脾胃不和，饮食减少，短气虚羸，时呕吐霍乱，吐泻青黑，痹心痛，逆气短气，中满虚痞，膈塞不通，一切泄泻。

人参 甘草炙 干姜炮 白术 青皮 陈皮各二钱半

上㕮咀，分二贴，每贴水二盏煎至八分，服。

白术芍药汤 治脾经受湿，水泄注下，体重微满，困弱无力，不欲饮食，水谷不化。

---

① 虑（fú 伏）瘕：病名，因小肠移热于大肠而秘涩腹痛。见《黄帝素问宣明论方》卷一。
② 菀：据《黄帝素问宣明论方》卷一改。
③ 熟下：《黄帝素问宣明论方》卷一作"温酒下"。

白术　芍药各一两　甘草炙，五钱

上咬咀，每服一两，水二盏煎八分，服。

感应丸方见宿食门　治寒伤而泄下，臭如抱坏鸡子，噫酸腐气，调中下气。

加味治中汤　治饮食不节，过食生冷，肠鸣泄下，前治中汤内加砂仁、姜、枣，煎服。

灵砂丹方见痢门　治利不问久新。

断　下

实肠散　治泄泻不止。

肉果　诃子肉煨　砂仁　陈皮　苍术制　茯苓　厚朴制，各二钱　木香　甘草炙，各八分

手足冷，加干姜炮。

上咀，分二贴，姜、枣煎服。

赤石脂散　治肠胃虚弱，水谷不化，泄注雷鸣，冷热不调，下利赤白，肠滑腹痛。

赤石脂煅　甘草炙，各一两　砂仁四两　肉果煨，八两

上为细末，每服三钱，食远米饮调下。

歌曰：

久痢腹痛最苦恼，陈米砂仁姜橘枣。

煎成汤调赤石脂，补助肠间立便好。

乳豆丸　治大肠虚寒，滑泄不已。

钟乳粉一两　肉豆蔻煨，五钱

上为末，煮枣肉丸如梧桐子大，每服七十丸，米饮下。一方乳香五钱另研，肉豆蔻一两制，陈米粉糊丸，同上服。

固肠丸　治大肠久冷，滑泄不禁。

附子二个，炮　肉豆蔻面裹煨

上各等分，为细末，用酒糊为丸桐子大，每服七十丸，米饮下。

厚肠丸　治泄泻不止。

白龙骨　干姜炮　附子炮　厚朴制　陈皮　诃子煨　肉豆蔻煨

上各等分，为末，酒糊为丸桐子大，每服五十丸，米饮送下。

补脾丸　治滑泄不禁。

白术　赤石脂　肉豆蔻煨　厚朴制　干姜炮，各一两　荜拨

神曲炒　麦蘗炒　附子炮，各五钱

上为末，醋糊丸如桐子大，每服五十丸，空心米饮送下。

白术调中丸　治脾胃不和，心下坚痞胀满，肚疼噫腐，霍乱吐泻，水谷不消，久痢赤白，脓血相杂，羸瘦，不思饮食。

神曲炒，四两　白术五钱　人参　白茯苓　猪苓　泽泻各三钱

木香二钱　官桂一钱半　干姜炮　甘草炙，各一两

上为末，面糊丸如桐子大，每服五七十丸，空心姜汤送下。

夏月暴泻

加味五苓散方见伤寒门　治伏暑冒湿，注下烦渴，小便不利，加车前子、姜煎，更下来复丹方见伤寒门，每服五十丸，尤佳。

车前散　治暴泻不止，小便不通，用车前子为末，每服二钱，米饮调服叶亦可，下来复丹。

夏秋暴痢

歌一首[①]：

暑毒侵脾，湿气连脚。

不泻则痢，不痢则疟。

一味硫黄，蒸饼糊药。

甘草作汤，服之安乐。

胃苓汤　治感暑夹食泄泻。五苓散合平胃散，名胃苓汤。

六和汤　治暑月泄泻。

砂仁　半夏　杏仁　人参各七分　甘草炙　赤茯苓　扁豆　木瓜　藿香各一钱四分　香薷　厚朴制，各二钱八分

上咀，分二贴，姜枣煎，食远服。

---

① 歌一首：此三字原脱，据目录补。

对金饮子

平胃散五钱　五苓散二钱半。

上分三贴，姜三片，枣二枚，水煎，空心温服。

感湿泄泻

五苓散方见伤寒门

戊己丸见后

三白散　治感湿气，四肢懒倦，小便少，或下利，大便走泄，神思沉困，饮食减少，宜调胃去湿。

白术　茯苓　芍药

上各等分，水煎服。发热，加黄芩；如恶寒，乃太阴欲传少阴也，是欲便利，加黄连、桂枝；腹痛甚者，加当归，倍芍药；如见血，加当归、官桂、黄连。

渗湿汤方见中湿门

曲芍丸　治脏腑受气湿，泄泻不止。

川芎　神曲炒　白术　附子各等分

上为末，面糊丸如桐子大，每服五十丸，食远用米饮下。

茯苓汤　治湿泻及食泻。

白术　茯苓各七钱半

上咬咀，每服一两，水二盏煎八分，食前服。一方有芍药，三味等分，名曰白术散。白术之甘入胃而除脾胃之湿，芍药之酸涩除胃中之湿热，四肢困，茯苓利水道而除湿，此三味泄利须用之药也。

苍术芍药汤　如前证。

苍术二两　芍药一两　黄芩半两

上咬咀，每服一两，加淡味桂半钱，煎服清。

升阳除湿汤　自下而上者引而竭之。

升麻　柴胡　防风　神曲　泽泻　猪苓各半两　苍术一两　陈皮　甘草炙　大麦蘗面各三钱

如胃寒肠鸣，加益智仁、半夏各半钱，姜、枣同煎，非肠鸣不得用之。

上作一服，水煎，早饭后热服之。

升阳除湿防风汤　如大便闭塞，或里急后重，数至圊而不能便，或有白脓，或血，慎勿利之，利之则必致重病，及①郁结而不通也，以此②汤举其阳③，则阴④气自降矣。

苍术四两，米泔浸，去皮干净　防风二钱　白术　白茯苓　白芍药各一钱

上哎咀，除苍术另作片子，水一碗半煎至二盏，内诸药同煎至一大盏，热服食前。

升阳益胃汤方见脾胃门　加桔梗，治阳气下⑤陷泄泻。

一叶梅方见小儿门　贴于印堂，极效，起泡便止。

木香散　治脏寒⑥冷极，及久冷伤败，口噤下泄，水谷不化，饮食无味，肌肉瘦瘁，心多嗔恚，妇人产后虚冷下泄，及一切水泻冷痢。

木香　破故纸各一两　良姜　砂仁　厚朴制，各二钱　赤芍药　陈皮　官桂　槟榔一个　白术各二钱　胡椒　吴茱萸各三钱　肉豆⑦四个

上为末，每服三钱，用不见水猪肝四两批薄，重重糁⑧药，浆水一碗入醋少许，盐量加，葱白三寸，用生姜如弹子大一块，入釜内煮干，每空心作一服，冷食之。初微溏不妨，此是逐冷气。经年冷痢，只一服。渴则饮粥汤，忌油腻等物。不食冷，暖之。若煮干捣丸亦可，每服五十丸，粥饮下。

硫黄散　治暴泻如水。

---

① 及：《脾胃论》卷中作"反"。
② 此：原作"致"，据文义改。
③ 阳：原作"阴"，据《脾胃论》卷中改。
④ 阴：原作"阳"，据《脾胃论》卷中改。
⑤ 下：原作"不"，据《古今医统大全》卷三十五改。
⑥ 寒：原作"塞"，据《世医得效方》卷五改。
⑦ 肉豆：肉豆蔻。《世医得效方》卷五作"肉豆蔻"三字。
⑧ 糁：原作"惨"，据《世医得效方》卷五改。

生硫黄　白滑石

上为末，米饮调服二钱，立止。

固肠丸方见前　治脏腑滑泄，日夜无度。

虚寒泄泻

浆水散　暴下无声，身冷自汗，小便清白，大便不禁，气难喘息，微呕吐急，以此药温之。

炮附子四钱　干姜四钱，炮　炙甘草二钱　官桂二钱　良姜二钱

上咀，分二贴，水煎温服。呕吐，加半夏。暴下如水，周身汗出，尽冷①，脉微而弱，气少不语，甚者加吐，此为急病，此主之木香散亦妙。

大已寒丸　治沉寒痼冷，脏腑虚惫，心腹疠痛，胁肋胀满，泄泻肠鸣，自汗自下。

荜拨　官桂各四钱　干姜炮　良姜各六两

上为细末，面糊丸如梧桐子大，每服三十丸，不拘时米饮下。

火轮丸　治肠胃虚寒②，心腹③冷痛，泄泻不止。

炮附子　干姜炮　肉豆煨

上等分，为末，米糊丸如梧桐子大，每服五十丸，空心米饮下。

豆附香桂丸　治肠胃虚弱，内受风冷，水谷不化，泄泻注下。

肉豆四两，煨　炮附子四两　白茯苓四两　木香　干姜炮　官桂各二钱　丁香五钱

上为细末，姜汁糊丸桐子大，每服五十丸，姜汤或米饮空心下。

济生豆附丸　治脏腑虚寒，泄泻不止，气体④赢困，不进饮食。

---

① 尽冷：《素问病机气宜保命集》卷中作"一身尽冷"四字。
② 寒：原作"塞"，据《严氏济生方》卷五改。
③ 腹：原作"服"，据《严氏济生方》卷五改。
④ 气体：精气与形体。

肉豆蔻煨　附子炮　良姜炮　干姜炮　赤石脂煨　龙骨　阳起石煨　枯矾各二两　茯苓去皮　桂心　细辛各一两

上为细末，面糊丸桐子大，每服五十丸，空心米饮下。

固肠丸　治泻痢及泄泻。

肉豆蔻煨　附子煨　龙骨研　阿胶炒　赤石脂煨，醋淬七次　干姜炮　木香　人参各一两　沉香五钱　白术炒，二两　诃子肉二两

上为末，粳米糊丸桐子大，每服五七十丸，米饮下。若觉热，去附子，加吴茱萸、黄连各二两。

羸弱泄泻

四柱散　治元脏气虚，真阳耗散，两耳常鸣，脐腹冷痛，头眩目眩，四肢拘倦①，小便清白，泄泻不止。

白茯苓　附子炮　人参　木香各二钱半

上咬咀，分二贴，每贴水二钟，姜五片，盐少许，煎至七分，食前温服②。滑泻不止，加肉豆、诃子，名曰六柱散。

脾胃俱虚

真人养脏汤　有积，先用缩砂汤送下感应丸方见宿食门，后服此药。

粟壳蜜炙，二两七钱　人参　当归各六钱　肉桂八钱　诃子肉一两二钱　木香二钱四分，不见火　肉果面煨，半两　白芍药一两六钱　白术焙，六钱　甘草一钱八分，不见火

上咬咀，每服四钱，水一盏煎服。脏寒者，加附子，食远温服。

大藿香散　治一切脾胃虚寒，泄泻不已，及霍乱呕吐，心腹撮痛。

藿香洗去土　木香不见火　青皮炒　神曲炒　人参　肉果面裹煨　良姜炒　麦蘖炒　茯苓去皮　甘草炙　厚朴制　诃子煨，去核　陈皮

---

① 拘倦：《严氏济生方》卷五作"倦怠"。
② 煎至……温服：此八字原脱，据《严氏济生方》卷五补。

各一钱 干姜炮，半钱

上㕮咀，分二贴，每贴水二盏，生姜三片，盐一撮，煎八分服。

养脾丸方见脾胃门

六君子汤 治脏腑虚怯，心腹胀满，呕吐不食，肠鸣泄泻，即四君子汤方见脾胃门内加肉豆蔻煨、诃子煨、姜、枣，煎服。

肉豆蔻散 治脾胃虚弱，腹胁胀满，水谷不消，脏腑滑泄。

肉豆煨 干姜炮 甘草炙 厚朴制 陈皮各一钱六分 茴香炒 官桂 川乌炮 诃子肉各八钱 苍术制，三钱三分

上咀，分二贴，姜、枣煎，空心热服。

猪脏丸 治脏泄泻，气体倦怠。

吴茱萸，净，用水浸透，用猪脏头一截去脂膜，洗净，入茱萸在内，两头扎定，慢火煮令极烂[1]，杵三千下，丸如桐子大，每服五十丸，米饮空心下。

脾肾泄

枣肉丸 治脾肾虚，肠鸣泄泻，腹胁虚胀，胸膈不快，饮食不化。

补骨脂二两，炒 木香五钱 肉豆一两，煨

上为末，煮枣肉丸桐子大，每服七十丸，空心盐汤下。一方减木香一半，加茴香五钱炒，名四神丸。一方去木香、茴香，入神曲、麦蘖各一两。

二[2]神丸 治脾肾虚寒弱，泄泻，全不进饮食。

补骨脂炒，四两 肉豆二两，生

上为末，以枣四十九个、生姜四两切同煮，枣烂去姜，研枣肉为膏，丸桐子大，每服五十丸，空心盐汤送下。

五味子散 治肾泄白泻不止。

---

① 烂：原作"栏"，据《世医得效方》卷五改。
② 二：原作"三"，据《普济本事方》卷二改。

五味子二两　吴茱萸五钱，同炒香

上为末，每服三钱，陈米饮下，日三服。

安肾丸方见虚损门　治肾泄，腹痛无定处，似痢非痢，骨痛面黑，腰脚时冷，用七气汤送下。

金锁正元丹方见遗精门　治肾寒泄泻，小便频数，虚之证。

木香散　治脾肾俱虚泄泻。

肉豆蔻面裹纸煨　破故纸炒　白术　白茯苓各半两　木香　甘草炙，各一分

上㕮咀，每服五钱，水一盏半，姜三片，枣一枚，煎八分，食前服。

胁热泄泻

调中汤　治少壮之人常服五石燥热补药，忽然身发壮热，下痢赤黄，或下血水。

大黄去皮，七钱半　葛根　黄芩去腐　藁本择真者　白术　芍药　桔梗　茯苓去皮　甘草炙，各半两

上㕮咀，每服五钱，水盏半煎八分服。

黄芩汤即黄芩芍药汤，方见痢门　治胁热下痢肠垢，脐腹下热，小便赤涩烦渴。呕，加半夏、生姜；小便赤涩，加赤茯苓。

白头翁汤

赤石脂丸并见伤寒门

宿积泄泻

三乙承气汤　治下痢，次年月日又发者，此有宿积，当再下之。

温脾汤　治痼冷在肠胃，泄泻腹痛，宜先取出①，然后②调治，不可畏虚，以养③病也。

---

① 出：《玉机微义》卷六作"去"。
② 后：原脱，据《玉机微义》卷六补。
③ 养：豢养。

厚朴　干姜　甘草　桂心　附子生,各二两　大黄生,四钱,切碎,汤一盏渍半日,搦去粗,煎汤时和粗下

上㕮咀,水二升半煎八合,后下大黄汁,再煎六合,去粗服。

蘗皮汤　治胁热泄泻,亦治血痢。

黄柏七钱半　黄芩五钱　黄连二钱半

上㕮咀,分二贴,每贴水二盏煎八分,入阿胶炒半钱再煎少顷,温服。

香姜散　治晨泄,又名瀼泄①。

生姜四两,切豆大　黄连二两,剉

上二味一处淹一宿,慢火炒紫色,去姜,将黄连为末,每服二钱,腊茶调服。治白痢,米饮调,空心下。

九宝饮子　分②利水谷,止泄泻。

粟壳蜜炙　青皮　陈皮　木通各二钱　赤茯苓　黄芪炒　厚朴制　甘草炙　车前子略炒,各六钱半

上㕮咀,分二贴,每贴水二盏煎八分,去粗,空心服。

平胃散方见脾胃门　专治酒泄,加丁香、砂仁、神曲、麦蘗,为末,米饮调服。

神应丸　治水泻食泻积泻,赤白痢,休息痢,无问久近并治之。

黄连生一两,炒一两　吴茱萸汤洗,一两　粟壳蜜制黑,二两　木香二两

上为细末,仓米粉打糊,为丸桐子大,每服五十丸,空心米汤送下。

茱萸汤　治脾泄,老人肾虚,谓之水土同化。

吴茱萸不拘多少,拣净

上水煎,去粗,入盐少许,温服。盖茱萸能暖膀胱,水道既清,大肠自固。他药虽热,不能分解清浊也。

---

① 瀼(ráng 攘)泄:肾泻。

② 分:此上原衍"治"字,据《奇效良方》卷十四删。

脾积丸　治因积作泻者。

青皮　陈皮　三棱炒　蓬术煨，各二钱　莎实①炒，二两　肉果　山豆炒②　山楂　丁香　砂仁　槟榔　姜黄　厚朴炒，各二钱　黄连三钱　木香一钱半　檀香二钱　荜澄茄一钱　白豆蔻一钱　麦蘖炒，二钱

上为末，镕蜡为丸如绿豆大，每服三十丸，温水下。

通　治

黄芪补胃汤　治一日大便三四次，溏而不多，有时泄，腹中鸣。

当归身　黄芪　柴胡　益智　陈皮各三钱　甘草炙，二钱　升麻六分　红花少许

上㕮咀，分二贴，每贴水二盏煎八分，去柤，食远温服。

人参豆蔻散　治冷证泻痢通用。

缩砂　甘草炒，各二两半　木香　厚朴制　苍术米泔浸　干姜炮　肉豆蔻生，各二两　半夏曲　陈皮　阿胶炒　罂粟壳③去筋萼，醋炒，各二两半

上㕮咀，每服五钱，水一盏半，姜三片，枣一枚，煎八分，食前服。

戊己丸　治脾胃不足，湿热泄泻不止，米谷不化。

黄连　吴茱萸去梗，炒　白芍药各五两

上为末，面糊丸如桐子大，每服五十丸，米饮下。

清六丸　去三焦湿，治泄泻，多与清化丸同用，并不单用，兼治产后腹痛，或自利者，能补脾补血，亦治血痢。

六一散一料　红曲炒，二两，活血

上为细末，饭丸如桐子大，每服五七十丸，白汤下。

---

① 莎实：香附子。
② 炒：原作"沙"，据嘉靖本改。
③ 壳：原作"汤"，据《仁斋直指方论》卷十四改。

调中散 治肠虚泄泻①，止呕进食。

藿香叶　缩砂　蓬术炮　干姜炮　肉桂　茴香炒　草果各半两　麦芽炒　益智仁　橘红各三分　苍术炒　神曲炒　柑梗②各一两　甘草炙，三钱

上为细末，每服三钱，姜、枣并少盐煎服。

震灵丹 治肾泄证候。

禹余粮火煅醋淬，不计遍次，手捻得碎为度　丁头代赭石如上脩③制　赤石脂　紫石英杵碎，已上各四两入干锅内，以瓦盖口，盐泥固济，候干，用硬炭一十斤煅通红，火尽为度，入地坑埋，出火毒二宿，研末　的乳香另研　没药　五灵脂并去砂，各二两　朱砂一两，研

上并为细末，糯米粉糊丸小鸡头大，风干，每服三丸，用炒故纸入枣煎汤，调钟乳粉少许，空心送下。小儿肾泄白脓褐汁，面黯齿脱，畏④人怯寒，震灵丹末入些钟乳粉，以枣煎炒故纸取热汁调下。

灸 法

陷下则灸之。

百会，在前顶后寸半，顶中央旋毛中，可灸三壮。

脾俞二穴，在十一椎下两傍各寸半，可灸三壮，主泄痢。

中脘一穴，在上脘下一寸，灸七壮。

关元二穴，在脐下三寸，可灸七壮，疗腹泻不止。

肾俞二穴，在十四椎下两傍各寸半，与脐平，可灸五壮，治洞泄，食不化。

长强，其穴跗地⑤取之，在脊骶端，可灸五壮，主头重，洞泄不禁。

---

① 泻：此下原衍"不"字，据《仁斋直指方论》卷十三删。

② 柑梗：《仁斋直指方论》卷十三作"甜梗"。

③ 脩：通"修"。《字汇补·肉部》："脩，与'修'通。"

④ 畏：原作"猥"，据《普济方》卷二百零七改。

⑤ 跗地：手足伏地。"跗"原作"昳"，据《针灸资生经》卷一改。

大肠俞二穴，在十六椎两傍各寸半，可灸三壮，肠鸣，腹膜胀，暴泻。

易简诸方

一方，治水泻，用黄连、厚朴各二钱或四钱，以姜汁拌①匀炒干，仍用生姜三片，水一钟煎七分，服之。

《脩真秘诀》治泻痢**三神丸**：草乌头三两，一两生，一两炮，一两熟烧存性，研为末，以醋糊丸如绿豆大，每服五丸，空心服，泻用井花水下，赤痢甘草汤，白痢干姜汤下，赤白痢生姜甘草汤下。

《食医心镜》治烦热，注泄痢并渴，丹黍米饭食之。

孙真人②云：治水泻无度，干姜末，粥饮调一钱服之。

《集效方》③治吐泻不止，或取转多，四肢发厥，虚风不省④人事，服此四肢渐暖，神识便省，**回阳散**：天南星为末，每服三钱，姜三片，枣三枚，煎八分，温服，未省再服。

孙尚药⑤治气虚伤冷，暴作水泻，日夜三二十行，泄不止，夏月路行备急，**朝真丹**：硫黄二两，牛角研令极细，枯白矾半两，同研细匀，水浸蒸饼去水脉了和丸如桐子大，朱砂为衣，服五十丸至三十丸，温米饮盐汤送下，不拘时。

《易简⑥方》治泄泻不止，车前子炒焦为末，米饮调下一钱。

一方，治泄泻不止，用生姜一块煨，艾⑦一把，水煎汤，热服。

---

① 拌：原作"伴"，据文义改。

② 孙真人：即孙思邈。宋徽宗崇宁二年（1103）敕封孙思邈为"妙应真人"，因称。

③ 集效方：即《秉闲集效方》，见《证类本草·所出经史方书》。

④ 省：原作"消"，据《证类本草》卷十一改。

⑤ 孙尚药：即孙用和，宋代河阳（今河南孟阳）人，曾任尚药奉御，有《孙氏传家秘宝方》。

⑥ 简：此下原衍"诸"字，据文义删。

⑦ 艾：原作"文"，据《卫生易简方》卷二改。

一方，治遗屎，取雄鸡肠烧末，三指撮，朝服暮愈。

《衍义》曰：半夏，今人惟知去痰，不言益脾，盖能分水故也。脾恶湿，湿则濡而困，困则不能治水，经曰水胜则泻。一男子夜数如厕，或教以生姜一两碎之，半夏汤洗，与大枣各三十枚，水一升磁瓶内慢火烧为熟水，时时呷，数日便已。

痢 门

《内经》云：肠澼便血，身热则死，寒则生①。肠澼下白，脉沉脉则生，浮则死。肠澼之属，身不热，脉不悬绝，滑大者生，悬涩者死，以藏其②之。

又云：阴阳虚肠澼死。

又云：泄而脱血，脉实，皆曰难治。

陈无择云：古方风停肤腠③，下瘀血，或下鲜血，湿毒下如豆羹汁，皆外所因之明文也。古方有五泄，因藏气郁结，随其所发，使痢脓血，作青黄赤白黑色，一一不同，即内所因也。又饮食冷热酒醴醯醢④，纵情恣欲房室，致伤精血，肠胃粘溢⑤，久积冷热，遂成毒痢，皆不内外因。治之先推其岁运以平其外，察其郁结以调其内，审其所伤以⑥治不内外，条然⑦明白，不致妄投也⑧。

丹溪云：下痢，不治之证。下痢如鱼脑者半死半生，下如尘腐色者死，下纯血者死，下如屋漏水者死⑨。

《脉经》云：肠澼脓血下，脉沉小流连者生，数疾且大有热者死。又，肠澼筋挛，其脉小细安静者生，浮大急者死。

严氏云：肠澼下脓血，脉宜滑大，若弦急者死⑩。

---

① 生：原作"主"，据嘉靖本、《素问·通评虚实论》改。

② 其：通"期"。《字汇补·八部》："其，借作'期'。"《素问·通评虚实论》作"期"。

③ 肤腠：《三因极一病证方论》卷十二此下有"乘虚入客肠胃"六字。

④ 醯醢（xī hǎi 夕海）：醋与肉酱。"醢"原作"醯"，据《三因极一病证方论》卷十二改。

⑤ 粘溢：《三因极一病证方论》卷十二作"枯涩"。

⑥ 以：原作"矣"，据《三因极一病证方论》卷十二改。

⑦ 条然：有条理貌。

⑧ 古方……投也：语出《三因极一病证方论》卷十二。

⑨ 下痢……者死：语出《丹溪心法》卷二。

⑩ 肠澼……者死：语本《严氏济生方》卷五。

治　法

初得之时，元气未虚，必推荡之，此通因通用之法，稍久气虚则不可下。壮实初病宜下，虚弱衰者久病宜升之。禁口痢者，胃口热甚故也。太虚太热，用香连丸、莲肉各一半，共为末，米汤调下。

又方，人参二分，姜炒黄连一分，为末，浓煎，终日呷之，吐则①再服，但一呷下咽便妙。不可用温热药甘味。

又方，封脐引热下行，用田螺肉捣，入麝香少许，盦②脐内。

后重则宜下，腹痛则宜和，身重则除湿，脉弦则去风，脓血稠粘以重剂竭之，身冷自汗以毒药湿之，风邪内缩宜汗之，鹜溏为痢当温之。

又云：在外者发之，在里者下之，在上者涌之，在下者竭之，身表热者内疏之，小便涩者分利之，盛者和之，去者送之，至者止之。

先已③巴豆等剂推其积热，后辩以④冷热风湿之证，用药调治，热赤者清之，冷白者温之，伤风而下清血者则祛逐之，伤湿而下豆汁者分利之，冷热相并，温凉以调之。仍须先调胃气，切不可骤用罂粟、诃子之药止之涩之，使停滞不泄，多致危殆。

下痢，脉沉弦者下重，脉大者为未止，脉微弱数者为欲自止，虽发热不死。

下痢，手足厥冷无脉者，灸之不温，若脉不还反，微喘者，死。

下痢，有微热而渴，脉弱者，令自愈。

下痢，脉数，有微热汗出，令自愈，设脉紧为未解。

---

① 吐则：此二字原倒，据《丹溪心法》卷二乙正。

② 盦（ān 安）：覆盖。

③ 已：《玉机微义》卷五作“以”。

④ 辩以：原作“便已”，据《玉机微义》卷五改。辩以，即“辨以”，辩，通“辨”。

下痢，脉数而渴者，令其自愈。设不瘥，必清①脓血，以有热故也。

下痢，反弦，发热身汗者，令自愈。

下痢，气者，当利其小便。

下痢，腹胀满，身体疼痛，先温其里，乃攻其表，温里宜四物汤，攻表宜桂枝汤。

下痢，脉滑而数者，有宿食也，当下之。

下痢，脉迟而滑者，实也，痢为未止，急下之。

下痢，脉反滑，当有所去，下之安。

下痢，不欲食，有宿食者，当下之。

下痢，腹满痛，为寒②实，当下之。

下痢，腹坚者，当下之。

下痢，谵语，有燥屎，当下之。

下痢，三部脉皆平，按之心下坚，急下之。

下痢，已瘥，至其时复发者，此为下未尽，更下之安。

下痢，脉大浮弦，下之③，当自愈。

风寒下痢者，不可下，下后心下坚痛，脉迟，此为寒，宜温之。

下痢，脉浮大，此为虚，强下之故也。设脉浮革者，因而肠鸣，当温之。

下痢，脉迟紧，痛未欲止，当温之。

下痢，心痛，急当救里，可与理中、四逆、附子辈。

下痢，大孔痛，宜温之。

已上数条当与泄泻参看。

有一家一方之内，上下相传染，长幼相似，是疫毒痢也。治法虽当察运气之相胜，亦不可狥泥，当先察其虚实冷热，首先用

---

① 清：同"圊"。《释名·释宫室》毕沅疏证："'圊'亦俗字，据《一切经音义》《御览》引皆作'清'。"

② 寒：此下原衍"者"字，据《备急千金要方》卷十五删。

③ 之：原作"知"，据《玉机微义》卷五改。

败毒散倍人参，加甘草，加陈皮，随证之用。

四物汤方见妇人门

桂枝汤

理中汤

四逆汤三方并见伤寒门

感应丸方见宿食门　治男子妇人小儿停积宿食冷物，不能克化，有伤脾胃，或泄泻臭如抱坏鸡子，或下痢脓血，亦服此通利，少加巴豆佳。

苏感丸　去脏腑有积下痢。

以苏合香丸与感应丸二药和匀，丸如粟米大，每服五十丸，空心淡姜汤送下。

厚朴枳实汤　治虚滑久不愈，多传变为痢，先以此汤防传变。

厚朴制　枳实麸炒，各一两　诃子皮一两，半生半熟　木香半两　黄连去须　大黄　甘草炙，各三钱

上㕮咀，每服五钱，水一盏半煎八分，去粗，食前服。

黑丸子　治中脘有宿食，吞酸恶心，口吐清水，噫宿腐气，羸痛腹疼①，中虚积聚，飧泄，赤白下痢。

乌梅一个，去核　百草霜三钱　杏仁二十五个　半夏九个，炮　巴豆三粒，去皮油　砂仁二十一个

上为末，和薄糊丸如小豆大，每十五丸，熟水下感应丸方见宿食门。

立应丸　治泄痢脓血，腹中疼痛。

百草霜一两　干姜一两，炮　杏仁一两，炒，去皮尖　巴豆一两半，壳②，炒研如泥

上用黄蜡镕开，入药旋丸豆大，每三五丸，甘草汤下。白③痢，姜汤送下。

---

①　羸痛腹疼：《严氏济生方》卷五作"或心腹疼痛"五字。
②　壳：原作"亮"，据文义改。《儒门事亲》卷十五作"连皮"二字。
③　白：原作"口"，据《儒门事亲》卷十五改。

杏仁丸 治一切赤白痢泻，腹痛，里急后重。

杏仁 巴豆各四十九粒

同烧存性，研细如泥，用蜡镕和①，旋丸桐子大，每一二丸，大黄汤下。

灵砂丹 治积痢不问久新，及治食疟积疟。

硇砂二两，研 朱砂二钱半，研 黄蜡半两 巴豆二十一粒

同于银石器②内重汤煮一伏时，候巴豆紫色为度，去二七粒，止将一七粒与前二味再同研极细匀，再镕前蜡，和饼旋丸豆大，每五七丸，水泻姜汤下，白痢艾汤下，赤痢乌梅汤下之，须空心服之。忌酒，可食粥一日。疟疾，于未发前头日晚面东，乳香汤下。一方，硇砂、朱砂各二钱半，临睡服，亦可。

导气汤 治下痢脓血，日夜无度，里急后重。

芍药六钱 当归三钱 大黄一钱半 黄芩一钱半 黄连六分 木香 槟榔各六钱

上咀，分二贴，水煎，食前③温服。

木香黄连汤 治下痢脓血，里急后重，神效。

木香 木通 黄连 黄柏 枳壳 陈皮各二钱半

上咀，分二贴，水煎，食前④温服。

香连丸⑤ 治脏腑冷热不调，或泻或痢。

木香一两，一半糯米同炒，一半生用 黄连二两，一两同茱萸炒，一两生用，去吴茱萸

上为末，米糊丸如桐子大，每服七十丸，白痢干姜汤下，赤痢甘草汤下，赤白痢姜草汤下，血痢，醋汤空心下。

秘传香连丸

木香二两 黄连四两 生姜四两，切片

---

① 镕和：原作"和自"，据《黄帝素问宣明论方》卷十改。
② 器：原作"气"，据嘉靖本改。
③ 前：原脱，据《奇效良方》卷六十四补。
④ 前：原脱，据《奇效良方》卷十三补。
⑤ 丸：原作"汤"，据目录改。

上三味，先铺生姜在锅底，次铺黄连在姜上，却铺木香连上，用新汲水三碗煮干，勿搅动，候干取出，焙干为末，以醋煮仓米丸如桐子大，每服七十丸，食前米饮下。

阿胶丸　治协①热下痢，其色黄②，烦燥多渴，脐腹疼痛，小便不利。

黄连四两　茯苓二两　赤芍药三两　阿胶蛤粉炒，一两

上为末，醋糊丸如桐子大，每服五十丸，空心米饮送下。

驻车丸　治冷热不调，下痢赤白，日夜无度，腹痛不忍。

黄连三两　阿胶一两半　当归一两半　干姜一两，炮

上为末，醋米糊丸如桐子大，每服五七十丸，空心米饮下。

歌曰：

多时泻痢腹中寒，日夜多行数十番。

姜枣砂仁橘粟米，煎汤却下驻车丸。

阿胶梅连丸　治下痢无问久新，赤白青黑，疼痛诸证。

阿胶五钱　乌梅肉炒　黄柏炒　黄连③　当归　赤芍药　干姜炮　赤茯苓各五钱

上为末，水丸如桐子大，每服五七十丸，日进三服，米饮下。小儿丸小者。

如圣散　治一切痢疾，无问久新赤白，日夜无度。

当归　干姜　地榆　粟壳蜜制　砂仁　石榴皮　赤石脂　诃子肉　陈皮各一钱半　甘草炙，一钱　霜梅肉一个

上咀二贴，水煎，赤痢冷服，白痢热服，赤白痢，空心温服。

白术圣散子　治一切泻痢久不瘥，并妇人产后痢。

当归　肉果　砂仁　石榴皮　诃子肉　干姜炮　陈皮　白术　甘草　芍药

上咀，各等分一贴，水煎，入乳香末，空心服。

① 协：原作"胁"，据《普济方》卷二百一十改。
② 黄：原脱，据《普济方》卷二百一十补。
③ 黄连：此二字原脱，据《黄帝素问宣明论方》卷十补。

真人养脏汤 方见泄泻门　治大小①冷热不调，下痢赤白，或如鱼脑髓脓血，里急后重，脐腹疞痛，如脱肛坠②，酒毒下血，并皆治之。

白术安胃散　治一切泻痢，无问久新，脓血相杂，里急窘痛，日夜无度，又治男子小肠气，妇人脐下虚冷，并产后儿枕痛。

茯苓　白术各二钱　五味子　乌梅肉各一钱　车前子二钱　粟壳制，六分

上㕮咀，作二服，二盏水煎八分，去粗，食远温服。

黄连汤　治痢疾。

黄连　滑石　生地黄　白芍药　苍术　台术③　当归　青皮　条黄芩各等分

上㕮咀，每服七钱，水二盏煎八分，去粗，食远温服。

姜连散　治证同前。

生姜一钱　当归二钱半　乌梅三个　黄柏一钱半　黄连一钱

上㕮咀，作一服，水二盏煎八分，去粗，食前服。

四黄散　治证同前。

大黄　黄连　黄芩　黄柏　枳壳　当归　芍药　滑石　桃仁　甘草　白术各等分

上为细末，用面糊或神曲糊为丸如桐子大，每服五十丸，食先米饮下。

坚中丸　治脾胃受湿，滑泄注下。

黄连去须　黄柏　赤茯苓去皮　泽泻　白术各一两　陈皮　肉豆蔻　人参　白芍药　官桂　半夏曲各半两

上为细末，汤浸蒸饼为丸如梧桐子大，每服五七十丸，食前米饮送下。

---

① 大小：《奇效良方》卷十三作"大人小儿"四字。
② 坠：《奇效良方》卷十三作"坠下"二字。
③ 台术：产于浙江天台的白术。

加减平胃散　经云四时皆以胃气①为本，久下血②则脾胃虚损，而血不流于四肢，却入于胃中而为血痢，宜服此滋养脾胃。

木香槟榔各三钱　白术　厚朴制　陈皮各一两　甘草七钱　人参　黄连　白茯苓　阿胶炒　桃仁各五钱

上为细末，每服五钱，水二盏，生姜三片，枣一枚，煎至一盏，去粗，温服无时。血多，加桃仁；气不下，后重，加槟榔、木香；脓多，加阿胶；腹痛，加官桂、芍药、甘草；湿多，加白术；脉洪大，加大黄；热泄，加黄连；小便涩，加茯苓、泽泻。

陈曲丸　磨积，止泻痢，治腹中冷疼。

陈曲一两半　官桂　人参　干姜　白术　当归　甘草炙　厚朴各五钱

上为细末，炼蜜丸如桐子大，每服三十五十丸，温酒或淡醋汤任下，食前，日二服。

加减木香煮散　治一切痢，神妙。

木香　甘草　当归　肉豆蔻　人参　官桂　芍药　诃子　乌梅去核　阿胶蛤粉炒　白茯苓各五钱　罂粟壳一两半，去蒂萼穰，切，蜜炒

上为末，每服四钱，水一盏半，生姜三片，红枣二枚，同煎至八分，去粗，空心服。

加味四君子汤　治久患痢疾，服药已多而疾不愈，且治痢多是攻击脏腑之药，转搅难安，宜用轻清和气之药，即愈。

人参　白术　白茯苓　川芎　黄芪　甘草　罂粟壳制同上

上咬咀，各等分，每服三钱，水一盏半，用生姜三片，枣子二枚，煎八分，去粗，空心服。

秘传斗门散　治八种毒痢，脏腑撮痛，脓血赤白，或下瘀血，或片子，或五色相杂，日夜频并，治禁口恶痢，里急后重，全不下食。

黑豆炒，去皮，三两　干姜一两，炮　粟壳蜜炒，二两　地榆炒，

---

① 气：原字漫漶，据《卫生宝鉴》卷十六补。
② 血：原字漫漶，据《卫生宝鉴》卷十六补。

一两半　甘草炙，一两半　芍药七钱半

上剉细末，每服七钱，水调，食前温服。

罂粟壳汤　治脾胃气虚，冷热不调，或饮啖生冷，内伤脾胃，或饮酒过度，脐腹疼痛，泄泻肠鸣，下痢赤白，里急后重，肠胃受湿，膨胀虚鸣，下如豆汁，或如鲜血。

艾叶　黑豆炒，去皮　陈皮去皮　干姜炮　甘草炙，各一钱　粟壳制，四两

上咀，分二贴，水煎服。小儿或减分两，空心服。

独神丸　治痢疾。

粟壳去蒂膈，醋炒黄，为末一味，炼蜜丸弹子大一丸，姜三片煎服。或丸如桐子大，每服五十丸，赤利甘草汤下，白利干姜汤下。

百中散　治一切痢，不问赤白，一日去五六十行，只一服便疏，三日愈。

粟壳蜜炒赤色，四两　厚朴制，四两

上为末，米汤调服。忌生冷①油腻鱼鲜②毒物。

金粟汤　治一切男女下痢，无问久新，冷热不调，日夜无度，脐腹疼痛，又治腹胀肠鸣，泄泻不止。

陈皮去白，一两二钱③半　车前子炒，四两　干姜炮，二两　甘草炙　粟壳制，八两

上为细末，姜、枣煎服，或米饮空心调服。忌同前。

立效丸　治痢疾。

青蒿子炒存性，四两　五倍子二两　枳壳一两半，萝卜汁浸一宿，炒　木香一两　黄连二两，酒炒　橡斗子一两　当归一两，酒浸　乌梅肉二两，焙干

上为末，神曲面糊丸，每一百丸，空心米汤下，日二三服。先须服丁香脾积丸，次服立效丸。

---

①　冷：此下原衍"生冷"二字，据《世医得效方》卷六删。
②　鲜：《世医得效方》卷六作"鲊"。
③　钱：原脱，据嘉靖本补。

丁香脾积丸方见宿食门

大柴胡汤　治下痢，舌黄口燥，胸满作渴，身热腹胀，谵语，此必有燥屎，宜下后服木香、黄连苦坚之，三乙承气汤。暑毒湿热肠后[1]下痢脓血，宜服二方见伤寒门。

玄青丸　治下痢势恶窘痛，脓血频并，或久不愈，宜下。

黄连　黄柏　大黄　甘遂　大戟　芫花醋炒，各五钱　牵牛末二两　轻粉二钱　青黛一两

上末，水丸绿豆大，初服十丸，每加十丸，空心米饮，午前临卧三服，利[2]。

加味解毒汤　即黄连解毒散方见伤寒门内加当归、芍药，水煎服，效。加白术、茯苓，极效，名解毒金花散。

芍药蘗皮丸

黄连　黄柏　当归　芍药

上各等分，为细末，水丸如桐子大，每服一百丸，米饮下。

五苓散

天水散二方见伤寒门

桂苓甘露饮方见暑门

苍术芍药汤　治痢疼甚者。

苍术九钱　芍药四钱半　官桂一钱半

上㕮咀，分二贴，每贴水二盏煎八分，温服。

芍药汤　下血调气，气行血止则后[3]重除。

芍药四钱　当归　黄连　黄芩　官桂各二钱　槟榔一钱二分　甘草炙，一钱　木香八钱　大黄一钱二分

上咀，分二贴，水煎服。如后重，加大黄；脏毒，加黄柏。

独行汤　治下痢脓血，迁延日久，稠粘，肚疼后重。

大黄炒一两，酒二盏浸半日，煎八分，分二次食前温服，得利

---

① 后：疑为"垢"。
② 利：《奇效良方》卷十三作"以利为度"四字。
③ 后：原脱，据《素问病机气宜保命集》卷中补。

为度，服芍药汤和之，再服黄芩芍药①以彻其毒。

黄芩芍药汤

黄芩八钱　甘草炙，二钱　芍药五钱

上咀，分二贴，水煎，食前服。

诃子散　如下痢，服独行散、导气、黄芩芍药汤已，痛减，下宜微止之。

诃子一两，半生半熟　木香五钱　黄连三钱　甘草炙，三钱

上为细末，煎芍药、白术调服。如止之不已，宜归而②送之，可加制厚朴一两，竭其邪气也。

仓廪汤　治疟痢俱作，腹胁疼痛，寒热往来，头目昏重，呕逆烦渴，及下痢，不纳饮食，谓之禁口，并治。

柴胡二钱　甘草炙，一钱　桔梗　人参　川芎　茯苓　枳壳
前胡　羌活　独活各一钱半　薄荷半钱

加黄芩钱半。

上咀，分二贴，姜五片，仓米百粒，枣一枚，煎，去租，不拘时服。

大柴胡汤方见伤寒门　治疟痢作，服仓廪汤三五贴后而后重胁痛，寒热烦渴，脉沉实而下之。

石莲散　治禁口痢。

石莲去壳，留心

上为末，米饮调服。

一方：

山药半生半炒，或炒药休犯铁器

上为末，食前米饮调服。

胃风汤方见泄泻门　治大人小儿风冷乘虚入客肠胃，水谷③不化，泄泻注下，腹胁虚胀，肠鸣疠痛，及肠胃湿毒，下如豆汁，或

---

① 黄芩芍药：《素问病机气宜保命集》卷中作"黄芩汤"三字。
② 而：原作"如"，据《素问病机气宜保命集》卷中改。
③ 谷：原作"壳"，据《和剂局方》卷六改。

下瘀血。

乌梅丸 治热留肠胃，下痢纯血，脐腹疼痛，或因下痢服热药，多致蕴毒复①热，渗成血痢，并治。

乌梅一两　黄连一两半　当归五钱　枳壳去穰，炒，五钱

上为末，醋糊丸，每服七十丸，前食②米饮下。

玉粉散 治血痢，解脏腑积血毒。

治海蛤为末，每服二钱，蜜水空心服。

泼火散方在中暑门　治血痢。

一方，胡黄连、乌梅肉、伏龙肝等分，为末，食远茶调服。

茜根丸 治一切毒痢及虫疰，痢血如豚肝，心烦腹痛。

茜根　升麻　犀角　地榆　当归　黄连　枳壳炒　芍药

上各等分，为末，醋米粉糊丸如桐子大，每服五十丸，空心米饮下。

木香散 治髚年③痢不止，并血痢。

木香　黄连炒，各五钱　粟壳去蒂萼，姜汁浸炒　甘草炙，各一两

上为末，入麝香少许，每服二钱，米饮空心下。

葛根汤 专治酒痢。

葛根　枳壳　半夏　茯苓　生地黄　杏仁去皮尖，各二钱四分　黄芩一钱二分　甘草炙，半钱

上咀，分二贴，黑豆百粒，姜五片，白梅一个，水煎，食远温服。

槐花散 治血痢久不止，腹中不疼，不里急后重。

青皮、槐花、荆芥穗等分，水煎，空心热服。

木香汤 治赤白痢久不④瘥。

黄连　木香　干姜各一两　乳香五钱

上为末，每服五钱，空心米饮下。

---

① 复：《严氏济生方》卷五作"伏"。

② 前食：《严氏济生方》卷五作"食前"。

③ 髚年：隔年。髚，通"隔"。《说文通训定声·解部》："髚，段借为'隔'。"

④ 久不：此二字原倒，据文义乙正。

神效鸡清丸 治一切泻痢。

木香二两　黄连二两半　大肉豆十个

上为末，用鸡子清捏作饼子，慢火炙黄色变红再为末，面糊丸如梧桐子大，每服五十丸，空心米汤下。

消痞丸 治痢后①肚腹满闷。

苍术制，四两　陈皮去白，一两　青皮一两　木香二钱

上为细末，醋糊为丸②如梧桐子大，每服五十丸，空心酒下。

朴连③汤 治下痢久不瘥。

厚朴制　黄连各等分

上㕮咀，每服七钱，水二盏煎一盏，食前温服。

大断下丸 治脏腑停寒，脐腹疗痛，下痢不已。

高良姜一两半　牡蛎煅，一两　附子炮，去皮脐，一两　干姜炮，一两半　细辛一两半　龙骨研　赤石脂研，各一两半　白矾枯　肉豆蔻面煨　诃子煨，去核，各一两　酸石榴皮去穰净，米醋浸一宿，取炙焦黄色

上为末，醋煮面糊丸如桐子大，每服五十丸，空心米饮下。

诃黎勒散 治脾胃虚弱，内挟冷气，心胁刺痛，呕吐恶心，肠鸣泄痢，水谷不化，渐成痢疾。

青皮去穰　肉豆蔻面裹煨，各四两　肉桂去皮，五钱　附子炮，去皮，一两　诃子去核，四两

上为末，每服五钱，水一盏半，姜三片，煎七分，食前温服。

痢圣散子 治丈夫妇人远年近日赤白下痢。

黄柏去皮　甘草爁　枳壳去穰，麸炒　罂粟壳去蒂盖　御米即罂粟子，各四两　当归去芦　干姜炮，各二两

上㕮咀，每服五钱，水二盏，薤白二条擘碎，同煎八分，空心服。

---

① 后：原脱，据《重订瑞竹堂经验方·积滞门》补。

② 为丸：此二字原脱，据《重订瑞竹堂经验方·积滞门》补。

③ 连：原作"莲"，据嘉靖本改。

神效参香散　治大人小儿脏气虚怯，冷热不调，积如①成痢，或下鲜血，或如豆汁，或如鱼脑，或下瘀血，或下紫黑血，或赤白相杂，里急后重，日夜频数②，不问新旧，此能治之。

白扁豆炒　人参去芦　木香各二两　茯苓去皮　肉豆蔻各四两　陈皮去白　罂粟壳去蒂，十三两

上为末，每服三大钱，用温米饮调下，不拘时服。

当归丸　治冷留肠胃，下痢纯白，腹痛不止。

当归去芦，酒浸　芍药　附子　白术　干姜炮　厚朴姜制　阿胶蛤粉炒，各一两　乌梅肉二两

上为末，醋糊丸如梧子大。每服五十丸，空心米饮下。

三味黄丸子　止诸痢。

黄连八两　枳壳四两　大黄皮柏四两

上为末，面糊丸如桐子大，每服三十丸，空心饭汤下。如里急后重，加枳壳汤下。

黄连补汤　治大肠虚冷，下痢青白，肠中雷鸣相逐。

黄连四两　茯苓　川芎各三两　酸榴皮五片　地榆五两　伏龙肝鸡子大，研末

上㕮咀，每服一两，水二盏煎一盏，去柤，食前通口服。

宿露汤③　治风痢清血纯下。

酸榴皮　草果各一个　青皮二个　甘草二寸　杏仁七粒，去皮尖　椿根皮二钱半

上㕮咀，每服一两，用水二盏，姜三片，乌梅一个，煎一盏，露一宿，早晨服。

水煮木香丸　治一切下痢赤白，脓血相杂，里急后重。

罂粟壳去穰，一两八钱　青皮去白　甘草各二两四钱　当归六两　诃子炮，去核，八两　木香不见火，六两

---

① 如：《奇效良方》卷六十四作"而"。

② 频数：《奇效良方》卷六十四作"频并"。

③ 宿露汤：《三因极一病证方论》卷十二作"露宿汤"。

二九五

上为末，炼蜜丸如弹子大，每服一丸，水八分盏煎化，温服。

圣饼子　治泻痢赤白，脐腹撮痛，久不愈。

黄丹二钱　定粉　密陀僧　舶上硫黄各三钱　轻粉少许

上为细末，入白面四钱，滴水和如指尖大，捻作饼子，阴干，食前浆水磨化服之，大便黑色为妙。

圣功丸　专治血痢。

腻粉三钱匕　定粉二钱匕

一法加蛤粉。

上研匀，水浸蒸饼丸如豆①大，艾汤下。

禹余粮丸　治肠胃虚寒，滑泄不禁。

禹余粮石煅　赤石脂煅　龙骨　荜拨　干姜炮　诃子面裹煨　肉豆蔻面裹②煨　附子炮，去皮脐，各等分

上为末，醋糊丸桐子大，每服七十丸，空心米饮下。

水煮木香膏　治脾胃受湿，脏腑滑泄，腹中寒痛，日夜无度③，肠鸣水声，不思饮食，每欲痢时里急后重，或下赤白，或便④脓血，并皆治之。

米壳蜜水浸湿，炒黄，六两　乳香研　肉豆蔻　缩砂各一两半　当归　白芍药　木香　丁香　诃子皮　藿香　黄连去须　青皮去白，各一两　干姜炮，半两　甘草炙　厚朴姜制　陈皮各半两　枳实麸炒，半两

上为细末，炼蜜丸如弹子大，每服一丸，水一盏，枣一枚擘开，煎至七分，和渣稍热食前服。

七宝黄人养脏汤⑤　治禁口赤白等痢。

甘草炙　米壳去顶膈　良姜油炒　干姜各三分三重，炮　陈皮去白，五钱　黑豆四十九粒，大者为佳，每岁加一粒

---

① 豆：《玉机微义》卷五作"绿豆"二字。
② 裹：原脱，据《玉机微义》卷五补。
③ 度：原作"夜"，据《卫生宝鉴》卷十六改。
④ 便：原脱，据《卫生宝鉴》卷十六补。
⑤ 七宝黄人养脏汤：按方中药只六味，疑有脱文。黄，当作"真"。

上㕮咀，作一服，水二大盏煎至八分，去粗，通口服。

一方，治气痢，泄如蟹渤。

荜拨二钱　牛乳半斤

同煎减半，空心服效。

神效散　治休息痢，气痢①，脓血不止，疼痛困弱。

当归　乌梅肉　黄连各等分

一方加阿胶。

上为末，研大蒜捣膏，丸如桐子大，每服三四十丸，食前煎厚朴汤下。

歌曰：

时行赤痢不难医，甘草榴皮并橘皮。

蜜炙隔年罂粟壳，乌梅煎服自能除。

治酒痢，歌曰：

白芷百草霜，黄芪建中汤。

更加白芍药，枳壳去中穰。

同研极细末，点时用姜汤。

人参败毒散　治壮热下痢，及似痢非痢，似血非血，色如浊酒，加仓米百粒煎服。

小柴胡汤二方见伤寒门　治下痢赤白，心中烦燥，热②，加赤芍、地榆、麦门冬，淡竹叶煎服。

易简诸方

一方，治水痢百病③，以马蔺子、干姜、黄连各等分，为散，熟汤调二方寸匕④，入腹即断，冷热皆治，常用⑤不得轻。忌猪肉冷水。

---

① 痢：原脱，据《世医得效方》卷六补。
② 热：《世医得效方》卷六作"潮热"二字。
③ 病：《外台秘要》卷二十五作"起"。
④ 匕：原作"已"，据《外台秘要》卷二十五改。
⑤ 常用：《外台秘要》卷二十五此下有"神效"二字。

《经验后方》：一方，**治痢独圣丸**：川乌头一个好者，柴灰火烧烟欲尽取出，地上盏子合良久，细研，用酒煮蜡丸如大麻子大，每服三丸，赤痢用黄连、甘草、黑豆煎汤，放冷吞下，如白者，用甘草、黑豆煎汤，放冷吞下，如泻及肚疼，水吞下，每于空心服之。忌热物。

一方，治暴赤白痢如鹅鸭肝者，痛不忍，黄连、黄芩各一两，以水二升煎取一升，分三服热吃，冷即凝矣。

一方，治肠滑久痢，神效无比，以石榴一个劈破，炭火簇烧令烟尽，急取出，不令作白①，用瓷器碗盖一宿，去火毒，为末，后用酸石榴一个，水一盏煎汤，调二钱匕②，不拘时服。

一方，治热病吐下水及下痢，身冷脉微，发燥③不止，附子一枚去皮脐，分作八片，入盐一钱，水一升煎半升，不拘时温服，立效。

一方，郑獬④侍御⑤传治气痢，巴豆一两，去皮去心，醋熬细末，取熟猪肝捣烂，和丸如桐子大，每服三五丸，空心米饮下，量力加减服之。牛肝尤佳。如食素人，以蒸饼为丸服之。

《圣惠方》治热痢不止者，捣车前叶，取汁一盏，入蜜一合煎，温分二服。

一方，治赤白痢，以葱一握切，和米煮粥，空心服之。

一方，治赤白痢，所下不多，遍数不减，用密陀僧三两烧令黄色，研如粉，每服醋茶调下一钱匕，日三服。

《肘后方》治下痢积久不瘥，肠垢已出，以梅实二十个，水一盏煎取六分，去粗，食前分为二服。

一方，治冷痢腹痛，不能食，肉豆蔻一两，以醋面裹煨，令

---

① 白：《圣济总录》卷七十七作"灰"。

② 二钱匕：原作"二盏"二字，据《圣济总录》卷七十七改。

③ 燥：焦躁。

④ 郑獬：北宋人，字毅夫，号云谷，宋皇祐五年（1053）进士第一，曾任度支判官、翰林学士等。

⑤ 侍御：侍御史，掌监察。

面熟为度，捣为散，不时粥饮下一钱匕。

一方，疗久痢，脱肛不止，取女萎切一升，烧薰之。

《梅师方》治初得痢冷热赤白及霍乱，甘草一两炙，肉豆蔻七个剉，以水二升煎取一升，空心分二服。

一方，治热病下痢脓血不止，不能食，白龙骨末，米饮调服方寸①。

一方，凡痢下应先白后赤，若先赤后白为肠蛊，牛膝三两捣碎，以酒一升浸经一宿，每服饮一两杯，日三服。

炙鸡散 主脾胃气虚，肠泄下痢，以黄雌鸡一只治如食法，以炭火炙之搥了，以盐醋刷之又炙，令极熬熟燥，空腹服之。

一方，治寒痢，切干姜如菀豆大，米饮服六十丸，日三服，夜一服。

阿芙蓉 天方国②传，专治久痢不止及一切冷证。

打沟阴水，种红罂粟花于畦上，勿令水渰③头，至七八月间，于花卸④后三五日，其壳即罂粟壳，于午后壳上用大针刺开外面青皮，里面硬皮不动，或三四处，次日早津出，用竹刀刮收入磁器内，阴干，每用小豆大一粒，空心温水化下。忌葱、蒜、浆水。如热渴，以蜜水解之。小儿黄米大一粒。治冷证，加后药，如阿芙蓉一钱，其药每味一钱，俱为末，蜜和丸如桐子大，每服一丸，温水下，瓦鹊⑤脑、荜拨、丁香、胡椒、草果⑥、炮附子、胡萝卜子、肉豆蔻煨。

一方，**感应丸** 治一切痢疾，用文⑦蛤一两，白矾少许，为

---

① 方寸：《证类本草》卷十六作"方寸匕"三字。

② 天方国：古时对阿拉伯诸国之称。

③ 渰（yǎn 烟）：通"淹"。《梁书·曹景宗传》："值暴风卒起，颇有渰溺。"

④ 卸：凋谢。

⑤ 瓦鹊：瓦雀，即麻雀。

⑥ 草果：此二字原倒，据《古今医统大全》卷三十六乙正。

⑦ 文：原作"蛟"，据文义改。

末，醋糊丸如桐子大，百草霜为衣，每服十丸，空心温米饮送下。

一方，治禁口痢，用丁香半两，连肉一两，为末，陈米汤调二钱服。

一方，治白脓痢，用白石①脂为末，醋糊丸如小豆大，每服十丸，米饮送下，日三服。

一方，治患痢疾日久，津液枯竭，四肢浮肿，口干，用冬瓜一枚，黄土泥厚裹五寸，煨令烂熟，去土，绞汁服之。

一方，治赤白痢，用荠菜根叶烧灰②，为末调服，极效。

一方，治疳痢，用薤白一握，生捣如泥，以粳米粉、蜜调相和，捏③作饼，熟④吃，不过三两度。

一方，治冷热痢，用甜菜绞汁，服之。又止血生肌，人及禽兽有伤折，傅之，立愈。

一方，治一切痢并腹痛，用马齿苋细切，煮粥食之。

张仲景治痢，**紫参汤**主之⑤，紫参半斤，甘草二两，以水五升煎甘草，煎取半升，分三服。

《外台秘要》治痢色白不消者，为脓⑥下方，好面炒，上一味捣筛，煮米粥，内面方寸匕。此疗泻百行，师不救者。

《肘后方》治赤白痢下，水谷食不消，以曲熬粟米粥，食方寸匕，日四五止。

《葛氏方》治重下，此即赤白痢也，熬豉令小焦，捣服一合，日三，无比。又豉⑦熬令焦，水一升淋取汁令服，冷则酒淋，日三服，有验。

---

① 石：原脱，据《卫生易简方》卷二补。
② 灰：原作"炭"，据《卫生易简方》卷二改。
③ 捏：原作"杆"，据嘉靖本改。《卫生易简方》卷二作"擀"。
④ 熟：《卫生易简方》卷二作"炙熟"二字。
⑤ 张仲景……主之：此方原与上方相混，今分出。"张仲景治痢，紫"六字原脱，据《证类本草》卷八补。"主"原作"煮"，据《证类本草》卷八改。
⑥ 脓：《证类本草》卷二十五作"寒"。
⑦ 豉：原作"头"，据《外台秘要》卷二十五改。

一方，卒腹痛，下赤白痢，数日不绝，以鸡卵一枚取出黄，去白，纳胡粉令满壳，烧成屑，以酒一钱匕。

《肘后方》治赤白痢，**姜墨丸**：干姜、好墨各五两，筛，以醋浆和丸如桐子大，每服三十丸至四五十丸，米饮下，日夜可六七服。

一方，治赤白痢久下①，谷道疼痛不可忍，宜服温汤，熬盐熨之，又炙枳实熨之，妙。

《经验方》治脏毒②赤白痢，香椿净洗刷，剥取皮日干，为末，饮下③一钱，立效。

一方，治暴痢，用蒜捣烂，两足下贴之。

一方，崔宣州衍④传赤白痢方，甘草一尺炙，擘破，以淡浆水蘸二三度，又以慢火炙之，后用生姜去皮半两，二味以浆水一升半煮取八合，服之，立效。

本草云：古砖热烧之，主下部久患白痢脓泄下，以物裹上坐之。入秋小腹多冷者，亦用此古砖煮汁服之。

《集验方》：蜀沙门⑤传水痢，以诃梨勒三枚，面裹炮赤，去面，取诃梨勒皮捣为末，饭和为丸，米饮空心下三七丸，以百人见效。

《千金方》治暴痢，小鲤鱼一枚烧为末，米饮服之，大人小儿服之效。

一方，治痢，用薤白一握细切，煮粥食。

一方，治大热毒纯血痢，宣连⑥六两，以水七升煮取三升半，夜露星月下，平旦空腹顿服之，少卧将息。

《肘后方》：赤痢热下久不止，黄连末，鸡子白丸，饮服十丸

---

① 下：原作"不"，据《证类本草》卷四改。
② 毒：原脱，据《证类本草》卷十四补。
③ 下：原脱，据《证类本草》卷十四补。
④ 崔宣州衍：即崔衍，唐代人，曾任宣歙池观察使，因称。
⑤ 沙门：佛教出家修道者。
⑥ 宣连：产于宣汉（今属四川）的黄连。

二十九丸，瘥。

张文仲治水痢百病，以马蔺子，用六月六日面熬令黄，各等分为末，空心米饮服方寸匕。如无六月六日面，用常面或牛骨灰等分亦得。

《杨氏产乳》治赤白痢，苘麻子①一两炒令香熟，为末，以蜜浆下一钱，不过再服。

《千金翼》治赤白痢积年不瘥，饮调云母粉方寸匕，两服立见神效。

本草云：鸡子醋煮熟，空腹食之，治久赤白痢。

《集验方》治血痢神妙，干姜，急于火内烧黑，不令成灰，瓷碗合放冷，为末，每服一钱，米饮调下。

《续十全方》② 治暴泻痢，百草霜末，米饮调下二钱。

《张仲景调气方》云：治赤白痢无问远近，小腹病痛不可忍，出入无常，下肿痛闷，每发面青，手足俱变者，黄连一两去毛，好胶手许大碎，蜡如弹子大，三味以水一大升先煎胶令散，次下蜡，又煎令散，即下黄连末搅相和，分为三服，惟须热吃，冷即难吃，神妙。

《斗门方》治泻痢，用白石脂、干姜二物停捣，以百沸汤和面为稀糊，搜匀，丸如桐子大，暴干，饮下三十丸。久痢不定，更加三十丸。霍乱，煎浆水为使。

《孙真人备急方》治赤痢，脐下痛，吴茱萸一合，黑豆汤吞之，效。

孟诜云：治赤白痢，腹痛者，取酸石榴一枚，并子捣汁，顿服。

《食医心镜》：止烦，断下痢，平胃气，温中长肌，粳米饭及粥食之。

卷之三

目 录

咳嗽门 附劳嗽、肺痈

喘证门

芦筒散

痨瘵门

脚气门

卷之三

气 门

《内经》云：喜怒伤气，寒暑伤形，暴怒伤阴，暴喜伤阳。厥气上行，满脉去形，喜怒不节，寒暑过度，生乃不固①，故重阴必阳，重阳必阴。

子和云：夫天地之气，常则安，变则病。而况人禀天地之气，五运迭侵于外，七情交战于中，是以圣人啬气②，如持至宝，庸人役物③，而反伤太和。此轩岐所以论诸痛皆因于气，百病皆生于气，遂有九气不同之说。气本一也，因所触而为九，怒、喜、悲、恐、寒、暑、惊、思、劳也。其言云：怒则气逆，甚则呕血及飧泄，故气逆上矣王太仆曰：怒则阳气逆上而肝木乘脾，故甚则呕血及飧泄也；喜则气和志达，荣卫通利，故气缓矣；悲则心系急，肺布叶举④，而上焦不通，荣卫不散，热气在中，故气消矣；恐则精却，却则上焦闭，闭则气还，还则下焦胀，故气不行矣太仆云：恐则阳⑤精却上而不下流，下焦阴气亦回还而不散，故聚而胀也，然上焦固禁，下焦气还，故气下行也；寒则腠理闭，气不行，故气收矣太仆云：身凉则卫气沉，故皮肤文理及渗泄之处皆闭密而气不⑥流行，卫气收敛于中而不散也；炅则腠理开，荣卫通，汗大出，故气泄矣太仆云：人在阳则舒，在阴

---

① 固：原作"故"，据《素问·阴阳应象大论》改。

② 啬气：惜护元气。

③ 役物：为名利等身外之物所役使。"役"原作"投"，据《儒门事亲》卷三改。

④ 举：此下原衍"而"字，据《素问·举痛论》删。

⑤ 阳：原作"伤"，据《素问·举痛论》王冰注改。

⑥ 不：原脱，据《素问·举痛论》王冰注补。

则惨，故热则肤腠开发，荣卫大通，津液外渗①而汗大出也；惊则心无所依，神无所归，虑无所定，故气乱矣；劳则喘息汗出，内外皆越，故气耗矣太仆云：疲劳役则气奔速，故喘息，气奔速则阳外发，故汗出。内外皆逾越于常纪，故气耗损也。思则心有所存，神有所归，正气留②而不行，故气结矣太仆云：系心不散，故气亦停留。此《素问》之论九气，其变甚详，其理甚明。然论九气所感之疾则略，惟论呕血及飧泄，余皆不言。惟《灵枢》论思虑悲哀，喜乐愁忧，盛怒恐惧，而言其病曰：心怵惕③思虑而伤神，神伤则恐惧自失，破䐃脱肉，毛悴色夭，死于冬；脾忧愁而不解则伤意，意伤则恍乱④，四肢不举，毛悴色夭死于春；肝悲哀动中则伤魂，魂伤则狂忘⑤不精，不正当人，阴缩⑥而挛筋，两胁不举，毛悴色夭，死于秋；肺喜乐无极则伤魄，魄伤则狂，狂者意不存人，毛革焦，毛悴色夭，死于夏；肾盛怒而不止则伤志，志伤则喜忘其前言⑦，腰脊不可俯仰屈伸，毛悴色夭，死于季夏。恐惧不解则伤精，精伤则骨酸⑧痿厥，精时自下。故五脏主藏精者也，不可伤，伤则失守而阴虚，虚则无气，无气则死矣。《灵枢》论神意魂魄志精所主之病，然无寒暑惊劳四证，余以是推而广之。怒气所至，为呕血，为飧泄，为煎厥，为薄⑨厥，为阳厥，为胸满胁痛，食则气逆而不下，为喘渴烦心，为消瘅，为肥气，为目暴盲，耳暴闭，筋纵，发于外为疽痈；喜气所至，为笑不休，为毛革焦，为肉⑩病，为阳气不收，甚则为

---

① 外渗：此二字原脱，据《素问·举痛论》王冰注补。

② 留：原作"流"，据《素问·举痛论》改。

③ 心怵惕：此三字原脱，据《灵枢·本神》补。

④ 恍乱：《灵枢·本神》作"悗乱"。

⑤ 忘：通"妄"。《老子·十六章》："不知常，忘作，凶。"朱谦之校释："忘、妄古通。"

⑥ 缩：原脱，据《灵枢·本神》补。

⑦ 言：原脱，据《灵枢·本神》补。

⑧ 酸：原脱，据《灵枢·本神》补。

⑨ 薄：嘉靖本、《儒门事亲》卷三并作"薄"。

⑩ 肉：《儒门事亲》卷三作"内"。

狂；悲气所至，为阴缩，为筋挛，为肌痹，为脉痿，男为数溲血，女为血崩，为酸鼻辛頞，为目昏，为少气不能报息，为泣，齘则臂麻；恐气所至，为破䐃脱肉，为骨酸痿厥，为暴下绿①水，为面热肤急，为阴痿，为惧而脱颐②；惊气所至，为潮涎，为目睘③，为口呿④，为痴痫，为不省人，为僵仆，久则为痛痹⑤；劳气所至，为咽噎病，为喘促，为嗽血，为腰痛骨痿，为肺鸣，为高骨坏，为阴痿，为唾血，为冥视⑥，为耳闭，男为少精，女为不月，衰甚则溃溃乎⑦若坏都⑧，汩汩乎不可止；思气所至，为不眠，为嗜卧，为昏瞀，为中痞三焦闭塞，为咽嗌不利，为胆瘅呕苦，为筋痿，为白淫，为得后与气快然如衰，为不嗜食；寒气所至，为上下所出水液澄沏清冷⑨；炅气所至，为喘呕吐酸，暴注下迫。凡此九者，《内经》有治法，但以五行相胜之理治之。夫怒伤肝，肝属木，怒则气并于肝而脾土受邪，木太过则肝亦自病；喜伤心，心属火，喜则气并于心而肺金受邪，火太过则心亦自病；悲伤肺，肺属金，悲则气并于肺而肝木受邪，金太过则肺亦自病；恐伤肾，肾属水，恐则气并于肾而心火受邪，水太过则肾亦自病；思伤脾，脾属土，思则气并于脾而肾水受邪，土太过则脾亦自病；寒伤形，形属阴，寒胜热则阳受病。寒太过则阴亦自病。暑伤气，气属阳，阳热胜寒则阴受病，热太过则阳亦自病。凡此七者，更相为治。故悲可以治怒，以怆恻苦楚之言感之；喜可以治悲，以谑浪亵狎之言娱之；恐可以治喜，以迫遽死亡之言怖之；怒可以治思，以污辱欺罔之言触之；思可以治恐，以虑彼忘此之言夺之。凡此五

---

① 绿：原作"渌"，据《儒门事亲》卷三改。
② 脱颐：下颌脱白。
③ 睘（qióng 穷）：目惊。
④ 呿（qū 区）：口张开。
⑤ 痛（qún 群）痹：痹证之肢体麻痹。痛，肢体麻痹。
⑥ 冥视：合眼而视不明。
⑦ 溃溃乎：水溃决貌。
⑧ 都：堤坝。
⑨ 澄沏清冷：此四字原脱，据《儒门事亲》卷三补。

者，必诡诈谲怪，无所不至，然后可以动人耳目，易人视听。若胸中无材器之人，亦不能以此五法也。炅可以治寒，寒可以治炅，逸可以治劳，习可以治惊。经曰惊者平之①，平谓平常也。夫惊以其忽然而遇之也，使习见习闻，则不惊矣。此九者，《内经》自有是理，庸工废而不行，今代刘河间治五志，独得言外之意②。

丹溪曰：治气一门有曰：治一切气，冷气滞气，逆气上气，用安息香丸、丁沉丸、大沉香丸、苏子丸、匀气散、如神丸、集香丸、白沉香散、煨姜丸、盐煎散、七气散、温白丸、生气汤，悉用热药。夫天地周流于人之一身以为生者气也，阳往则阴来，阴往则阳来，一升一降，无有穷已。苟内不伤于七情，外不感于六淫，其为气也，何病之有？今曰滞气逆气上气，皆是肺受火邪，气得炎上之化，有升无降，熏蒸清道，甚而至于上焦不纳，中焦不化，下焦不渗，遂展转传变，为呕为吐，为膈为噎，为痰为饮，为③翻胃，为吞酸。夫治寒以热，治热以寒，此正治之法也；治热用热，治寒用寒，此反佐之法也。详味前方，既非正治，又非反佐，此愚之所以不能无疑也。观其微意，可表者汗之，可下者利之，滞者导之，郁者扬之，热者清之，寒者温之，偏寒偏热者，反佐而行之，挟湿者淡以渗之，挟虚者补而养之，何尝例用辛香燥热之剂，以火济火，实实虚虚，咎将谁执④？

《脉经》云：脉滑者多血少气，涩者少血多气，大者血气俱多。脉来大而坚者血气俱实，小者血气俱少。脉来细而缓者，血气俱虚。

代者气衰，细者气少。浮而绝者气，辟大而滑，中有短气。尺脉涩而坚为血实气虚，尺脉细而微者，血气俱不足。

---

① 惊者平之：语出《素问·至真要大论》。
② 夫天……之意：语本《儒门事亲》卷三。
③ 为：原脱，据《局方发挥》补。
④ 治气……谁执：语本《局方发挥》。

刘立之①《脉理玄要②》云：下手脉沉，便知是气。沉极则伏，涩弱难治。其或沉滑，气兼痰饮。

治 法

凡见喜、怒、悲、恐、思之证，皆以平心火为主。至于劳者伤于动，动便属阳，惊者骇于心，心便属火，二者亦以平心火为主。今之医者不达此旨，遂有寒凉之谤③。

今七情伤气，郁结不舒，痞闷壅塞，发为诸病，当详所起之因，滞于何经，上下部分，脏气之不同，随经用药，有寒热温凉之同异。若枳壳利肺气，多服损胸中至高之气；青皮泻肝气，多服损真气。与夫木香之行中下焦气，香附之快滞气，陈皮之泄逆气，紫苏之散表气，厚朴之泻胃气，槟榔之泻至高之④气，藿香之馨香上行胃气，沉香之升降真气，脑、麝之散真气，若此之类，气实所宜。其中有行散者，有损泄者，其过剂乎用之，能却气之标而不能治气之本，岂可又佐以燥热之药，以火济火，混同谓治⑤诸气，使之常服多服，可乎？

治气宜导痰，治法见痰饮门。寒气所至，治法见寒门。气中似风证，治法见气厥门。炅气所至，治法见积热门。

子和尝治一书生，劳苦太过，大便结燥，咳逆上气，时喝喝然有音，唾呕鲜血。以苦剂解毒汤加木香、汉防己煎服，时时啜之，复以木香槟榔丸泄其逆气，不月余而痊⑥。

庄先生者治喜乐之极而病⑦者，庄切其脉，为之失声，佯曰吾

---

① 刘立之：即刘开，字立之，号复真，南宋人，著有《方脉举要》《脉诀理玄秘要》。
② 要：原作"腰"，据《奇效良方》卷十五改。
③ 谤：指责。
④ 之：原作"至"，据《玉机微义》卷十六改。
⑤ 治：原作"致"，据《玉机微义》卷十六改。
⑥ 尝治……而痊：语本《儒门事亲》卷三。
⑦ 病：原作"乐"，据《儒门事亲》卷三改。

取药去，数日更不来。病者悲泣，辞其亲友，曰：吾不久矣。庄知其将愈，慰之。诘其故，庄引《素问》惧①胜喜，可谓得玄关②者也③。

附：养生方导引法

两手向后，合手拓腰向上，急势振摇臂肘，来去七，始得手不移，直向上向下，尽势，来去二七，去脊心肺气，壅闷散消。

一法，两足两指相向，五息止④，引心肺，去厥逆上气。极用力，令两足相向，意止引肺中气出。病人行肺内外，展转屈伸，随适⑤，无有违逆。

神仙九气汤　治九气：隔⑥气、风气⑦、寒气、热气、忧气、喜气、惊气、怒气、山岚瘴气，积聚坚牢如杯，心腹刺痛，不能饮食，时去时来，发则欲死。

香附子炒　姜黄　甘草炙，各等分

上为末，每服三钱，食远盐汤调服。治心脾痛不忍，用此送下九痛丸，立效。方见心痛门。

秘方神仙九气汤　治证同前。

木香　丁香　荜澄茄　石菖蒲各五钱　官桂　天台乌　丁皮小茴香各一两，炒　青皮　香附炒　陈皮各二两　甘草炙，一两五钱

上为细末，每服三钱，食远白汤调下。煎亦可。

枳壳散　治五种积气，三焦痞塞，胸膈满闷，背膂⑧引痛，心腹膨胀，胁肋刺痛，饮食不下，噎塞不通，呕吐痰逆，口苦吞酸，羸瘦少力，短气烦闷，常服顺气宽中，消疝癖积聚，散惊忧恚怒。

---

① 惧：《素问·阴阳应象大论》作"恐"。
② 玄关：佛教称为道之法门。
③ 庄先生……者也：语本《儒门事亲》卷三。
④ 止：原作"正"，据《诸病源候论》卷十三改。
⑤ 适：原脱，据《诸病源候论》卷十三补。
⑥ 隔：《世医得效方》卷三作"膈"。
⑦ 风气：此二字原脱，据《世医得效方》卷三补。
⑧ 膂：原作"荞"，据《普济本事方》卷三改。

枳壳麸炒　三棱煨　莪术煨　陈皮　益智　槟榔　官桂各二钱
干姜炮　厚朴制　青皮　白豆蔻　木香　甘草炙，各一钱

上咀，分二贴，每贴姜三片，水二钟，煎八分，食远服。为末，盐汤点服亦可。

快气汤　治一切气积，心腹胀满，胸膈噎塞，噫气吞酸，胃中痰逆呕吐，宿酒不解，不①思饮食。

砂仁四两　香附炒，一斤　甘草炙，二两

上为细末，每服三钱，食远盐汤点服。或咀，每贴七钱，水二钟，姜三片，煎八分，食远温服。快气美食，温养脾胃。此方用姜煎，名小降气汤。

沉香降气汤　小降气汤内加沉香，名沉香降气汤。内加乌药五两，名小乌沉汤。再入紫苏磨槟榔，送下神保丸方见心痛门，无气不治。已上四方并名大乌沉汤。

抑气散　治七情所伤，中脘不快，气不升降，胁胀，女人尤宜服。

香附炒，四两　陈皮三两　甘草炙，五钱

上为末，每服二钱，食远白汤点服，煎服尤妙。

分心气饮　治男妇一切气不和，或因忧愁思虑，或酒色过伤，或临食忧烦，或事不遂意，留滞胸膈，胁肋痞闷，呕吐头眩，倦怠，面痿黄，口舌干，饮食减，渐羸瘦。降阴阳，顺三焦。

紫苏四钱　羌活　半夏汤洗二次　官桂去皮　青皮去白　陈皮去白　大腹皮　桑白皮炒　木通　芍药　甘草炙　赤茯苓各一钱

上咀，每贴七钱，姜三片，枣二枚，灯心十茎，水二钟，煎八分，食远服。气秘，加枳壳炒、莱菔子炒、皂角子各一钱；咳嗽不利，加人参、五味子、桔梗各二钱；气滞腰疼，加枳壳、木瓜各一钱；水气，面目浮肿，加车前子、麦门冬、苦葶苈炒、木香、泽泻、猪苓，名小流气饮。

分心气饮　治证同前。

---

① 不：原作"可"，据《和剂局方》卷三改。

桔梗炒　麦门冬去心　草果仁　大腹皮各一钱　木香　桑白皮炙　大腹子　厚朴制　白术　人参各半钱　香附炒　紫苏　陈皮藿香各钱半　丁皮　甘草炙，各一钱

上咀，分二贴，煎服同前。

分气紫苏饮　治证同前。

五味子　桑皮炙　陈皮　桔梗　草果仁　茯苓　大腹皮　甘草炙，各钱半　紫苏茎叶二钱

上咀，分二贴，每贴水二钟，姜三片，盐少许，煎八分，去粗，食远服。

苏合香丸　专能顺气化痰，并治传尸骨蒸、诸虚①痨瘵、卒②暴心痛、鬼魅瘴疟、赤白下痢、小儿惊搐等证，并宜服之。

沉香　麝香研　诃梨勒煨，用皮　丁香　青木香　安息香别为末，用无灰酒一升熬膏　香附子炒，去毛　荜拨　白术　白檀香各二两　薰陆香别研　苏合香油入安息香膏内　龙脑研，各一两　朱砂研飞　乌犀角各二两

上为末，研药和匀，用安息香膏并炼蜜和剂，丸如梧桐子大，空心用温水化下四丸。酒服亦可。

乌沉汤　和一切气，除一切冷，调中，补五脏，益精，壮阳道，暖腰膝，去邪气，治吐泻转筋，癥癖疼痛，风水毒肿，冷风麻痹，又主中恶心腹痛，膀胱肾间冷气攻冲背膂，俯仰不利，妇人血气攻击③，心腹撮痛，并宜服之。

天台乌一百两　沉香五十两　人参三两　甘草炒，四两半

上为末，每服半钱，入生姜三片，盐少许，沸汤点服，空心食前。

紫沉通气汤　治三焦气涩，不能宣通，腹胁胀，大便秘。

紫苏叶　枳壳麸炒　陈皮去白　赤茯苓去皮　甘草炙　槟榔各一

---

① 虚：原作"项"，据《奇效良方》卷十五改。
② 卒：原作"辛"，据嘉靖本、《奇效良方》卷十五改。
③ 击：原作"系"，据《和剂局方》卷三改。

两　沉香　木香　麦门冬去心　五味子　桑白皮　黄芪　干生姜
薄荷叶　荆芥穗　枳实麸炒，各五两

上咀，每服半两，水一盏半煎八分，空心温服。

导气丸　宣壅导气，除胀满，利大肠。

大黄四两，煨　胡椒四十九粒　青皮　陈皮　蝎梢炒　茴香炒
干姜炮　甘草炙，各一两　阿魏半钱，面和炒　黑牵牛头末，二两

上为细末，水糊丸如桐子大，每服五十丸，食远白汤送下。

木香流气饮　治诸气痞塞不通，胸膈膨胀，面目虚浮，四肢
肿满，口苦咽干，大小便秘。

半夏洗七次，焙，二两　厚朴去皮，姜制　青皮去白　紫苏去梗
香附子去毛　甘草炙，各一斤　陈皮去白，二斤　肉桂去皮，不见火
蓬莪术煨　丁香皮不见火　大腹皮　槟榔　藿香叶　木香不见火
草果仁各六两　木通去节，八两　麦门冬去心　白芷　赤茯苓去皮
白术　干木瓜　人参去芦　石菖蒲各四两

上㕮咀，每服四钱，水一盏半，姜三片，枣一枚，煎七分，去
粗，食后服。一方去石菖蒲、藿香，加沉香六两，枳壳四两炒，大
黄二两。

撞气阿魏丸　治五种噎疾，九般心痛，痃癖气块，冷气攻刺，
腹痛肠鸣，呕吐酸水，丈夫小肠气，妇人血气，并皆治之。

茴香炒　青皮去白　甘草炒　陈皮去白　莪术炮　川芎各一两
生姜四两，切片，盐半两淹一宿，炒　胡椒二钱半　白芷　肉桂去皮
缩砂仁　丁香皮炒，各半两　阿魏酒浸一宿，同面为糊，各二钱半

上为末，用阿魏和面糊丸如鸡头实大，每药丸一斤用朱砂七
钱为衣，每服五七丸，丈夫气痛，食远炒姜盐汤下。妇人血气醋
汤下。

沉香化气丸　治证同前。

茯苓　人参　木香　青皮　丁香　沉香　白术　山药　砂仁
蓬术炮　三棱炮　菖蒲　槟榔　陈皮　白豆蔻各六钱　官桂一两
萝卜子炒，二两　香附子十两　黑牵牛末，二十八两

上为末，醋糊丸如梧桐子大，每服五七十丸，食后姜汤送下。

木香饮 又名流气饮子，又木香流气饮，但气壅，脚浮肿，无不效。

紫苏　青皮　当归酒浸　芍药　乌药　茯苓去皮　桔①梗　半夏洗七次　甘草炙　川芎　黄芪炙　枳实炒　防风去芦　槟榔　枳壳麸炒　大腹子姜汁浸一宿，焙，各八分　陈皮一钱二分　木香四分

上咀，分二贴，每贴姜三片，枣二枚，水二钟，煎八分，食远服。心脾痛，加菖蒲八分；五膈气，加陈皮；心下怔忡②，加麦门冬去心；妇人血气痛，加艾八分。如五脏自利，加粳米。一方无半夏、枳壳、槟榔。

三和散 治五脏不调，三焦不和，心腹痞闷，胁肋䐜胀，风气壅滞，肢节烦痛，头面虚浮，手足微肿，肠胃燥涩，大便秘难，虽年高气弱并可服之，又治背痛胁痛，有妨饮食，及脚气攻，胸腹满闷，大便不通。

羌活　紫苏　沉香　木瓜　大腹皮各一钱　川芎三钱六分　甘草炙　陈皮　木香　槟榔　白术各九分。

一方加生姜、砂仁、灯芯各一钱。

上咀，分二贴，每贴水二钟煎八分，去粗，食远服。

七气汤 治证同前。

人参　官桂　半夏洗七次，各二钱　甘草炙，一钱

上咀，作一贴，水二钟，姜三片，煎八分，去粗，食远服。

四七汤 治证同前。

半夏洗，二钱半　茯苓二钱　厚朴姜制，一钱半　紫苏一钱

上咀，作一贴，水二钟，姜三片，煎八分，去粗，食远服。如若思虑大过，阴阳不分，清浊相干，用此下青州白丸子效见中风门。妊娠恶阻尤妙，名大七气汤。一方加苏子研破、枳壳、诃子煨，取皮肉，治七情气噎呕逆。

鸡舌香散 治证同前。

---

① 桔：原作"梗"，据嘉靖本、《全生指迷方》卷三改。
② 忡：原作"中"，据嘉靖本改。

香附炒　赤芍药　乌药　良姜　官桂各三钱　甘草炙，半钱

上为末，每服三钱，食远沸汤调下。盐汤亦可。

脒气散　治证同前。

枳壳二钱，炒　白术三钱　莪术煨　三棱煨，各五钱　木香七分半

上咀，分二贴，每贴水二钟，姜三片，煎八分，去粗，食远服。

苏子降气汤　治虚阳上攻，气不升降，上盛下虚，痰涎壅盛。

当归去芦，酒浸　甘草炙　前胡去芦　厚朴去皮，姜制，各二两　肉桂去皮　陈皮去白，各三两　半夏曲　紫苏子各五两

上咀，每服五钱，水一盏，姜三片，枣一枚，煎八分，食远服。

小降气汤　治证同前。

紫苏　天台乌药　白芍药　陈皮去白，各一钱　甘草炙，一钱

上咀，作一贴，水二钟，姜三片，煎八分，去粗，食远服。

推气丸　治三焦否塞，气不升降，大便秘，小便黄。

枳壳麸炒　陈皮　黄芩　大黄　槟榔　牵牛各等分

上为末，姜汁糊丸如梧桐子大，每服五十丸，不拘时白汤下。

木香槟榔丸　疏三焦，利胸膈，破痰逐饮，快气消食。加三棱，名①导饮丸。

木香　槟榔　青皮　陈皮　蓬术煨　黄连　枳壳炒，各一两　黄柏　大黄各三两　香附炒　牵牛末，各四两

上为末，水丸如桐子大，每服五十丸，食后姜汤下。

导气枳壳丸　治气结不散，心胸痞痛，逆气上攻，分气逐风。

枳壳麸炒　木通炒　青皮去白　陈皮去白　桑皮炒　茴香炒　萝卜子炒　黑牵牛炒，取头末　白牵牛炒，取头末　三棱煨　蓬术煨，各等分

上为细末，姜汁糊丸如桐子大，每服五十丸，橘皮汤下②。三

---

① 名：此下原衍"各"字，据文义删。

② 下：原脱，据《黄帝素问宣明论方》卷七补。

和丸更妙。

青木香丸 治宽中利膈，行滞气，消饮食，胸膈噎塞，腹胁胀满，心下坚痞，肠中水声，呕哕痰逆，不思饮食。

补骨脂炒 荜澄茄 槟榔酸粟米饭裹，湿纸包，火中煨，纸焦去饭，各四两 木香二两 黑牵牛二十四两，炒香另研，取头末十二两

上为末，面糊丸如桐子大，每服二十丸，食远茶汤下。小儿一岁一丸，孕妇勿服。

搜风顺气丸 又名麻仁丸，治年高气弱及有风脚气。方见脚气门。

皇甫真人一块气 治一切气注疼痛，及气积、气块、气滞、气喘、气痛、气血攻刺，及诸般气积酒积，食积聚，黄瘦，不思饮食。

广茂煨 丁香 丁皮各一钱半 陈皮二钱 木香钱半 槟榔 三棱醋浸煨 大黄各半两 萝卜子一两，炒 牵牛头末，二两 干漆炒烟尽，二钱 大麦蘖四两，用去壳巴豆二两同炒，去豆 青皮 枳壳麸①炒 砂仁 姜黄 甘草炙，各半钱 皂角五个，水浸炙，去皮子

上为末，面糊为丸如桐子大，每服二十丸或三十丸，食远姜汤或酒下。

又方，治证同前。

大黄醋浸焙 鳖甲剉，醋炒黄 神曲炒 萝卜子炒 桃仁炒，去皮尖 干姜炮 川乌炮 陈皮 木香各等分

上为末，每药末一两，川乌半两，巴豆焙，去油七粒，酒糊丸如桐子大，每服二十丸或三十丸，食远服，疝气，炒盐茴香汤下，心气疼痛，醋汤下，冷湿气，木瓜汤下，遍身疼痛，温酒下，妇人血瘕气块，红花木瓜汤下，常服余证，姜汤下。

参附正气散 治虚弱，气不和等疾，奇效。

人参 白豆蔻 木香各半钱 川芎 干姜炮 甘草炙 藿香去

---

① 麸：原作"去"。原书"麸"多有讹作"去"者，今据文义改，后见径改，不出校。

土　茯苓　黄芪蜜炒　当归酒洗　丁香　官桂去皮　陈皮　白芷
砂仁　青皮各一钱　白术　附子炮　半夏曲各一钱四分

上咬咀，分二贴，每贴姜三片，枣二枚，水二钟，煎八分，去
粗，食远服。

和中丸　治疏导三焦，宽利胸膈，破痰逐饮，快气消食。

木香　沉香　槟榔　枳实麸炒　三棱醋煮　蓬术煨　砂仁　白
豆蔻　青皮　陈皮　莱菔子炒　半夏洗　杏仁炒，皮尖去　黄连
牙皂酥炙，去皮子　郁李仁各一两　黄柏　香附炒，各三两　大黄煨
牵牛头末，各四两

上为末，别用皂角二两去皮弦子，浆水浸搓，揉汁熬膏，更
炼蜜少许，丸如桐子大，每服五十丸，食远姜汤送下。

异方木香槟榔丸　治证同前。

麦蘖四两，炒　陈皮　丁皮　神曲炒，各钱半　大黄　丁香　槟
榔　木香各二钱半　蓬术煨　三棱煨，各二钱　牵牛头末，生二钱，炒
一钱　巴豆去壳，二钱半，醋煮去油，再换醋煮沸，控干另研

上为细末，面糊丸如梧桐子大，每服三五七丸，食远姜汤下，
量老弱虚实加减服。伤酒酒积津唾下，赤痢甘草汤下，白痢干姜
汤下，赤白甘草干姜汤下，霍乱陈皮汤下，呕吐藿香汤下，心脾
痛丁香汤下，腹痛姜汤下，小儿疳积薄荷汤下，常服陈皮生姜汤，
临睡不拘时服。

三和丸　治三焦不和，气不升降，心胸痞闷，胁肋刺痛。

枳实炒　槟榔　半夏洗，各二两　木香　青皮　陈皮　丁皮
赤茯苓　萝卜子炒　白术各一两半　广茂煨，三两　沉香　官桂　藿
香　白豆蔻各一两　三棱四两，煨　牵牛头末，半斤

上为细末，酒糊丸如桐子大，每服三五十丸，食远姜汤送下。

沉香降气丹　治证同前。

沉香　木香　砂仁　白豆蔻　杏仁去皮，麸炒　陈皮　蓬术煨
枳壳麸炒，各二两　萝卜子三两　牵牛头末，二两　大黄二两

上为细末，姜汁糊丸如桐子，每服五十丸，食远姜汤送下。

化痰丸　快脾顺气，化痰消饮。

半夏汤洗七次　南星各三两　皂角切　生姜切片，各半斤，四味同煮，拣去皂角不用，将姜、半夏、南星晒干，无日火焙　青皮去白　陈皮去白　苏子炒　萝卜子炒研　杏仁去皮尖，炒　干葛　神曲炒　麦蘖炒　糖球子①　香附，各一两　白矾三两

上与前②同为末，姜汁浸蒸饼丸如桐子大，每服五七十丸，食后茶清送下。

三棱散　治酒食所伤，胸膈不快，腹胁胀满，呕吐酸水，翻胃脾痛，及食积气块，攻刺腹胁，不思饮食，日渐羸瘦，又治年高气弱③，三焦痞塞，常觉妨闷，并宜服之。

蓬术煨　三棱煨　青皮去白　益智各二两　白茯苓四两　甘草炙，三两

上为末，每服二钱，水一大盏，枣一枚劈破，入盐少许，同煎至半盏，不拘时服。常服宽胸利膈，消酒食，和胃。

小理中丸　治三脘气弱，中焦积寒，脾虚不磨，饮食迟化，吃物频伤，胸膈满闷，胁肋疞刺，呕吐哕④逆，噫醋恶心，腹胀肠鸣，心腹疼痛，噎塞隔气，翻胃吐食，饮食减少。

蓬术一斤　干姜炮　青皮　陈皮　草豆蔻煨　三棱煨　官桂去皮，各二两　牵牛炒　良姜炒，各二斤　砂仁　红豆各一斤　阿魏三两，醋化作泥

上为末，水煮面糊为丸如桐子大，每服三十丸，食远姜橘皮汤下，温汤亦可，不拘时。此药无利性，不损气，脾胃偏虚寒者宜服之。

蓬煎丸　治脾胃虚弱，久有伤滞，中脘气痞，心腹膨胀，胁下坚硬，胸中痞塞，噫气不通，呕吐痰水，不⑤思饮食，或心腹引

---

① 糖球子：即山楂。

② 前：指前药，按《重订瑞竹堂经验方·痰饮门》指半夏、南星、白矾、皂角、生姜五味。

③ 弱：原脱，据嘉靖本、《和剂局方》卷三补。

④ 哕：原脱，据《和剂局方》卷三补。

⑤ 不：原作"可"，据《和剂局方》卷三改。

痛，气刺气急，及疗食癥酒癖，血瘕气块，时发疼痛，呕哕酸水，面黄肌瘦，精神困倦，四肢少力，又治女人血气不调，小腹疗痛，并皆治之。

猪胰一具　三棱　蓬术二味醋煮令透，□为末，各四两，已上二味同胰入硇砂熬成膏　川楝子　山药　槟榔　枳壳去穰，炒　茴香炒　附子炮，去皮脐，各二两　硇砂半两

上件碾细蓬术末，入猪胰、硇砂，膏同醋糊为丸如梧桐子大，每服十丸至十五丸，姜汤下，妇人淡醋汤下，不拘时，量虚实加减。常服顺气宽中，消积滞，化痰饮。

茴香汤　疗元脏气虚冷，脐腹胀满疗刺疼痛，不思饮食，一切冷气，并皆治之。

茴香去土，炒，一升　川楝子炒，去□　陈皮各五两半　甘草炙，十五两　盐炒，二两半

上为末，每服二钱，沸汤点服，食远。常服温中益气，利膈，进饮食。

调气散　气滞胸膈，虚痞恶心，宿冷不消，心腹刺痛。

白豆蔻仁　丁香　檀香　木香各二两　藿香叶　甘草炙，各八两　砂仁四两

上为末，每服二钱，入盐少许，沸汤点服，不拘时。又名木香匀气散。

木香分气丸　治一切气逆，心胸痞闷，腹肋虚胀。

木香　甘草　砂仁　香附子去毛，炒　蓬术煨　丁皮各四两　藿香洗，去土　姜黄　甘松　檀香各一两

上晒干不见火，捣为末，稀面糊丸如桐子大，每服三十丸，生姜橘皮汤下，不拘时服，宽中进食。

沉香化气丸　治男子妇人脾胃不和，过食生冷油腻，面粉湿粉，停滞不化，胸膈满闷，呕逆恶心，腹肋胀，心脾疼痛，增寒壮热，面目四肢浮肿，甚致脏腑闭涩，上气喘急，睡卧不安，但是有因气，有寒气咽气，膈气滞气，塞气痞气，癖气块，一切气，并宜服之。

香附子二斤，一斤半炒，半斤生用　槟榔　半夏汤洗，各二两　草果三两　茯苓去皮，二两　青皮　陈皮各十两　糖毬　枳实麸炒，各四两　官桂一两，去皮　丁皮五钱　枳壳麸炒　丁香　菖蒲　蓬术煨　三棱煨　萝卜子炒　神曲炒　山药　砂仁各四两　南星炮　木香　厚朴去皮，姜制　白豆蔻　良姜　干姜　人参各二两　沉香一两半　紫苏净末，四两　牵牛头末，一斤

上为细末，醋糊丸如梧桐子大，每服五十丸，临卧姜汤送下。膀胱疝气，空心盐汤下。如要大便通利，渐加至一百丸，仍看老少盛衰增减丸数。此药蠲积聚，化滞气，逐利病源，立见神效。药性温平，不损元气，常服三五丸，疏风顺气，和胃健脾，消酒化食，宽中快膈，消磨癖块。孕妇勿食。

家宝宽中丸　治脾胃不和，饮食减少，十膈五噎，胸满痞塞，胁肋胀闷，腹中积聚成块疼痛，此药服之，宽中快膈，去滞气，化痰健胃，和顺三焦。

京三棱煨　蓬术煨，各二两　砂仁去皮　青皮　陈皮去白　香附子炒，各一两　吴茱萸拣去闭口者，二两，炒　木香　槟榔各一两　胡椒半两　沉香另研　益智仁去皮　枳壳麸炒，各一两

上为细末，稀面糊和丸如梧桐子大，每服三四十丸，食远紫苏汤送下，日二服。忌食糟藏油腻生冷，戒忧思忿怒之气，服之甚效。

针灸法

一法，治忧死无气，手足冷，心腹口鼻温，目中神彩不转，口中无涎，舌卵不缩，可刺合谷①穴，针入三分，徐徐出针，以手扪其穴，人复活也。

一法，治惊死，凡心下温者，刺手少阳之源，即是兑骨穴也，乃是真心之源，在手掌后兑骨之端陷中是穴，用长针口中温暖，

---

① 谷：原作"骨"，据嘉靖本改。

方刺入三分，徐徐出针，以手扪①其穴，其人复苏也。

一法，治暴惊欲死者，针下廉二穴，在三里下二寸，针入五分。

一法，治喜死，四肢冷，气绝，色不变者，刺阳池穴，用口温针勿冷，针入三分，徐徐出针，以手扪其穴，即复苏也。

一法，治喜笑欲死者，针列缺二穴，在手大指②后臂上三寸，及大陵二穴，在掌后横纹中，针三分。

一法，治悲哭欲死，四肢冷而身口湿者，可针人中穴三分，徐徐出之，灸百会穴三壮，可活。

一法，治悲哭欲死，针神道一穴，在背第五椎，针三分，灸三壮。

一法，治上气冷发③，腹中雷鸣转叫，呕逆不食，灸太冲，穴在足大指本节后，不限壮④数，从痛灸至不痛止。

一法，治心腹诸病，坚满烦痛，忧思结气，心痛吐下，食不消，灸太仓，穴在心下四寸，胃脘下一寸，灸一七壮。

一法，治脐下撮痛，流入阴中，发作无时，此冷气也，灸关元百壮，在脐下三寸⑤。

一法，治短气不语，灸大椎⑥随年壮，灸肺俞百壮，脐孔中二七壮⑦。

乏气，灸第五椎下，随年壮灸之。

一法，卒厥逆气，气攻两胁，心下痛满，奄奄欲绝，此为奔豚气，先以热汤浸两足，频频易之，即灸气海百壮，在脐下一寸

----

① 扪：原作"们"，据嘉靖本改。

② 指：原作"脂"，据嘉靖本改。

③ 发：原脱，据《备急千金要方》卷十七补。

④ 壮：原作"状"，据《备急千金要方》卷十七改。

⑤ 寸：此下原衍"及膏肓"三字，据《备急千金要方》卷十七删。

⑥ 椎：原作"推"，据《千金翼方》卷二十七改。

⑦ 脐孔中二七壮：《千金翼方》卷二十七治"少年房多短气"，另为一方。

半，灸关元百壮，在脐下三寸，又灸期门百壮。

一法，治奔豚气，抢心不得息，灸中极五十壮，在脐下四寸。

易简诸方

一方，治忧惧成疾，用人参、半夏洗七次五两，肉桂、甘草炙各五钱，玄胡索炒一两，乳香三钱，㕮咀，每服五钱，姜三片，煎七分，食后服。

一方，治笑死，凡口有微气，心下温者，用仓盐成块者三两，火烧通赤后，冷研细，以河水一大碗同煎至三五沸，放温，分三次服之，后以鹅翎探于喉中，吐去热痰三五升，后服黄连解毒汤三二服，则笑自定，人可活矣。方见伤寒门。

《经验后方》治膈下冷气及酒食饱满，常服，青橘皮四两，盐一两，分作四分，一分同汤浸青橘皮一宿，漉出去穰，又用盐三分一处拌匀，候良久，铫子内炒微焦，为末，每服一钱半，茶末半钱，水一盏煎七分，温服。常服不用入茶，煎沸汤点服妙，不拘时。

《孙真人食忌》：常患气，以诃梨勒三枚湿纸裹煨，纸干即剥去核，细嚼，以生乳一升下之，日三服。

《食疗》云：治破滞气，消饮食，开胃健脾，用木香一两炒，白术二两，为末，荷叶烧饭丸如桐子大，每服五十丸，白汤食远下。

一方，治气结者，酒服郁李仁四十九粒，泻尤良，又破癖气，除四肢水。

王氏《博济》治三焦气不顺，胸膈壅塞，头眩目昏，涕唾痰涎，精神不爽，**利膈丸**：牵牛四两半生半熟，不蛀皂角涂酥炙二两，为末，生姜自然汁糊丸如梧桐子大，每服二十丸，临卧①荆芥汤下。

---

① 卧：原脱，据嘉靖本补。

痰饮门

王隐君①曰：痰证古今未详，方书虽有五饮痰诸饮之异，而莫知其为病之源。或头风眩，目运耳鸣，或口眼蠕动，眉棱耳轮俱痒或痛，或四肢游风肿硬而似疼非疼，或为齿颊痒痛，牙齿浮而痛痒不一，或噫气吞酸，心下嘈杂，或痛或哕，或咽嗌不利，咯之不出，咽之不下，其痰似墨，有如破絮、桃胶、蚬肉之状，或心下如停冰铁，心气冷痛，或梦寐奇怪之状，或足腕酸软，腰肾骨节卒痛，或四肢筋骨疼痛难名，并无常所，乃至手麻臂疼，状若风湿，或脊上每日一条如线之寒起者，或浑身习习如卧芒刺者，或眼粘湿痒，口糜舌烂喉痹等证，或绕项结核，状若瘰疬，或胸腹间如有二气交纽，噎塞烦闷，有如烟火上冲，头面烘热，或为失忘②颠狂，或中风瘫痪，或痨瘵荏苒之疾，或风毒脚气，或心下怔忡，如畏人捕，或喘嗽呕吐，或呕冷涎绿水黑汁，甚为肺痈，肠毒便脓，挛跛。盖内外为病，百般皆痰所致，其状不同，难以尽述。盖津液既凝为痰，不复③周润三焦，故口燥咽干，大便秘，面如枯骨，毛发焦槁，妇人则因此月水不通。若能逐去败痰，自然服饵有效。

又云：痰清白者为寒，黄而浊者为热，殊不知始则清白，久则黄浊。清白稀薄渍于上，黄浊稠粘凝于下。嗽而易出者，清而白也，咳而不能出，则黄浊结滞者也。若咯唾日久，湿热所郁，上下凝结，皆无清白者也。甚至带血，血败则黑痰，为关格异病，人所不识。又清白者气味淡，日久者渐成恶味，酸辣腥燥，焦苦

---

① 王隐君：即王珪，元代吴郡（今属江苏）人，字均章，号中阳老人，隐居虞山，人称"隐君"，著有《泰定养生主论》。
② 忘：嘉靖本、《玉机微义》卷四并作"志"。
③ 复：原作"腹"，据《玉机微义》卷四改。

不一①。

陈无择曰：人之有痰饮者，由荣卫不清，气血浊败，凝结而成也。内则七情泪乱，藏气不行，郁而生涎，涎结为饮，为内所因；外则六淫侵冒，玄腑不通，当汗不泄，蓄而为饮，为外所因；或饮食过伤，色欲无度，运动失宜，津液不行，聚为痰饮，属不内外因。其为病也，为喘为咳，为呕为泄，为眩晕嘈烦，松悸惼懑②，寒热疼痛，肿满挛癖，癃闭痞鬲，如风③如癫，未有不由痰饮所致④。

《要略》云：脉双弦者寒也，皆大下后善虚。脉偏弦者，饮也。肺饮不弦，但苦喘短气。

又云：脉浮而细滑者，伤饮。脉弦数，有寒饮，冬夏难治。脉沉而弦者，悬饮内痛。其人短气，四肢历节痛，脉沉者，有留饮。

陈无择云：饮脉皆弦沉滑。或云左右关脉大者，膈上有痰也，可吐之。病人百药不效，关上脉伏而大者，痰也。眼皮及眼下如灰烟黑者，痰也⑤。

治 法

在表者汗之，在里者下之，挟湿则分利之。寒热温凉，随其所属以治之。

久痰凝结，胶固不通，状若寒凝，不用温药引导，必有拒格之患。况有风寒外来，痰气内郁者，不用温散，亦何以开郁行滞也？亦有用峻利过多，则脾气愈虚，津液不运，痰反亦生而愈盛，法当补脾胃，清中气，则痰自然运下。

---

① 痰清白者为寒……不一：语本《玉机微义》卷四。
② 惼懑（yún huò 云或）：惊忧。
③ 风：同"疯"。《正字通·风部》："今俗狂疾曰'风'，别作'疯'。"
④ 人之……所致：语本《三因极一病证方论》卷十三。
⑤ 陈无择……痰也：语本《玉机微义》卷四。

痰在膈上，必用吐法，泻亦不出。中焦有痰食积，胃气亦赖所养。

湿痰，用苍术、白术；热痰，用青黛、黄芩、黄连；食积痰，用神曲、麦芽、山楂；风痰，用南星；老痰，用海石、半夏、瓜蒌、香附。血伤，必用姜汁传。

二陈汤，一身之痰都治管，如要下行加引下药，在上加引上药。

凡用吐药，宜升提其气，便吐也，如防风、山栀、川芎、桔梗、芽茶、生姜、蔺汁之类，或用瓜蒂散。

十枣汤加大黄、牵牛制，三花神佑丸，新得之疾服之，气流饮去而愈。

有病数年不愈者，左手脉皆微小，右手脉皆滑而大，微小为寒，滑大为燥，以瓜蒂散涌其寒痰数升，汗出如沃①，次以导水丸、禹功散去肠中燥垢亦数升，其人半愈，然后以淡剂流湿降火，开其胃口，不逾②月而瘥。

附：养生方导引法

左右侧卧，不息十通，治痰饮不消。右有饮病，右侧卧，左有饮病，左侧卧。又有不消气排之，左右各十有二息，治痰饮也。

导水丸

禹功散

三花神佑丸并见水肿门

瓜蒂散方见风痫门

小青龙汤方见伤寒门　并治溢饮者，当发其汗。

参苏饮方见伤寒门　治痰积停积胸膈，中脘③闭，呕逆痰涎，眩晕嘈烦，或头痛发热，状如伤寒。

金沸草散方见咳嗽门　治风化痰，除头项强，寒热咳嗽。

---

① 沃：洗。
② 逾：原作"愈"，据《儒门事亲》卷三改。
③ 脘：原作"腕"，据《玉机微义》卷四改。

《活人》云：去麻黄、赤芍药，加茯苓、细辛。

茯苓丸　治臂痛痰滞，手足战掉，两臂不能举。

茯苓一两　枳壳炒，去穰，五钱　半夏汤洗，二两　朴硝一两，风化

上为细末，姜汁糊丸如桐子大，每服三五十丸，食远姜汤下。

五苓散方见伤寒门　治瘦人脐下悸，吐涎沫①，癫眩者，水也，加半夏、生姜煎。

青礞石丸　治痰饮重在风化硝。

南星二两，切作片，用白矾末五钱，水浸一二日，晒干　半夏一两，汤炮，切作片，以皂角水浸一日，晒干　黄芩姜汁炒　茯苓　枳壳麸炒，各一两　法制硝同萝卜水煮化，去卜，绵滤令结，入腊月牛胆内风化，秤五钱，或只用风化硝亦可　礞石二两，搥碎，烟焰硝二两同入小砂壶内，瓦片盖定，铁线缚之，盐泥固济，晒干，火煅红，候冷取出

上为细末，神曲煮糊为丸如桐子大，每服三五十丸，白汤下。一方加苍术半两，滑石一两。

滚痰丸

大黄去皮净，八两，蒸熟　黄芩八两　沉香半两　青礞石一两半，焰硝两半，砂锅内煅如金色，净一两，研细

一方加朱砂二两研，为衣。

上为细末，面糊丸如梧桐子大，每服五十丸，食远白汤或茶酒任下。一切失心丧志，或癫狂等证，中风痰壅，风毒脚气，遍身游走疼痛，头风牙疼，膈气胸痞，心下嘈杂，腹中气块充②上，呕沫吐饮，心下怔忡，短气惊悸，喉闭目赤，痰气喘嗽，头目眩运，腮颔肿硬，颈项结核，口疮，腹胀胁疼，倦劳痰盛，男妇小儿又患心疼，下连小腹痛，发必呕绿水黑汁，干呕恶心，下利肠垢积滞，脚气肿满。凡服药，必须临卧就床，用汤一口送下，不可起动言语。若下得三两次者，次夜减十丸，若头夜不下，或止

---

① 沫：原作"法"，据《金匮要略·痰饮咳嗽病脉证并治》改。
② 充：《泰定养生主论》卷十四作"冲"。

去一二行者，次夜加十丸。若病在上者，以五六十丸，同蜜少许一处嚼破嚬化，徐徐咽①之。

导痰丸 治痰饮气滞，胸膈不利，喘咳气促，胁肋胀满，咳嗽多痰，鼻塞稠涕，气不升降，胸膈闷结。

南星 半夏 生姜切片，各八两 明矾八两 牙皂四两，剉 大皂角四两，去皮弦，剉

六味磁器内水浸，煮干令透，取南星、半夏剉焙，同后药研

苏子炒 莱菔子炒 麦蘖炒 糖毬子各四两，去核

上为细末，面糊丸如梧桐子大，每服五十丸，食后姜汤下。

乌巴丸 治胸膈久为顽痰所害，积为痰气，面目青白色，浮肿，不思食，遍身疼痛，夜间上壅，不得睡卧，往来往热，手足冷痛，不得转侧前后，用南星、半夏、黑锡、灵砂坠之则不下，取之则不出，此是痰母坚滞，宜此药利下顽痰如鱼冻，未利再服。

乌梅肉二两 巴豆五粒，去油壳，研

上用水二碗，沙铫内将乌梅慢火煮烂，候水稍干，入巴豆仁，将竹片搅，候如稠糊，取出烂捣，丸如桐子大，每服七丸、九丸、十一丸、十五丸，姜汤不拘时服。

枣肉丸 煮枣烂，入巴豆霜、百草霜，杵千下，丸如桐子大，同前乌巴丸服。

十枣汤 治支饮悬饮，咳嗽，痛引胸胁，其脉弦者。

芫花 甘遂 大戟

上三味各另捣筛，取细末各等分合和，水一盏半，先煮枣十枚，去核，煎至八分，去粗，入药末，强人服一钱，弱人服半钱。平旦服。若下少，病不除，明日再服。

防己桂枝汤 治支饮喘满，心下坚痞，面色鳌黑。

防己三钱 桂心二钱 人参四钱 石膏六钱，研细

上咀，分二贴，每贴水二钟煎七分，去粗，食远温服。未效，去石膏，加茯苓六钱，芒硝二钱，利之。

---

① 咽：原字漫漶，据《泰定养生主论》卷十四补。

茯苓五味子汤 治支饮，手足冷，多唾口燥，气从①小腹上冲膈咽，手足痹，面热，翕然如醉，因复下流阴股，小便难，时复眩冒呕肿。

茯苓五钱　甘草炙，二钱　桂心二钱七分半　五味子二钱二分半

上咀，分二贴，每贴水一盏半煎七分，去粗，空心温服。服之冲气即低，反更咳嗽者，去桂，加干姜、细辛各三钱七分半。咳止，复冲气更发者，以五味子②、干姜为热药，此法不当，遂③渴，而渴反止者，为支饮也。支饮法当冒④，冒者必呕，加半夏洗三钱七分半，以去其饮，饮去呕则止。其人形肿与⑤痹，加杏仁去皮尖三钱七分半。若面赤如醉，以胃中有热上冲，加大黄三钱七分半。

导饮汤 治一切痰厥、头痛旋晕、留积⑥等证。

半夏汤洗，六钱　南星炮　枳壳麸炒　赤茯苓去皮　陈皮去白，各钱半　甘草炙，一钱

上咀，分二贴，每贴水二盏，姜三片，煎七分，去粗，食远温服。

枳术汤 治饮癖气分，心下坚硬如杯，水饮不下。

官桂一钱八分　附子炮　细辛去叶　白术各二钱半　桔梗去芦　槟榔各一钱八分　甘草炙，一钱　枳壳一钱半，麸炒

上咀，分二贴，每贴水二盏，姜三片，煎八分，去粗，食远温服。后更宜三花神佑丸方见水肿门等药下之。

五套丸 治胃气虚弱，三焦痞塞，宿水痰饮结聚胸臆之间，头目眩晕，咳嗽呕逆，胀满，臂重不举，腰腿沉重，久不散，流入脾，脾恶湿，得水则胀。

---

① 从：原作"促"，据《世医得效方》卷四改。
② 五味子：《金匮要略·痰饮咳嗽病脉证并治》附方作"细辛"二字。
③ 遂：原作"逐"，据《金匮要略·痰饮咳嗽病脉证并治》改。
④ 冒：昏眩。
⑤ 与：原作"于"，据《三因极一病证方论》卷十三改。
⑥ 留积：《普济方》卷四十七作"痰饮留积不散"六字。

半夏洗，一两，切片　南星一两，切片，二味水浸三日，每日换水，次入白矾三两，研碎，同新水浸三日　干姜炮　良姜炒　白茯苓去皮　白术各一两　丁香　木香　青皮去白　陈皮去白，各五钱

上为末，用神曲一两，麦蘖二两，同研细末，打糊为丸如梧桐子大，每服三五十丸，食远姜汤下。治酒癖停饮尤效，间服滚痰丸更佳。方见前。

五饮汤　一留饮心下，二癖饮胁下，三痰饮胃中，四溢饮膈上，五流饮肠间，凡此五饮，酒后及伤寒饮冷过多，故有此痰。

旋覆花　人参　陈皮去白　枳实麸炒　白术　茯苓去皮　厚朴制　半夏汤洗七次　泽泻　猪苓去皮　前胡去芦　桂心　芍药　甘草炙，各等分

上㕮咀，每贴七钱，水二盏，姜三片，煎八分，去粗，食后温服。忌食肉生冷。因酒有饮，加葛根、葛花、砂仁各等分。

导饮丸　即木香槟榔丸去木香、槟榔，加三棱。方见气证门。

倍术丸　治五饮，与前五饮汤治证同。

干姜炮　官桂各二两　白术四两

上为末，炼蜜为丸如桐子大，每服五十丸，食后米汤下。宜服神佑丸方见水肿门。

小青龙汤　治支饮溢饮，倚息不得。方见伤寒门。

下痰方

瓜蒌实一个，切作块　甘草炙，一钱　半夏汤洗，二钱

上用酒一大碗煎药数沸，碗盛露一宿，清晨坐冷服，饭时久涎自坠，神效。

玉芝丸　治风痰咳嗽等疾。

人参去芦　薄荷　白茯苓去皮　明矾枯　南星米泔浸，焙干，各二两　半夏汤洗，姜汁□□作曲，晒干，六两

上为末，姜汁糊为丸如梧桐子大，每服三十丸，食后姜汤下，痰盛，薄荷汤下。

丁香半夏丸　治冷痰停饮。

槟榔七钱半　丁香　半夏汤洗，各一两　细辛去叶　干姜　人参

各五钱

上为细末，姜汁糊丸如桐子大，每服五十丸，食后姜汤下。

二陈汤　治证同前。

半夏汤洗　陈皮去白，各五钱　白茯苓三钱　甘草炙，一钱半

一方加丁香五钱。

上㕮咀，分二贴，每贴水二盏，姜三片，乌梅一个，竹茹一块，煎七分，食后服。

歌云：

痰饮气聚及结胸，邪痰停积不能通。

银珠白丸镕弹大，生姜取汁化咽中。

芎辛散　治热痰壅塞，头目不清，语言不出，服药不解，乃是热痰所致，数服愈。

川芎　细辛去叶　防风　桔梗　白芷　羌活　甘草炙，各二钱　桑皮炒　薄荷各一钱

上㕮咀，分二贴，每贴水二盏，姜三片，煎七分，去粗，食后温服。

辰砂化痰丸　治风化痰，安神定志，止嗽除烦。

明矾枯，另研　辰砂另研，各半两　南星炮，一两　半夏曲三两

上为细末，姜汁糊丸如绿豆大，朱砂为衣，每服三十丸，食后姜汤下。

涤痰丸　治证同前。

青皮去白　陈皮去白　三棱炮　大黄煨　枳壳麸炒　半夏洗七次，各一两　牵牛二两　木香　槟榔各两

上为细末，面糊丸如桐子大，每服五十丸，食后姜汤下。

参苏丸方见伤寒门

八味丸方见虚损门　治痰饮详用。

二贤汤　治证同前。

陈皮四两　甘草一两

上为末，每服三钱，姜汤调，食后服，其功在南星、半夏、枳实、茯苓之上。

中和丸　治湿痰气热。

苍术　黄芩　半夏　香附子各等分

上为细末，粥丸如桐子大，每服五七十丸，姜汤下。

一方，治郁痰。

白姜蚕　杏仁炒，去皮尖　瓜蒌仁　诃子　贝母　五倍子各等分

上为末，面糊丸如桐子大，每服五十丸，白汤下。

一方，治老疾。

半夏汤洗　瓜蒌仁　海粉　香附子各等分

上为末，面糊为丸如桐子大，每服五十丸，白汤下。

温胃化痰丸　治膈内有寒，脾胃伤饮，胸膈不快，痰涎不已。

半夏三两　陈皮　干姜　白术各一两

上为末，姜汁糊丸如桐子大，每服二十丸，姜汤下。

黄瓜蒌丸　治食积痰壅滞喘急。

瓜蒌仁　半夏　山楂　神曲炒，各等分

上为末，瓜蒌水丸如桐子大，每服五十丸，姜汤入竹沥送下。

抑痰丸

瓜蒌仁一两　半夏二钱　贝母三钱

上为末，姜浸蒸饼丸如麻子大，每服一百丸，姜汤下。

清膈化痰丸

黄连　黄芩各一两　山栀子　黄柏各半两　香附子二两半　苍术二两

上为末，汤浸蒸饼丸如桐子大，每服五十丸，白汤送下。

搜风化痰丸

人参　槐角子　姜蚕　白矾　陈皮去白　荆芥各一两　半夏四两，姜汁炒　辰砂半两，研

上为末，姜汁浸蒸饼丸如桐子大，辰砂为衣，每服四十丸，姜汤下。

利膈化痰丸

南星　蛤粉研细　半夏　香附①童便浸　瓜蒌仁　贝母去心，各半两，治胸膈痰气最妙

上为末，用猪牙皂角十四梃敲碎，水一碗半，煮杏仁去皮尖一两，煮水将干，去皂角，擂杏仁如泥，入前药搜和，再入姜汁泡，蒸饼丸如绿豆大，青黛为衣，每服五十丸，姜汤下。

坠痰丸　治痰饮。

黑牵牛头末，二两　枳实麸炒　白矾三钱，枯一半　朴硝二钱，风化　枳壳半两，麸炒　猪牙皂角二钱，酒炒

上为细末，用萝卜汁和丸如绿豆大，每服五十丸，鸡鸣时服，初则有粪，次则有痰。

小胃丹　治食积痰实者用之，不宜多服。

芫花醋拌湿，晒干炒黑　甘遂面裹水浸，冬七日，春秋五日，水煮亦可　大戟水煮数沸　槟榔　木香各半两　大黄纸包水湿煨　黄柏各二两

上为末，汤浸蒸饼丸如黍米大，每服七八丸至十丸止，临卧津液吞下，或白汤一口送下。取膈上之湿痰热积，以意消息之，欲利则空心服。

蠲饮枳实丸　逐②饮消痰，导滞清膈。

枳实麸炒　半夏　陈皮去白，各二两　黑牵牛半斤，取末二两

上为末，面糊丸桐子大，每服五十丸，姜汤下。

二陈汤方见前　煎，送下青州白丸子方见中风门。

破痰丸　治五饮。

荜拨　丁香　胡椒　砂仁　木香　蝎梢　乌梅去核　青皮　巴豆去壳，各等分

上以青皮同巴豆入浆水内，浸一宿，次日同炒，青皮焦，去豆为末，水淹乌梅肉，蒸研为膏，入药末和匀，丸③如绿豆大，每

---

① 附：原作"府"，据《丹溪心法》卷二改。
② 逐：原作"遂"，据《脾胃论》卷下改。
③ 丸：原脱，据《奇效良方》卷三十一补。

服十丸至十五丸，不拘时姜汤下。妇人头风服愈，盖头风是痰饮所致也。

半夏丸 治肺气不调，咳嗽喘满，痰涎壅塞，心下坚满，短气烦闷，及风壅痰实，头目昏眩，咽膈不利，呕吐恶心，神思昏，心忪面热，涕唾稠粘，并皆治之。

白矾枯，十五两　半夏汤洗去滑，姜汁罨①一宿，三斤

上为细末，生姜自然汁为丸如梧桐子大，每服二十丸，加至三十丸，食后、临卧生姜汤下。

易简诸方

《千金翼方》治痰饮吐水无时者，其源以冷饮过度，遂令脾胃气赢，不能消于饮食，入胃则皆变成冷水，反吐不停，用**赤石脂散**治之。赤石脂一斤，捣细末，每服方寸匕，酒饮自任，稍稍加至三匕，服尽一斤则终日不吐痰水，又不下痢，补五脏，令人肥健。有人痰饮，服诸药不效者，用此方，遂愈。

《胜金方》治风痰，白姜蚕七个直者细研，以姜汁一茶匙，温水调灌之。

《经验方》治涎痰潮盛，卒中不语，备急大效，**碧琳丹**：生碌②二两净洗，于乳钵内研细，以水化去石，澄清，同碌粉慢火炒令干，宜用辰日辰时于辰位③上脩合，再研匀，入麝香一分同研，以糯米糊和丸如弹子大，阴干。如卒中者，每丸作二服，用薄荷酒研下，瘫痪一切风，用朱砂酒研化下，吐涎出沫似青碧色，泻下恶物。

《御药院方》治痰，清头目，进饮食，生犀丸：川芎十两紧小者，粟米泔浸三日换，切片子，晒干为末，作两料，每料入麝、脑各一分，生犀半两，重汤煮蜜杵，为丸小弹子大，茶酒嚼下一丸。

---

① 罨（yǎn 演）：腌渍。原作"盒"，据《和剂局方》卷四改。
② 碌：铜青。
③ 辰位：东南方。

痰盛，加朱砂半两；膈壅，加牛黄一分水飞，铁粉一分；头目昏眩，加细辛一分；口眼㖞斜，加炮天南星一分。

一方，治膈中有痰瘀癖者，用白矾一两，水二升煮取一升，入蜜一合，更煮少时，温服，须臾即吐。如未吐，再饮热水一盏，即便吐痰为效。

一方，治痰饮，胸膈痞满，用栝楼净洗搥碎、半夏汤浸七次，刬，俱焙干为末，用瓜蒌水熬成膏，研，为丸如梧桐子大，每服二十丸，食后生姜汤下。

一方，治膈壅风痰，用半夏洗净，为末，生姜自然汁和为饼子，湿纸裹，于慢火煨熟，用水二盏，用饼子一块如弹大，入盐半钱，煎一盏，食远温服。

一方，治风痰，用郁金一分，藜芦十分，为末，每服一字，用温浆水一盏，先以少浆水调下，余水漱口，都服，便以食压之。

一方，治痰涎，用槟榔末，每服二钱，食后白汤调服。

一方，治痰饮流注疼痛，用大半夏二两汤洗过，为末，风化硝一两，以生姜自然汁打糊，丸如桐子大，每服十五丸，姜汤下，痛在上临卧服，痛在下空心服。

一方，治唾如胶漆①稠粘，咽喉不利，用旋覆花为末，每服二三钱，水一盏煎六分，时时呷之，即渐清利。

一方，治痰盛，宽胸膈，快气，用黑牵牛三两，皂角炙，去皮弦二两，白矾枯、半夏曲炒、陈皮各一两，为末，煮萝卜汁丸如桐子大，每服三十丸，食远姜汤下。

一方，治痰饮上气，不思饮食，小便不利，头目昏眩，用吴茱萸汤泡，去苦水，焙干、白茯苓去皮各等分，为末，炼蜜丸如桐子大，每服三十丸，食远熟水下。

一方，治胸脘气滞烦满，痰饮不利，头目不清，用生南星去皮、半夏汤洗七次各五两，为末，以姜汁和软，摊在筛上，以楮叶盖之，令发黄色，晒干收之，须五六月内做，用香附子一两炒，去

---

① 漆：原作"膝"，据《卫生易简方》卷三改。

毛，以做成曲二两共为末，水糊丸如梧桐子大，每服四十丸，食后姜汤下。

一方，治胸膈停痰，满闷呕逆，恶心，吐痰水，用茯苓①去皮二钱，半夏汤洗七次三钱，水二钟，姜三片，煎七分，去相，空心服。

一方，治嗽化痰，养液，用陈皮、半夏等分，水一盏，姜三片，煎七分，去相，食远温服。

一方，治痰壅胸痞气辏②，用黑牵牛一斤，取头末四两，皂角去皮弦，酥炙黄，去子一两六钱，生白矾一两二钱，为末，面糊丸如梧桐子大，每服三五十丸，空心温白汤下，五日十日一服，轻者半月一月一服，永无瘫痪之疾。

一方，治顽痰不化，用石青一两，石碌半两，俱水飞为末，面糊丸如绿豆大，每服十丸，食远白汤下，有痰即吐去一二碗，不损人。

《胜金方》治风痰，以萝卜子为末，温水调一匙头，良久吐出涎沫。

《日华子》云：贝母消痰，润心肺，末，和沙糖为丸，含之止嗽。

《圣惠方》治冷痰饮恶心，用荜拨一两捣为末，于食前清粥饮调半钱服。

《食医心镜》云：治胸中大热，下气消痰化食，橘皮半两微熬，作末，如茶法煎，呷之。

---

① 茯苓：此二字原倒，据嘉靖本、《卫生易简方》卷三乙正。
② 辏：聚集。原作"揍"，据《卫生易简方》卷三改。

咳嗽门 附劳嗽、肺痈

《内经》云：五脏六腑皆令人咳，非独肺也。皮毛者，肺之合也，皮毛先受邪气，邪气以从其合也。五脏之咳久，乃移于六腑。

又云：秋伤于湿，冬生咳嗽。

又云：春刺秋分，环为咳嗽。

又云：咳嗽烦冤①者，肾气之逆也。

《难经》云：肺主声，入肝为呼，入心为言，入脾为歌，入肾为呻，自入为哭，故知肺邪入心为谵语妄语也，其病身热，洒洒恶寒，甚则喘咳，其脉浮大而涩。

《千金方》云：有风咳，有寒咳，有肝咳，有心咳，有脾咳，有肺咳，有肾咳，有胆咳，有厥阴咳，有支咳②，十咳之异。欲语，因咳言不得竟，谓之风咳；饮冷食寒，因之而咳，谓之寒咳；心下坚满，咳则支痛，其脉反迟，谓之支咳；咳则引胁下痛，谓之肝咳；咳而唾血，引手少阴，谓之心③咳；咳④而涎出，续续不止，引少腹，谓之脾咳；咳引颈项而唾涎沫，谓之肺咳；咳则耳无所闻，引腰并脐中，谓之肾咳；咳而引头痛口苦，谓之胆咳；咳而引舌本，谓之厥阴咳。风咳者不下之，寒咳、支咳、肝咳刺足太冲，心咳刺手神门。脾咳刺足太白，肺咳刺手太泉，肾咳刺足太溪，胆咳刺足阳陵泉，厥阴咳刺足⑤太陵。

陈无择云：伤风咳者，憎寒壮热，自汗恶风，口干烦燥；伤寒咳者，憎寒发热，无汗恶寒，烦燥不渴；伤暑咳者，烦热引饮，口燥，或吐涎沫，声嘶咯血；伤湿咳者，骨节烦疼，四肢重著，

---

① 烦冤：烦懑。
② 支咳："支"原作"肢"，据《备急千金要方》卷十八改。原书"支咳"多有讹作"肢咳"者，今据《备急千金要方》改，后见径改，不出校。
③ 心：此上原衍"阴"字，据《备急千金要方》卷十八删。
④ 咳：原脱，据《备急千金要方》卷十八补。
⑤ 足：《备急千金要方》卷十八作"手"。

洒淅。此属外因。五脏咳而不已，则六腑受之者，此属内因。如咳而发作寒热，引腰背痛，或喘满，此因房劳伤肾；或中满腹胀，抢心痛，不欲食，此因饥饱伤脾；或咳而左胁偏疼，引小腹并膝腕疼，此因疲极伤肝；或吐白涎，口燥声嘶，此因呼叫伤肺；或咳而烦热，自汗咽干，咯血，此因劳神伤心。并属不内外因也。假如尺脉浮涩而数，则知伤肾；右关脉濡，则知饮食伤脾；左关脉弦短，则知疲极伤肝。但不应人迎口者，即是不内外因也①。

《金匮方》云：热在上焦者，因咳为肺痿，得之或从汗出，或从呕吐，或从消渴，小便利数，或从便难，又被快药下利，重亡津液。故寸口脉数，其人咳，口中反有浊②唾涎沫者，为肺痿之病。若口中辟辟燥，咳即胸中隐隐痛，脉反滑数，此为肺痈，咳唾脓血。脉数虚者为肺痿，数实者为肺痈③。

《千金方》云：肺痈，医多不知，而以伤寒治之，不应愈也。假令脓在胸中者，为肺痈，其脉数，咳唾有脓血。设脓未成，其脉自紧数，紧去但数，脓为已成也。

《脉经》云：关上脉微为咳，肺脉微急为咳而唾血，咳而脉弦涩为少血，脉紧者肺④寒，双弦者寒，浮紧者虚寒，脉浮而缓伤风，脉细伤湿，数则为热，沉数者为实热，脉弦为水，偏弦为饮，脉沉为留饮，洪滑多痰咳，脉浮直者生，浮软者生⑤。

又云：咳而脉紧者死，小沉伏匿者死。咳而羸瘦，脉形坚大者死，咳而脱形发热，脉小坚急者，若肌瘦下脱，形热不去，咳而呕，腹胀且泄，其脉弦急者死，皆不治⑥。

---

① 伤风……因也：语本《三因极一病证方论》卷十二。
② 浊：原作"渴"，据《金匮要略·肺痿肺痈咳嗽上气病脉证治》改。
③ 热在……肺痈：语本《金匮要略·肺痿肺痈咳嗽上气病脉证治》。
④ 肺：原作"脉"，据《玉机微义》卷八改。
⑤ 《脉经》……者生：语见《玉机微义》卷八。
⑥ 咳而……不治：语本《玉机微义》卷八。

治 法

当审脉证三因。若外因邪气，止当发散，又须原其虚实冷热。若内因七情，则随其部经，再与气口脉相应，浮紧为虚寒，洪滑为多痰，当以顺气为先，下痰次之。有停饮而咳，又须消化之。切不可用乌梅、粟壳涩酸之药，其寒邪未除，亦不可便用补药，尤忌忧思过度，房室劳伤，遂成瘵疾矣。

夏月嗽而发热者，谓之热痰嗽，小柴胡四两，加石膏一两、知母半两用之；冬月嗽而发寒热，谓之寒嗽，小青龙加杏仁服之，蜜煎生姜汤、蜜煎橘皮汤、烧生姜、胡桃皆治。无痰而嗽者，此乃大例，更当随时随证加减之。痰而能食者，大承气微下之；痰而不能食者，厚朴汤主之。

肺痿属热，如咳久肺瘪，声哑声嘶，咯血，此属阴虚火热甚是也，本论治肺痿吐涎沫而不咳者，其人不渴，必遗尿，小便数，以上虚不能制下故也，此为肺中冷，必眩多涎唾，用炙甘草、干姜，此属寒也。肺痿，涎唾多，心中温液温液①者，用炙甘草汤，此补虚劳也。亦与补阴虚火热不同，是皆宜分治，故肺痿又有寒热之异也。

冬是风寒外来，以药发散之，后用半夏逐痰，必不再来。风寒，行痰，开腠理，用二陈汤加麻黄、桔梗、杏仁。劳嗽，宜四物汤加竹沥、姜汁。

干咳嗽难治，此系火郁之证，乃痰郁其火邪，在中用苦梗开之，下用补阴降火。不已则成劳，不得眠一边，取其味酸苦，有收敛降火之功，佐以海粉、童便浸香附、瓜蒌仁、青黛、半夏曲，上为末，蜜调噙化。肺虚甚嗽者，此好色肾虚者有之，用参膏，以陈皮、生姜佐之。大概有痰加痰药。肺胀而嗽，或左或右，不

---

① 温液温液：《金匮要略·肺痿肺痈咳嗽上气病脉证治》附方作"温温液液"。

得眠，此痰挟瘀血碍气而病，宜养血以流动乎气①，疏肝以清痰，四物汤加桃仁、诃子、青皮、竹沥之类。治嗽，粟壳乃收后之药，治痢亦同。

炙甘草汤方见伤寒门

二陈汤方见痰饮门

四物汤方见妇人门

小青龙汤

大承气汤

厚朴汤并见伤寒门

伤风咳嗽

橘苏散　治伤风咳嗽，身热有汗，恶风脉浮。

陈皮去白　紫苏叶　杏仁去皮尖，炒　五味子　半夏洗　桑白皮炙　贝母　白术各一钱八分　甘草炙，八分

上咀，分二贴，每贴水二钟，姜三片，煎八分，去粗，食远温服。

华盖散　治肺感风寒，咳嗽上气，胸膈烦满，项背拘急，鼻塞声重，头目昏眩，痰气不利，呀呷②有声。

紫苏子炒，研末　赤茯苓去皮　陈皮洗，去白　桑白皮炙　杏③仁去皮尖，炒　麻黄各二钱半，去节　甘草炙，一钱

上咀，分二贴，每贴水二钟，姜三片，煎八分，去粗，食远温服。

三拗汤　治感冒风邪寒冷，鼻塞声重，语音不出，咳嗽多痰，胸满，短气喘急。

甘草生　麻黄不去节　杏仁不去皮尖，各二钱

上咀，作一贴，水二钟，姜三片，煎八分，去粗，食远温服。若憎寒恶风，得汗解。一方加桔梗、荆芥，咽痛加朴硝，各一钱。

---

① 气：原脱，据《丹溪心法》卷二补。

② 呀呷：吞吐貌。

③ 杏：原作"言"，据嘉靖本、《和剂局方》卷四改。

金沸草散　治肺感寒邪，鼻塞声重，咳嗽不已，憎寒发热，无汗，恶寒烦燥，或风热壅在膈间，唾浊痰，甚者咯血。

荆芥四钱　麻黄去节　前胡各三钱　甘草炙　赤芍药　半夏汤洗，各一钱　旋覆花二钱，去萼

上咀，分二贴，每贴水二钟，姜三片，枣一枚，煎八分，去柤，食远服。

人参荆芥汤　治肺感寒邪，风热痰多，咳嗽头眩，语言不清利，咽干。

荆芥　麻黄　细辛　桔梗　陈皮去白　半夏洗　杏仁去皮尖，炒　人参　通草　甘草炙，各半钱

上咀，作一贴，水二钟，姜三片，煎八分，去柤，食远温服。

杏子汤　治一切咳嗽，不问外感风寒，内伤生冷，痰饮停积。

半夏洗　人参　茯苓　甘草炙　芍药　杏仁去皮尖，炒　五味子各二钱　细辛　干姜　官桂各一钱

上咀，分二贴，每贴水二钟，姜三片，煎八分，去柤，食远温服。若恶寒怯风，身体疼，加麻黄；若脾胃素实，久嗽，加御米壳①去鬲，醋炒，乌梅一个，呕逆恶心不可用；若年深久嗽，气虚喘急，去杏仁、人参，倍加麻黄②、芍药、干姜、五味。

射干汤　治夏月暴寒，热伏于内，咳嗽声哑。

射干一钱　半夏二钱半，洗　杏仁去皮尖　甘草炙　紫菀　官桂枳壳炒　当归酒浸　陈皮去白　麻黄　独活各钱半

上咀，分二贴，每贴③水二钟，姜三片，煎八分，去渣④，食远温服。

小柴胡汤方见伤寒门　加知母、石膏，治夏暑嗽，面发热。若久不痊，身有烦热，饮水暂止者，加桑白皮、五味子；烦甚，加

---

① 御米壳：《和剂局方》卷四此下有"等分加之"四字。
② 麻黄：此二字原倒，据嘉靖本、《和剂局方》卷四乙正。
③ 贴：原作"则"，据嘉靖本改。
④ 渣：原作"楂"，据文义改。

麦门冬去心。

暑　嗽

面赤自汗，手足冷，宜**白虎汤**方见伤寒门加半夏、桔梗、生姜治之。

热　嗽

洗心散　治心火炎上迫肺，胸膈满痛，咽干口燥，咳嗽，五心烦热。

白术六分　麻黄　当归酒浸　荆芥　芍药　甘草炙　大黄煨，各二钱四分　薄荷半钱

上咀，分二贴，每贴水二钟，姜三片，煎八分，去粗，食远温服。

凉膈散方见热证门　治燥热怫郁，咽喉痛，涎嗽稠粘。

桑皮散　治上焦有热，壅血腥闷，嗽声连并，气不得透。

桑皮炙　前胡去芦　柴胡去芦　黄芩去芦　桔梗去芦　枳壳麸炒赤茯苓去皮　薄荷　紫苏　甘草炙，各等

上咬咀，每贴七钱，水二钟煎八分，去粗，食远温服。

人参清肺汤方见喘门　治证同前。

加味枳壳半夏汤　治上焦有热，咳嗽黄痰，痞满阻食，气喘。

枳壳炒　桔梗　半夏洗　茯苓　防己　薄荷　苦葶苈炒　紫苏马兜铃　桑皮炙，各一钱六分　甘草炙，八分

上咬咀，分二贴，每贴水二钟，姜三片，煎八分，去粗，食远温服。

紫菀膏　治热嗽，肺热久嗽，身如炙脔，将成肺劳。

枇杷叶去毛　木通　款冬花　紫菀　杏仁炒，去皮尖　桑皮炙，各一两　大黄五钱

上为末，炼蜜丸如樱桃大，夜间噙化三五丸。

泻白散　治肺脏气实，心胸壅闷，咳嗽烦喘，大便不利。

桑皮炙　桔梗　栝楼实　升麻　半夏洗　地骨皮　杏仁去皮尖，炒　甘草各二钱

上咬咀，分二贴，每贴水二钟，姜三片，煎八分，去粗，食远温服。

一方，治阴气在下，阳气在上，咳嗽呕吐喘促。

桑皮一两　地骨皮七钱　甘草　陈皮去白　青皮去白　五味子　人参各五钱　茯苓三两

上为末，每服二三钱，粳米煎汤，食远调服。

葶苈散　治肺气喘满，痰嗽①，眠卧不安。

苦葶苈炒　蛤粉各一钱　桑皮炒　山栀子　人参　荆芥　薄荷　赤茯苓　陈皮去白　桔梗　杏仁去皮尖,炒　甘草炙,各一钱三分

上咬咀，分二贴，每贴水二钟，姜三片，煎八分，去粗，食远温服。

不捣罗防己散　治热嗽失声，效。

薄荷　百药煎　枯矾　防己　甘草各等分

上细剉，不拘时细嚼咽下。

湿　嗽

大橘皮汤　治面肿上喘。

滑石九钱　甘草炙　木香　槟榔各一钱半　陈皮三钱

上咬咀，分二贴，水煎，依后服。

白术汤　治感湿咳嗽痰多，上气喘急，身体痛重，脉来濡细。

白术四钱　五味子　半夏洗　茯苓去皮　陈皮各二钱半　甘草炙,一钱

上咀，分二贴，每贴水二钟，姜三片，煎八分，去粗，食远温服。

冷　嗽

橘皮汤　治春冬伤寒，秋冬冷湿，咳嗽，喉中上气不得下，头痛。

陈皮　紫菀　麻黄去节　当归酒浸　杏仁去皮尖,炒　桂枝　甘

---

① 　嗽：原脱，据《黄帝素问宣明论方》卷九补。

草炙　黄芩各二钱

上咀，分二贴，每贴水二钟煎八分，去粗，食远服。若恶寒头痛，热服取汗解。

黄芪建中汤　治冷嗽，加半夏曲、干姜、五味同煎，空心服。

人参养荣汤二方并见虚损门　治冷极嗽，可加熟附子、白豆蔻、北五味子、粟壳蜜炙、阿胶蚌粉炒。

理中汤方见伤寒门　治肺虚咳嗽，痰唾清白，饮食日减，多呕，当温养脾土则生肺金，用五味子炒、阿胶，煎汤调服，立效。

八味款花散　治肺经寒热不调，涎嗽不已。

款冬花　紫菀　五味子　甘草炙，各一钱半　桑皮炙　麻黄去节　紫苏　杏仁去皮尖，炒，各二钱半

上㕮咀，分二贴，每贴水二钟，黄蜡一小块，煎八分，去粗，食远服。一方去麻黄，加桔梗，名蜡煎散。治肺气不调，顺利咽膈，止咳嗽，化痰涎。

款花散　治寒热交壅，肺气不利，咳嗽喘满，痰实涎盛，喉中呀呷。

知母　桑皮　半夏洗　款冬花各七分半　麻黄三钱　阿胶蚌粉炒　贝母各三钱　杏仁炒，去皮尖　甘草炙，各二钱

上㕮咀，分四贴，每贴水二钟，姜三片，煎八分，去粗，食远温服。

七情嗽

团参饮子　治病因抑郁忧思喜怒，饥饱失宜，致脏气不平，咳嗽脓血，渐成肺痿，增寒壮热，羸瘦困顿，将成劳瘵。

团参　紫菀　阿胶蚌粉炒　百合蒸　细辛洗，去叶　款冬花　杏仁去皮尖，炒　天门冬去心　半夏洗　经霜桑叶　五味子各一钱一分半　甘草六分

上咀，分二贴，每贴水二钟，姜三片，煎八分，去粗，食远温服。因气而嗽，加木香；咳而唾血，有热加生地黄，有寒证加

钟乳粉；因疲极而嗽，加黄芪炒；因损唾血嗽，加没药、藕节；咳而①呕逆，腹满不食，加白术，仍倍加生姜；咳而小便多，加益智仁；大便泻者，去杏仁，加钟乳粉；咳而面浮气逆者，加沉香、橘皮煎服。

人参清肺汤方见前

痰　嗽

水煮金花丸　治风痰咳嗽，其脉弦，面青，四肢满闷，便溺秘涩而多躁怒。

南星生　半夏生用，各一两　天麻五钱　雄黄二钱　白面三两

上为细末，水丸如梧桐子大，每服五十丸至百丸，煮浆水滚，下药丸，煮令浮为度，漉出，冷浆水浸，另用生姜汤食后下。

加味白圆子散　治一种咳嗽，直至顿出饮食，痰涎尽，方少定，此乃肝木克脾土，风痰壅盛也。

半夏洗，七钱　南星炮，二钱　川乌去皮脐，半钱　白附子二钱　木香半钱　全蝎去毒　姜蚕炒，去嘴　丁香　橘红　天麻各一钱

上咬咀，每服七钱，水二盏，姜五片，煎八分，温服。

小黄丸　治热痰咳嗽，脉洪，面赤烦热。

南星炮，二两　半夏洗，一两　黄芩一两

上为末，汤浸蒸饼为丸如桐子大，每服五七十丸，食后姜汤下。

小柴胡汤方见伤寒门　倍加半夏，亦效。

辰砂化痰丸　治风化痰，安神定志，利膈，清头目。

白矾枯，另研　南星一两，炮　半夏汤洗七次，姜汁捣作面，三两

上以白矾、半夏曲、天南星为末，和匀，生姜汁煮面糊，丸如梧桐子，别用辰砂为衣，每服二十丸，食后姜汤下。

白术丸　治湿痰咳嗽，脉缓面黄，肢体沉重，嗜卧不收，腹胀而食不消。

---

① 咳而：原字漫漶，据《严氏济生方》卷二补。

南星炮　半夏各一两，洗　白术一两半

上为细末，汤浸蒸饼丸如桐子大，每服五七十丸，食后生姜汤下。

玉粉丸　治气痰咳嗽，脉涩面白，气上喘促，洒淅寒热，悲愁不乐。

南星炮　半夏洗，各一两　陈皮二两，去白

上为末，汤浸蒸饼丸如桐子大，每服三十丸，食后姜汤下。

桔梗汤　除痰下气，治胸胁胀满，寒热呕哕，心下坚痞，短气烦闷，痰逆恶心，饮食不下。

桔梗　半夏制　陈皮各四钱　枳壳炒，二钱

上㕮咀，分二贴，每贴水二钟，姜三片，煎八分，去粗，食远温服。

姜桂丸　治寒痰咳嗽，脉沉，面色黧黑，小便急痛，足寒而逆，心多恐怖。

南星炮　半夏洗，各一两　官桂一两

上为末，汤浸蒸饼丸如桐子大，每服五十丸，食后姜汤下。

温肺汤　治肺虚感冷，咳嗽吐痰。

干姜　官桂　甘草炙　半夏洗　陈皮去白　五味子　杏仁去皮尖，炒，各钱半　细辛　阿胶炒，各七分半

上咀，分二贴，每贴水二钟，姜三片，枣一枚，煎八分，去粗，食远服。

胡椒理中丸　治肺虚感寒，气不宣通，咳嗽喘急，胸膈气痞，不进饮食，呕吐痰水。

款冬花去梗　胡椒　甘草炙　陈皮去白，各四两　白术五两　荜拨　良姜　细辛去苗　干姜各四两，炮

上为末，炼蜜丸如梧桐子大，每服五十丸，温汤酒米饮食后下。

化痰玉壶丸　治风痰吐逆，头痛目眩，咳嗽，痰涎壅盛。

南星生　半夏各一两，生用　天麻五钱　白面二两

上为末，水丸如桐子大，每服五十丸，水煮令①浮，食后姜汤下。

橘皮汤方见前　亦治嗽无痰。

人参胡桃汤方在喘门

紫菀茸汤　治饮食过度，或食煎煿，邪热伤肺，或叫呼走气，咳嗽咽痒，痰多吐血，喘急，胸满胁痛，不得安卧。

紫菀　款冬花　百合去心　杏仁去皮尖，炒　贝母　蒲黄炒　经霜桑叶　半夏汤洗，各钱半　犀角屑　甘草炙　人参各七分半　阿胶炒，钱半

上㕮咀，分二贴，每贴水二钟，姜三片，煎八分，去柤，食远温服。

损　嗽

当归散　治男妇因打扑负重，辛苦劳力，损伤肺脏，既损，遇风寒则为咳嗽，或咯黑紫血，宜此药去心肺瘀血，仍灸肺俞穴在第三椎两傍各寸半。

苏木　生地黄　当归酒浸　大黄　芍药

上等分，为末，每服四钱，酒调，空心服。为②咀，水酒煎服，亦可。

杏仁煎　治嗽失音不出。又诃③子饮，方在后。

杏仁去皮尖，炒，三两，研　生姜汁　蜜糖各一两　木通　桑皮炒　贝母各一两一分　紫菀　五味子各一两

一方加知母、款冬花各一两。

上咀，用水三升熬至半升，去柤，入杏仁、糖、蜜、姜汁，再熬成稀膏，食后、临卧每服一匙，含化。

地黄煎　治肺损吐血嗽血。

① 令：原作"冷"，据文义改。
② 为：疑为"或"。
③ 诃：原作"阿"，据文义改。

生地黄四两，取汁①　　鹿角胶一两，炒，阿胶亦可

上为末，拌和，每服三钱，童子小便一盏暖热，入姜汁少许，调下。

久　嗽

贝母汤　治诸嗽久不瘥。

贝母姜汁浸半日　　五味子　　黄芩　　干姜热减半　　陈皮各二钱　　半夏洗　　桑皮炒　　桂心各一钱　　柴胡热者倍用　　木香　　甘草炙，各半钱　　杏仁去皮尖，十四粒，炒

上㕮咀，分二贴，每贴用水二钟，姜三片，煎八分，去粗，食远温服。

得效方　治咳嗽不已。

人参　　枯矾　　款冬花各二钱　　甘草炙，一钱　　佛耳草　　乌梅各钱半

上㕮咀，每贴七钱，水二钟，姜三片，枣一枚，煎八分，去粗服。

一方，治证同前。

半夏汤洗　　杏仁去皮尖，炒　　蛤粉炒　　白矾枯　　南星炮　　白姜　　薄荷　　藿香各等分

上㕮咀，每贴七钱，水二钟，姜三片，枣一枚，煎八分，去粗，食远温服。

人参蛤蚧散　治二三年间肺气上喘咳嗽，咯唾脓血，满面生疮，遍身黄肿。

蛤蚧一对，全者，河水浸五日，逐日换水，洗去腥，酥炒黄色　　杏仁五两，炒，去皮尖　　甘草炙，五两　　人参　　茯苓　　知母　　贝母　　桑皮各二两

上为细末，磁器盛，每日卧服二钱，茶汤调服。

澄清饮　治久患痰嗽。

---

①　汁：原作"升"，据《仁斋直指方论》卷二十六改。

南星　蛤粉　知母　贝母　半夏洗　明矾各等分

上咬咀，每贴七钱，水二钟，姜三片，煎八分，淀清，食远徐徐呷服。

一捻金　治远年近日诸般咳嗽。

知母　贝母各一两

上为末，巴豆去油十粒研匀，每服一字，姜三片，临卧细嚼，白汤下，便合口睡，其嗽即定，自胸膈必利下寒痰，粥补之。

人参紫菀汤　治肺气不调，咳嗽喘急，久不愈。

紫菀　款冬花　杏仁去皮尖，炒，各二钱　人参一钱　五味子　甘草炙　桂枝各一钱　缩砂四钱　粟壳蜜炙，五钱

上咬咀，分二贴，每贴水二钟，姜三片，乌梅一个，煎八分，去粗，食远服。

清金汤　治男妇远近肺气咳嗽，上气喘急，喉中涎声，胸满气逆，坐卧不安，饮食不下。

粟壳蜜炒，钱二分　人参　甘草炙，各六分　陈皮去白　茯苓　杏仁去皮尖，炒　阿胶炒　五味子　桑皮炒　薏苡仁　紫苏　百合　贝母　半夏洗　款冬花各一钱二分

上咀，分二贴，每贴水二钟，姜三片，枣二枚，乌梅一个，煎八分，去粗，食远温服。

神功散　治久咳嗽。

甘草炙　款冬花各两　雄黄飞，半两　肉桂去粗皮，一两

上为细末，入雄黄和匀，每服用半钱吸入咽喉中，不拘时候。

宁神散　治一切痰嗽不已。

粟壳蜜炒，七钱　人参　苦葶苈炒，各二钱半

上咬咀，分二贴，每贴水二钟，乌梅半个，煎八分，去粗，食远温服。

宁肺①散　治一切嗽，日夜甚者。

粟壳蜜炙　甘草炙　干姜　当归酒浸　明矾　陈皮各等分

---

① 肺：原作"神"，据《儒门事亲》卷九改。

上为细末，每服二三钱，食远乌梅煎汤调服。

一方，粟壳去蒂膜，醋炒，为末，临卧煎乌梅汤，调下一钱。一方蜜炒，蜜汤调服，亦可。

宁肺散　治一切寒热痰盛，久新咳嗽不止。

粟壳去蒂膜，净剉，半两　木瓜剉，三钱半，二味一处，入蜜二钱半，水化开，并之同炒黄　五味子　人参各一钱半　皂角炙，去皮弦子，二钱半

上咀，分二贴，每贴水二钟，乌梅半个，煎八分，去粗，临卧温服。

一方，粟壳蜜炒，三钱　人参　木香各一钱　乌梅肉　明矾　甘草炙，各一钱半　半夏洗　款冬花　佛耳草各钱半

上㕮咀，分二贴，每贴水二钟，姜三片，枣一枚，煎八分，去粗，食远温服。

细辛五味子汤　治肺经不足，胃气怯弱，或冒风邪，或停寒留饮，咳嗽倚息，不安①，胸满短气，减食干呕，作热，嗽唾痰沫，昏眩身重，语声不出，头目面②脚膝时带浮肿，痰咳引胸胁痛，新久并治。

北细辛去苗　半夏洗，各一钱二分　甘草炙　乌梅肉各一钱八分　五味子　粟壳去鬲膜，三钱六分，炒　桑皮炒，二钱四分

上㕮咀，分二贴，每贴水二钟，姜三片，煎八分，去粗，食远温服。

金不换散　治男妇肺胃虚寒，久嗽不已，喘促满闷，咳嗽涎盛。

粟壳蜜炙，四钱半　枳壳三钱半，炒　杏仁炒，去皮尖，一钱半　甘草炙，一钱

上㕮咀，分二贴，每贴水二钟，姜三片，乌梅一个，煎八分，去粗，临卧呷之。

---

① 不安：《和剂局方》卷四作"不得安卧"四字。
② 面：原字漫漶，据《和剂局方》卷四补。

灵宝烟筒　治喘嗽。

蜡三钱　雄黄三钱　佛耳草一钱　款冬花一钱　艾半两

先将蜡镕搽在纸上，次将艾铺于上，将三味细研掺匀，卷成筒子，每用火点着一头，吸烟三口，茶清送下。

焚香透膈散　治一切劳嗽壅滞，胸膈痞满。

雄黄　佛耳草　鹅管石　款冬花

上各等分，每服一字，安炉上焚之，开口吸烟入喉。

芦筒散　治男妇一切咳嗽喘急。

款冬花　井泉石①　鹅管石②　官桂　钟乳石　甘草　白矾
佛耳草

上各等分，为末，每服一钱，竹筒内吸吃，日三服，不拘时。

诃子饮　治久嗽，语声不出。

诃子肉　杏仁去皮尖，各一钱，炒　通草半钱

上咬咀，分二贴，每贴水二钟，姜三片，煎八分，去粗，食远温服。

宁肺散　治咳嗽不已，服之收敛肺气，定喘。

薄荷　杏仁去皮尖，炒　麻黄　乌梅肉　桑皮炒　桔梗　甘草
各一钱

上咬咀，作一贴，水二钟，姜三片，煎八分，去粗，食后温服。喘加诃子，有痰加半夏，各一钱。

神效散　治一切喘，咳嗽不已。

皂角一定③作两片，去子，每孔入巴豆一粒，线系定，童便浸一宿，火上炙黄，去巴，留一二粒亦可，却以④杏仁、半夏各七

---

① 井泉石：一种石类药，参见《证类本草》卷五。
② 鹅管石：海产腔肠动物栎珊瑚的石灰质骨骼。
③ 定：同"锭"，见《金史·郾阳传》。《世医得效方》卷五作"条"。
④ 以：原脱，据《世医得效方》卷五补。

枚，入小油内煎拆①裂，同为末，每一字，干柿点②药细嚼，白糖亦可，临卧时服，服了不可吃汤水一应物。

平气散　治一切咳嗽，并吐痰涎，恶风，不能食者。

人参　白术　川芎　当归　桂心　五味子　甘草　干木瓜　紫苏子　茯神　乌药　杏仁去皮尖，炒　白芷各等分

上㕮咀，每服四钱，水一盏，姜三片，煎八分，食后温服。

人参散　治远年嗽。

麻黄去节　杏仁去皮尖，炒，各一两　甘草炙，四钱　桑白皮　五味子　粟壳制　陈皮各五钱　麦门冬三钱　紫菀一两　人参去芦，四钱　阿胶炒，七钱

上㕮咀，每服一两，水二盏煎八分，去柤，食后服。

青龙散　治咳嗽上气，不得卧。

人参去芦　陈皮去白　五味子　紫苏各一两

上㕮咀，每服一两，水二盏，生姜三片，煎至八分，食后去柤温服。

加减三奇汤　治咳嗽上气，痰涎喘促，胸膈不利。

桔梗五钱，去芦　半夏汤洗，七钱　陈皮去白　甘草各半两　青皮去白，半两　杏仁三钱，炒　五味子四钱　人参去芦，半两③

加苏叶、桑白皮各五钱。

上㕮咀，每服八钱，水二盏，姜三片，煎至八分，去柤，食后通口服。

人参款花膏　治肺胃④虚寒，久嗽不已，咽膈满闷，痰⑤涎，呕逆恶心，腹胁胀满，腰背倦痛，或虚劳冷嗽，及远年近日一切嗽病，服诸药不效者，皆治之。

---

①　拆：同"坼"，裂开。《诗经·大雅·生民》："不坼不副，无菑无害。"阮元校勘记："唐石经、相台本'坼'作'拆'。"

②　点：《世医得效方》卷五作"蘸"。

③　去……两：此四字原脱，据《医学发明·呕咳气喘》补。

④　胃：原作"受"，据《和剂局方》卷四改。

⑤　痰：《和剂局方》卷四此上有"咳嗽"二字。

款冬花去梗　人参去芦　北五味子去梗，炒　紫菀洗，去芦　桑白皮各一两

上为细末，炼蜜丸如鸡头大，每服一丸，细嚼姜汤下，临卧、食后服。

安眠散　治上喘咳嗽，久而不愈者。

款冬花　麦门冬去心　乌梅肉　佛耳草各二钱半　陈皮去白，半两　甘草炙，二钱半　御米壳七钱半，酥炙

上七味为细末，每服三钱，水一盏入黄蜡如枣核许，同煎至七分，去粗，大①温临卧服。

贝母散　治暴发咳嗽，多日不愈。

贝母去心②　桑白皮炒　五味子　甘草炙，各五钱　知母二钱半款冬花二两　杏仁三两，麸炒，去皮尖

上㕮咀，每服一两，水二盏，生姜三片，煎至八分，去粗，食后温服。

人参养肺汤　治肺痿证，咳嗽有痰，午后热并声嘶③者。

人参去芦　甘草炙　阿胶珠各一钱　茯苓一钱半　柴胡四钱　五味子　贝母　杏仁炒，去皮尖　桔梗炒，各一钱半　桑白皮二钱　枳实一钱半，炒

上㕮咀，每服八钱，水一盏半，生姜三片，枣一枚，煎至八分，去粗，食后温服。

人参紫苏丹　治一切喘嗽。

五味子三钱　官桂去皮　紫苏　人参各五钱

上为末，炼蜜丸弹子大，每服一丸，临卧嚼化服。

星香丸　治诸气嗽生痰。

南星　半夏各三两　白矾一两，研，同水浸二味一宿　陈皮五两，泔浸一周时，去白，取三两　香附子三两，皂角水浸一周时，晒

---

① 大：疑为"待"。

② 心：原脱，据《御药院方》卷五补。

③ 嘶：原作"飒"，据《奇效良方》卷三十改。

上四味不见火，为末，姜汁糊丸桐子大，每服五十丸，临卧姜汤下。

沉香汤 治肺气虚弱，咳嗽痰涎不已。

沉香　阿胶粉炒，各半两　人参去芦　桑白皮焙，各二两

上咬咀，每服八钱，水一盏半煎八分，去粗，通口食后温服。

人参清肺丸 治诸般咳嗽，久不愈者。

粟壳去蒂，蜜炒　杏仁去皮尖，炒　马兜铃　紫苏　桑白皮各三钱，炒　陈皮去白　五味子各五钱　乌梅肉　人参　款冬花各二钱

上为细末，炼蜜为丸如弹子大，每服一丸，临卧细嚼，淡姜汤下。

人参润肺汤 治肺气不足，喘急咳嗽不已，并伤寒壮热，头痛身痛。

人参　桔梗　白芷　麻黄去节　干葛　白术　甘草炙，各一两　干姜五钱

上咬咀，每服八钱，水一盏半，生姜三片，葱白二茎，煎八分，去粗，通口服，不拘时。

人参润肺丸

人参　山药　莲肉　款冬花　蛤粉　杏仁去皮尖，炒，各一两　藕节五两　红枣煮，去核，半斤　大萝卜一个，煮熟

上为细末，以枣肉丸如梧桐子大，每服五十丸，食后白汤下。

杏参散 治胸胁胀满，上气喘急，咳嗽，不得睡卧。

桃仁去皮尖，炒　人参　桑白皮蜜炙，米泔浸焙　杏仁去皮尖，炒，各等分

上咬咀，每服四钱，水二盏，姜、枣煎，不拘时服。

蜡煎散 顺肺气，利咽膈，止咳嗽，化痰涎。

款冬花　紫菀洗，焙干　甘草炙，各七钱半　五味子炒，半两　桑白皮炒　桔梗　杏仁去皮尖，炒　紫苏叶各一两

上咬咀，每服四钱，水二盏入黄蜡少许同煎，食后、临卧温服。

紫参丸 治远年日近咳嗽，诸药不效者。

紫参　甘草炙　桔梗各一两　五味子　阿胶炒,各半两　肉桂去皮　乌梅肉　杏仁去皮尖,炒,各二两半

上为末,炼蜜丸,每两作十五丸,每服一丸,用新绵裹定,汤内湿过,噙化咽①津。

平肺散　治久年咳嗽,神效。

御米壳四两,剉碎,蜜水和,炒黄　乌梅肉一两半　诃子肉　人参各一两　贝母去心　百合各半两

上六味为末,每服三钱,水一盏煎七分,食后、临卧热服。

人参款花散　治喘嗽久不已者。

人参去芦　款冬花各五钱　知母　贝母　半夏各三钱　粟壳二两,炒黄

上㕮咀,每服八钱,水一盏半,乌梅一个,煎至八分,去粗,食后、临卧温服。

人参化痰丸　治一切咳嗽,痰涎壅盛。

半夏汤洗　枳实麸炒　粟壳去隔蒂,蜜炙,各二两　人参一两五钱　柴胡去芦　南星炮　茯苓去皮　防风去芦　枳壳麸炒　黄芩　麻黄去节　桑皮炒　知母　款花　五味子　白术　生矾　陈皮去白　寒水石　当归　桔梗　甘草各一两

上为细末,姜汁煮糊丸如梧桐子大,滑石为衣,每服三五十丸,食后姜汤下。

安肺散　治远年近日咳嗽劳嗽。

款花　五味子　乌梅　紫菀各一两　甘草半两　罂粟壳蜜炙,四两

劳嗽,加人参三钱。

上㕮咀,每服三钱,水一盏煎至六分,去粗,食后至晚宜再温服。

劳　嗽

人参芎归汤　治虚劳少血,津液内耗,心火自炎,燥热乘肺,

---

① 咽:原脱,据《御药院方》卷五补。

咳嗽咯血，及血不荣肌，动辄毛寒咳嗽。

当归　川芎　白芍药各二分　人参　半夏制　橘皮　赤茯苓
阿胶炒　细辛　北五味子　甘草炙，各一分

上㕮咀，每服五钱，水二盏，姜四片，枣二枚，煎八分，去
粗，食远温服。

八味长松散　治伤劳力喘嗽，皆效。

长松①五钱　人参三钱　甜瓜子炒　乳香另研　没药另研　木香
各一钱　桔梗二钱半　白术钱半

上为细末，每服三钱，好酒调，临卧服。

黄芪劫劳散　治心肾俱虚劳嗽，时复三两声，无痰，遇夜发
热，热过即冷，时有盗汗，四肢倦怠，体劣黄瘦，饮食减少，夜
卧恍惚，神气不宁，睡多异梦，此药能治嗽唾中有血丝，名曰
肺痿。

白芍药四两　黄芪蜜炒　粉草　人参　白茯苓去皮　北五味子
当归身酒浸一宿，焙干　半夏洗七次，为末，姜汁拌捏饼子　熟地黄
明阿胶剉，蚌粉炒，各一两半

上咀，每服七钱半，水二钟，姜三片，枣二枚，煎勿搅，温
服不拘时。

治咳嗽吐血。

黄芩　柴胡　半夏汤洗　芍药　知母　地骨皮　前胡　薄荷
甘草　桑白皮炒　生地黄　熟地黄　蒲黄　当归酒洗　地榆　麦门
冬去心，各等分

上咀，每贴七钱，用水二钟，姜三片，枣二枚，煎八分，去
粗，食远温服。

黄芪鳖甲散　治虚劳客热，肌肉消瘦，四肢倦怠，五心烦热，
口燥咽干，颊赤心悸，日晚潮热，夜有盗汗，胸胁不利，食减多
渴，咳嗽涎痰，时有脓血。

---

①　长松：一种植物药，生于松树下，性味甘、温，无毒，治风血冷气
宿疾等。参见《证类本草》卷七、《本草纲目》卷十二。

黄芪一钱四分，炒　桑白皮炒　半夏汤洗　黄芩　甘草　赤芍药　知母　紫菀各七分　秦艽　白茯苓　生地黄　柴[1]胡　地骨皮各一钱　肉桂　人参　桔梗各半钱　鳖甲酥炙　天门冬去心，焙，各一钱四分

上咬咀，分二贴，每贴水二钟，姜三片，煎八分，去粗，食后温服。

人参保肺汤方见喘门　治证同前。

逍遥散方见妇人门　加人参、乌梅、五味子各等分，煎服。

润华膏　治一切痨嗽，肺痿喘急，悉能治之。

人参　麦门冬去心　阿胶炒　款冬花　五味子　紫苏　贝母　杏仁各二两，去皮尖　白矾　百药煎　粟壳蜜炙　乌梅肉　诃子肉各四两　桔梗二两半

上为末，炼蜜丸如弹子大，每服一丸，临卧嚼化，白汤化服亦可，效如神。忌生冷、油腻、鱼虾、毒物。孕妇小儿皆宜服。

蛤蚧散　治虚劳咳嗽咯血，潮热盗汗，不思饮食。

蛤蚧一对，净洗，酥炙　人参　百部　款冬花　紫菀各五钱　贝母　阿胶蛤粉炒　鳖甲酥炙　柴胡　肉桂　黄芪炙　甘草炙　杏仁炒，去皮尖　半夏洗，各一两

上咬咀，每贴五钱，水二钟，生姜三片，煎八分，去粗，食远温服。热甚，去桂，加细辛。

甲乙饼　治嗽出血片，涎内有血丝，不问久新，但声音哑者，一服效。

青黛一分　牡蛎粉二钱　杏仁七粒，去皮尖，炒

上研匀，用黄蜡镕和丸，捏成饼三枚，每日中用干柿一个去核，入药在内，湿纸裹煨，约药镕方取出，去火毒，食后细嚼，糯米饮下。

一方，治痰喘咳嗽。

百药煎　五味子　甘草　朴硝各等分

上为细末，每服一钱半，临卧干舐咽之。一方加诃子、薄荷。

---

① 柴：原作"紫"，据嘉靖本改。

温金散 治劳嗽。

甘草　黄芩　桑白皮炒　防风各一两　杏仁二十七粒，去皮尖，炒

前五味同泔汁浸一宿，晒干，次入后三味：

人参　茯神各半两　麦门冬去心，二钱半

上为细末，每服三钱，入黄蜡一豆大，水一钟煎数沸，食后服。

蛤蚧丸 治积劳咳嗽，日久不瘥。

蛤蚧一对，酥炙　皂角去皮弦子，酥炙　款冬花　木香　天麻半夏汤洗，各一两　丁香半两　熟地黄　五味子　杏仁去皮尖，童便浸一日夜，晒干蜜炒，另研，各一两

上为细末，炼蜜丸如桐子大，每服五十丸，食后姜汤下。

补肺汤 治劳嗽。

桑白皮炙　熟地黄各四钱　人参　紫菀　黄芪炒　五味子各二钱

上㕮咀，分二贴，每贴水二钟，入蜜少许，同煎八分，去粗，食后温服。

宁肺汤 治荣卫俱虚，发热自汗，肺气喘急，咳嗽痰涎①。

白术　川芎　芍药　当归酒浸　熟地黄　甘草炙　五味子　麦门冬去心　桑白皮炙　茯苓各一钱二分　阿胶剉，蛤粉炒，二钱四分

上㕮咀，分二贴，每贴水二钟，姜三片，煎八分，去粗，食后温服。

团参饮子 治证同前方见咳嗽门。

大阿胶丸 治肺虚客热，咳嗽咽干，多唾涎沫，有鲜血，并劳伤肺肾，吐血呕血。

麦门冬半两，去心　山药　五味子　熟地黄各一两　远志二钱半，去心　丹参　贝母　防风　阿胶一两，炒　人参二钱半　茯神　柏子

---

① 涎：原作"哑"，据《奇效良方》卷三十改。

仁去壳　百部　杜仲各五钱，酥炙，去丝①　茯苓二两

上为末，炼蜜丸如弹子大，每服一丸，水一盏煮化，食后温服。

经效阿胶丸　治劳嗽并嗽血唾血。

阿胶蛤粉炒　生地黄　卷②柏叶　山药　大蓟根　五味子　鸡苏各一两　柏子仁炒，另研，去壳　百部　人参　茯苓　远志甘草水煮，去心　防风　麦门冬去心，各半两

上为细末，炼蜜丸如弹子大，每服一丸，细嚼，食后小麦汤下，麦门冬汤下亦可。

蜡煎散　治虚劳久嗽，痰多气喘，或咯脓血。

百合　人参　山药　麦门冬去心　贝母　茯苓　甘草炙　杏仁去皮尖，炒，别研　明鹿角胶炙，如无，以阿胶代之，各等分

上咀，每贴七钱，水二盏，入黄蜡皂角子大，煎八分，去粗，食后温服。

柴胡散　治虚③羸瘦，面黄无力，减食盗汗，咳嗽不止。

柴胡三钱　五味子一钱半　地骨皮四钱半　鳖甲酥炙，三钱　知母三钱　青蒿一钱

上㕮咀，分二贴，每贴水二钟，乌梅一个，煎八分，去粗，食后温服。

款冬花散桑皮合用桑叶

团参饮子

人参蛤蚧散并见咳嗽门

秘方，治男妇久患劳嗽虚怯证，咳血咯血，服一剂，无不效。

款冬花　藕节　莲子肉　小枣肉各一斤

上萝卜一个蒸烂捣和，为丸如桐子大，每服一百丸，食远白

---

① 丝：原作"系"。原书"丝"多有讹作"系"者，今据文义改，后见径改，不出校。

② 卷：原作"巷"，据《严氏济生方》卷四改。

③ 虚：《卫生宝鉴》卷五作"虚劳"二字。

汤放温送下。

鸡苏散 治劳伤肺经，唾内有血，咽喉不利。

鸡苏叶 黄芪炒 生地黄 阿胶炒 白茅根各二钱 桔梗 麦门冬去心 蒲黄炒 贝母 桑白皮炒 甘草炙，各一钱

上咬咀，分贴七钱，水二钟，姜三片，枣二枚，煎八分，去粗，食后温服。

天门冬丸 治吐血咯血，大能润肺止嗽。

天门冬一两，去心 杏仁炒，去皮尖 贝母 茯苓 阿胶蛤粉炒，各五钱

上为末，炼蜜为丸如弹子大，噙化，日夜可三五丸，不拘时服。

黄芪散 治咳血成劳，肌体消瘦，常服能解肌热。

黄芪蜜炙 熟地黄 麦门冬去心 桔梗 白芍药各三钱 甘草炙，一钱

上咬咀，分二贴，每贴水二钟，姜三片，煎八分，去粗，食后温服。

止红散 治心肺客热，咳嗽吐血。

柴胡七钱半 胡黄连 黄连各三钱七分半

上咬咀，分二贴，每贴水二盏，煎八分，去粗，调辰砂末少许，食远温服。

团参散 治唾红血咳嗽。

柴团参① 黄芪各一两，蜜水炙 百合半两，蒸 飞罗面一两

上为细末，每服二钱，食后白茅根煎汤调服，茅花亦可。

独圣散 治多年咳嗽，肺痿，咯血红痰。

用白及为末，每服二钱，临卧，糯米汤调服。

人参清肺汤 治肺胃虚寒，咳嗽喘急，胸膈噎闷，胁肋胀满，迫塞短气，喜饮冷，咽嗌引痛，及疗肺痿劳嗽，唾血腥臭，干呕

---

① 柴团参：当作"紫团参"。《新修本草》以壶关（今属河北）紫团山所产人参为"紫团参"。

烦热，声音不出，肌肉消瘦，倦怠减食。

地骨皮　人参　甘草炙　阿胶炒　杏仁去皮尖，炒　桑白皮炒
知母　乌梅肉　桔梗　粟壳去蒂膜，蜜炙，各等分

上㕮咀，每贴七钱，乌梅一个，枣一枚，水二钟，煎八分，临
卧服，或加蜜半匙澄清服。喘，加款冬花。

十味柴胡散　退热解劳止嗽。

柴胡去芦　黄芩　五味子　半夏汤洗　白芍药　甘草炙　人参
桑白皮各等分，炒

上㕮咀，每贴七钱，水二钟，姜三片，枣一枚，煎八分，去
粗，食后温服。

一方，治咯血后肺虚，咳嗽多痰。

阿胶炒　人参　麦门冬去心　山药　贝母　茯苓　百合　杏仁
去皮尖，炒　甘草各等分，炙

上㕮咀，每贴七钱，水二钟，入蜡早子大，煎八分，去粗，食
远温服。

麦门冬汤　治大逆上气，咽喉不利。

麦门冬一两，去心　半夏二钱，汤洗七次　人参　甘草炙，各一钱
大枣四个　糯米钱半

上㕮咀，分二贴，每贴水二钟，姜三片，煎八分，去粗，食后
温服。

四圣膏　专治男子妇人五劳七伤，虚损瘦弱，五积六聚，面
色痿黄，喘嗽不止，百病皆除，男妇俱可服之。

烧酒八斤　杏仁四两，去皮尖　核桃仁四两，去皮　当归一两，酒
浸　酥油三两，熟　枣肉去皮核，四两　蜜四两

上件研为细泥，用夏布①滤过，装入瓶内，面封瓶口，入锅内
煮一时取起为妙，埋入湿土内七日，去火毒，取出，每日空心服
一二钟或三五钟，酒尽病愈。

天仙二母膏　治多年久嗽，成痨不止。

---

① 夏布：一种以苎麻纺织的布。

歌曰：

多年咳嗽住成家，去节麻黄桔梗佳。

甘草杏仁葶苈炒，人参贝母款冬花。

知母乌梅各等分，捣为极细莫教差。

炼蜜为丸樱桃大，夜噙一粒去根芽。

神仙降寿散 治五痨七伤，久远咳嗽，成劳不止。

柴胡二两 米壳去隔，蜜炒，二两 木香二两 没药另研 乳香另研 人参 川芎 陈皮 桔梗各五钱

上为细末，每服二三钱，食后白汤调服。

新增益损汤 治诸虚劳倦客热，肌肉消瘦，四肢烦热，心悸盗汗，减食多渴，咳嗽有血不止，急效如神。

肉桂 熟地黄 半夏洗 甘草炙 石斛 当归酒浸 川芎 黄芪炒 白术 芍药 五味子 木香不见火 桑白皮炒 地骨皮 知母 秦艽 鳖甲酥炙 人参 茯苓 紫菀 桔梗 天门冬去心 生地黄 柴胡 枳壳炒 香附子炒，各等分

上二十六味㕮咀，合一处拌匀，每贴一两，水二钟，生姜三片，枣一枚，煎至一钟，去粗，不拘时服。

神效宁嗽散 治劳嗽诸嗽通用，如神验。

五味子 茯苓去皮 桑白皮炒 紫苏 细辛去叶 陈皮去白 枳壳麸炒 杏仁去皮尖，炒 粉草炙 阿胶炒 米壳蜜炒，各二钱半 半夏五钱 川芎三钱

上为细末，每服三钱，生姜、乌梅、枣同煎，食后调服。

五味黄芪散 治嗽咯血成劳，眼睛疼痛，四肢困倦，脚膝无力。

麦门冬去心 熟地黄各五钱 甘草二钱半 芍药 五味子各二钱 人参去芦，三钱 桔梗 黄芪各五钱

上㕮咀，每服八钱，水二盏煎八分，去粗，食后温服。

知母茯苓汤 治肺痿喘嗽不已，往来寒热，自汗。

茯苓去皮 甘草炙，各一两 知母 五味子 人参去芦 薄荷 半夏洗七次 柴胡去苗 白术 款冬花 桔梗 麦门冬去心 黄芩各

半两　川芎　阿胶炒，各三钱

上㕮咀，每服一两，水二盏，生姜十片，煎八分，去粗，食后通口服。

人参平肺散　治心火克肺，传为肺痿，咳嗽喘呕，痰涎壅盛，胸膈痞满，咽嗌不利。

桑白皮炒，一两　知母七钱　甘草炙　地骨皮各半两　五味子三百个　茯苓　青皮　人参各四钱　陈皮去白，半两　天门冬去心，四钱
如热，加黄芩四钱，紫苏叶、半夏各半两。

上㕮咀，每服五钱，水二盏，生姜二片，煎八分，去粗温服。或为末，姜汁丸如弹子大，嚼化亦得，食后。

钟乳补肺汤　治肺气不足，久年咳嗽，以致皮毛焦枯，唾血腥臭，喘乏不已。

钟乳碎如米　桑白皮各三两　肉桂去皮　白石英如米　五味子　款冬花去梗　紫菀洗，各二两　麦门冬去心，二两　人参去芦，二两

上除钟乳、白石英外，同为粗末，后入钟乳等同拌匀，每服四钱，水二盏半，姜五片，枣一枚，粳米三十粒，煎七分，用绵滤去粗，食后温服。

人参润肺丸　治肺气不足，咳嗽喘急，久年不愈，渐成虚劳，疗风壅痰实，头目昏眩，口舌干燥，涕唾稠粘。

人参　款冬花去梗　细辛去叶　甘草炙，各四两　官桂去皮　桔梗各五两　杏仁去皮，炒，四两　知母六两

上为末，炼蜜丸如鸡头大，每服一丸，食后细嚼，淡姜汤下。

十灰散　治痨证，呕血吐血，咯血嗽血，先用此药劫之。

大蓟　小蓟　柏叶　荷叶　茅根　茜根　大黄　山栀　牡丹皮　棕榈皮

上各等分，烧灰存性，研极细末，用纸包碗盖地上一夕，出火毒，用时先将白藕捣碎绞汁，或萝卜捣碎绞汁，磨真京墨半碗，调灰五钱，食后服。如病轻，用此立止。劳重血出成斗升者，却服花蕊石散，奇效如神。

花蕊石散 治劳证，五内崩损，涌喷血出成①斗升者，服之立止。

花蕊石煅过，研如粉

上用童子小便一盏煎温，调药末三钱，极甚者五钱，食后服。如男子病则和酒一半，妇女病则和醋一半，与小便一处和药，立止，其瘀血化为黄水。服此药后患人必疏解其体，却服独参汤补之。

独参汤 治劳证，止血后服此药补之。

大人参去芦，二两

上㕮咀，用水二盏，枣子五枚，同煎一盏，不拘时细细服之，后令其熟睡一觉，却服后诸药，可以除根。

保和汤 治痨证久嗽，肺燥成痿者，服之决效。

知母 贝母 天门冬去心 麦门冬去心 款冬花各二钱 天门冬 薏苡仁各三钱 杏仁麸炒，去皮尖 五味子各二钱 粉草炙 马兜铃 紫菀 百合 桔梗各一钱 阿胶炒 当归 生地黄各一钱半 紫苏 薄荷各一钱

上㕮咀，每服八钱，水二盏，生姜三片，煎至一盏，去粗，却用饴糖一匙入药内服之，每日三食后各进一服。如有后证，加入后药。如服此药与保真汤相间服之，极妙。血盛，加蒲黄、茜根、藕节、大蓟、小蓟、茅花；痰盛，加南星、半夏、橘红、茯苓、枳壳、枳实；喘盛，加桑白皮、陈皮、大腹皮、萝卜子、葶苈子、紫苏子；热盛，加大黄、山栀子、黄连、黄芩、黄柏、连翘；风盛，加防风、荆芥穗、旋覆花、甘菊、细辛、香附子；寒盛，加人参、芍药、官桂、麻黄、五味子、蜡片②。

保真汤 治痨证骨蒸体虚，服之决补。

当归酒浸 人参 生地黄 熟地黄 黄芪蜜炙 白术各二钱 赤茯苓 白茯苓 甘草 陈皮 厚朴 赤芍药各一钱半 白芍药

---

① 成：原作"或"，据《卫生易简方》卷四改。
② 蜡片：鹿茸尖端部分的切片。

天门冬　麦门冬　黄柏　五味子　柴胡　地骨皮　知母各一钱

上二十味咬咀，每服八钱，水二盏，生姜三片，枣五枚，莲心七枚，同煎至一盏，去粗，每日三服，食前各进一盏。如有后证，加入后药。如服此药时与保和汤相间服之，极妙。惊悸，加茯神、远志、柏子仁、酸枣仁；淋浊，加草薢、乌药、猪苓、泽泻；便涩，加茯苓、木通、石韦、萹竹；遗精，加龙骨、牡蛎、莲须、莲心；燥热，加滑①石、石膏、青篙、鳖甲；盗汗，加浮麦、牡蛎、黄芪、麻黄根。

太平丸　治痨证久嗽，肺痿肺痈，并宜噙服，决定除根。

天门冬去心　麦门冬去心　知母　贝母　款冬花　杏仁去皮尖，各二两，炒　当归　生地黄　黄连　熟地黄　阿胶炒，各一两半　蒲黄　京墨　桔梗　薄荷各一两　白蜜四两　真麝香少许

上十七味为极细末，和匀，却用银铫子将白蜜炼熟，离火下诸品药末搅匀，再上火，入麝香，略熬三二沸，即丸如弹子大，每三日食后煎薄荷汤灌嗽喉口，细嚼一丸，津唾送下，再噙一丸，缓缓溶化，上床时如是。痰盛，先用饴糖拌消化丸一百丸送下，即噙嚼此丸，仰面而睡，从其流入肺窍，则肺清闰②，嗽亦退除。

消化丸　治劳证热痰壅盛者，服之立可。

青礞石硝煅　明矾飞，研细　南星生用　半夏生用　猪牙皂角　白茯苓　陈皮各二两　枳壳　枳实各一两半　薄荷一两

上十味为细末，和匀，以神曲打糊，为丸如梧桐子大，每服一百丸，每夜上床时饴糖拌吞，次噙嚼太平丸，二药相攻，痰嗽扫迹除根，立愈也。

润肺膏　治痨证久嗽，肺燥肺痿，时常服。

羊肺一具　杏仁一两，净研　柿霜　真酥　真粉各一两　白蜜二两

上先将羊肺洗净，次将杏仁膏、柿霜、真酥、真粉、白蜜水

---

① 滑：原作"骨"，据《十药神书·戊字保真汤》改。
② 闰：《十药神书·己字太平丸》作"润"。

解薄，打搅五味，稀稠得所，灌入肺中，白水煮熟，如常服之。此药服前七药①之后可用，或服七药之时相间而服，尤佳。

白凤膏 治一切久痨大怯，极虚甚惫，咳嗽吐痰咯血，火乘金位者，服之固其根本，全其真元。

黑嘴白鸭一只　大京枣二升　参苓平胃散一斤，方见脾胃门　陈煮酒一瓶

上先将鸭扎缚其脚，量患人饮酒多少，随量倾酒在器中荡温，却将刀于鸭项割开，沥血于酒内，搅匀，一气饮之，其血酒直入肺经，滋补其肺，宁止其嗽。又将鸭干挦②去毛，就胁下开一孔，取出肠杂，以纸拭干，将枣子去核，每个中实填参苓平胃散末，用麻皮扎定，填满鸭肚内，用砂糖瓮③一个，置鸭在内，四围用炭火慢煨，一瓶煮酒作三次添入，直至熬酒干为度，取起次第食之。其枣子阴干，任意食之。尽此一鸭，不问一切痨证虚惫等疾，决可痊愈，后却服十珍丸，服则补髓生精，和血顺气，此乃收功起身之妙也。

十珍丸 治一切久痨大怯，极虚甚惫，骨干津涸，血枯气竭，火乘金位者，服前药愈后，却服此丸，乃收功起身之决也。

猪脊膂一条　羊脊膂一条　团鱼一个　乌鸡一只，男用雌，女用雄

上四味修制净，去骨留肉，用煮酒一大瓶于砂糖瓮④内煮干⑤擂碎，又以：

大山药五条⑥　莲肉半斤　京枣一百个　霜柿十个

上前四味各修制了，用井花水一大瓶于沙瓮内煮熟，擂细，与前药熟肉一处再慢火熬之，却下：

---

① 前七药：按《十药神书》，指甲字十灰散、乙字花蕊石散、丙字独参汤、丁字保和汤、戊字保真汤、己字太平丸、庚字沉香消化丸等七方。

② 挦（xián 弦）：拔。

③ 砂糖瓮：《十药神书·壬字白凤膏》作"砂瓶"二字。

④ 砂糖瓮：《十药神书·癸字补髓丹》作"砂瓮"二字。

⑤ 干：《十药神书·癸字补髓丹》作"熟"。

⑥ 条：原作"味"，据《十药神书·癸字补髓丹》改。

明胶四两　真黄蜡三两

上二味逐渐下，与前八味和一处，擂成膏子，和平胃散末、四君子汤末，并知母、黄柏末[1]各一两，共一十两，搜和成剂，如十分硬，再入白蜜同熬，取起，放青石上，用木掫之，打如泥硬，丸如梧桐子大，每服一百丸，用枣汤吞下，不拘时候。

肺　痈

泻肺汤　治肺痈，喘不得卧。

葶苈三两，为末　大枣二十枚

上二味，先以水三升煮枣，取二升，去枣，内[2]药一枣大，煎取七合，顿服令尽，三日服一剂，可至三四剂。治肺痈，胸胁胀，一身面目浮肿，鼻塞，清涕出，不闻香臭，咳逆上气，喘鸣迫塞，未进此方，宜先服小青龙汤方见伤寒门，却服前药。

黄昏汤　治咳，有微热，烦满，胸心甲错，是为肺痈。

黄昏[3]手掌大一片，是合昏皮也，㕮咀，以水三升煮取一升，分三服。

桔梗汤　治肺痈，心胸气壅，咳嗽脓血，心神烦闷，咽干多渴，两脚肿满，小便赤黄，大便多涩。

桔梗　贝母去心　当归　栝楼实　枳壳麸炒　薏苡仁　桑皮蜜炙　防己各一钱二分　甘草节生用　杏仁去皮尖，炒　百合[4]烝，各六分　黄芪一钱八分

上㕮咀，分二贴，每贴水二钟，姜三片，煎八分，去粗，食后温服。大便秘，加大黄；小便秘，加木通。

葶苈散　治肺痈，喘咳气急，眠卧不得。

甜葶苈一两半，隔纸炒令色变□

上为细末，每服三钱，水二钟煎八分，去粗，不拘时服。

---

① 末：原作"药"，据《十药神书·癸字补髓丹》改。
② 内：原作"肉"，据《金匮要略·肺痿肺痈咳嗽上气病脉证治》改。
③ 黄昏：合欢。
④ 烝：同"蒸"。《诗经·大雅·生民》高亨注："烝，蒸也。"

如圣汤 治肺痈，咳唾脓血，胸满振寒，咽干不渴，时出浊沫，气息腥臭，久久吐脓，状如米粥。

桔梗炒，一两　甘草炙，二两

上分四贴，每贴水二钟煎八分，去粗，徐徐服。才觉证状，便先服此药。

升麻汤 治肺痈，吐脓血作臭气。

升麻　苦梗　薏苡仁　地榆　黄芩　牡丹皮　芍药各一钱八分
生甘草三钱六分

上咀，分二贴，每贴水二钟煎八分，去粗，食后温服。

加味败毒散 治上膈壅热而成肺痈，兼风寒重者。

人参　羌活　独活　前胡　柴胡　枳壳麸炒　川芎　赤茯苓去皮　桔梗　甘草各一钱　黄芩　瓜蒌实　薄荷　当归酒浸　白芷　半夏汤洗七次　乌梅肉　桑白皮炒　生地黄　灯心　白茅根各半钱

上咀，分二贴，每贴水二钟，姜三片，煎八分，去粗，食后温服。热甚，加大黄钱半。

理肺膏 治肺痈，咳唾不利，胸膈迫塞。

诃子肉　百药煎　五味子　人参　款冬花　杏仁去皮尖，炒　知母　甜葶苈炒　紫菀　百合蒸　生甘草各五钱

上为末，用茅根洗净三斤，研取自然汁，入瓦器中熬成膏，更入好蜜二两再熬，候冷和药，丸如桐子大，每服五十丸，食远白汤下。

葶苈散 治肺痈气急，睡卧不安，心胸胀满。

甜葶苈一两，隔纸炒　百合炒　白附子　北五味子　甘草节
人参　款冬花　百药煎各五钱　朱砂二钱半，另研　紫菀半两

上为细末，每服三钱，灯芯汤食后调下。

人参保肺汤 方见喘门　治肺痈，咳嗽脓血浊唾，腥秽臭，加射干炒。

紫菀散 治咳嗽，唾中有脓血，虚劳证，肺痈，肺痿。

人参　紫菀　知母　桔梗　甘草　五味子　茯苓　阿胶炒　贝母各一钱

上咀一贴，水二钟，姜三片，煎八分，去粗，食后温服。

排脓散 治肺痈吐脓，以此排脓补肺。

黄芪生用，一两

上咬咀，水二钟，煎八分，去粗，食后温服。

枣膏丸 治肺积，在右胁下如杯，发为痈。

陈皮 苦梗 葶苈炒

上等分为末，煮枣肉，捣，为丸如桐子大，每服五十丸，米饮下。

肺痈证，始萌易治，脓成难治。诊其脉，数而实已成，微而涩渐愈。面色白，呕脓自止者，愈；有脓而呕食，面色赤，吐脓如糯米粥者，不治。男子以气为主，十救一二，女子以血为主，十痊六七，历试屡验。

五味子汤 治肺痈。

五味子 紫苏 麻黄 细辛 紫菀 黄芩 赤茯苓 陈皮 甘草 官桂 葶苈 半夏洗 桑白皮各等分

上咬咀，每贴七钱，水二钟，姜三片，煎八分，去粗，食后温服。

消脓饮 治肺有痈脓，腥气上冲，呕而咳嗽。

天南星炮 半夏汤①洗 知母 贝母 生地黄 阿胶炒 川芎 桑白皮炒 甘草 防风 射干 桔梗 天门冬去心 薄荷 杏仁去皮尖，炒 紫苏 白芷 白及 乌梅各等分

上咬咀，每服七钱，水二盏，姜三片，煎八分，去粗，食后温服。

灸 法

一法，治诸般咳嗽。肺俞在第三椎下两旁各一寸半，灸一七壮或三壮；俞府，在巨骨下，去旋机②傍各二寸陷中，仰而取之，

---

① 汤：原作“易”，据嘉靖本改。

② 旋机：璇玑。

灸一七壮，或三五七壮；列缺二穴，在腕侧上寸①半，以手交叉，头指末两筋两骨罅中，各灸一七壮。

一法，治嗽，从大椎下第五节下②六节上空间灸一处，随年壮。

一法，治嗽，灸两乳下黑白肉际，各百壮，即瘥。

咳嗽，咽冷声破，喉猜猜，灸天突一穴，在结喉下③夫④宛宛中，灸五壮。

一法，治上气咳嗽，短气气满，食不下，灸肺募又名中府二穴，在云门下一寸乳上三肋间动脉陷中，仰而取之，灸五十壮。

一法，治劳嗽。膏肓二穴，在四椎下两傍各三寸，灸三五七壮，或随年壮灸之；三里二穴，在膝下三寸，胻骨外廉两筋间，当举足取之，灸一七壮；肺腧二穴，依前法取之。

易简诸方

孟诜云：治咳嗽，以梨一颗刺作五十孔，每孔内椒一粒，以面裹，于热灰中煨令熟，出停冷，去椒食之，不拘时。

一方，治咳嗽，取梨一颗去核，内酥蜜在内，面裹烧令熟，临卧食之。

一方，治嗽，捣梨汁一升，酥一两，蜜一两，地黄汁，缓火煎，细细含咽。凡治嗽，皆须待冷服，喘息定后，方热食之，反伤矣，令⑤嗽更极，不可救。如此者可作羊肉汤饼饱食之，便卧少时。

《简要济众》治肺气喘嗽，马兜铃二两，只用里面子，去壳，酥半两入碗内拌和匀，慢火炒干，甘草一两，炙，二味为末，每服一钱，水一盏煎六分，食后温呷，或以药末含咽津亦得。

---

① 寸：原脱，据《针灸资生经》卷一补。
② 下：原脱，据《肘后备急方》卷三补。
③ 下：此下原衍"中"字，据《针灸资生经》卷一删。
④ 夫：一夫，相当于三寸，见《备急千金要方》卷七。
⑤ 令：原作"冷"，据《证类本草》卷二十三改。

一方，治痰嗽喘急不定，桔梗一两半，捣罗为散，用童子小便半升煎取四合，去滓，食后温服。

杨文蔚①治痰嗽，利胸膈，用栝楼肥实大者割开，子净洗，捣破细切，焙干，半夏四十九个，汤洗十遍，捣破，焙，捣罗为末，用洗栝楼熟水并瓤同熬成膏，研细，为丸如桐子大，食后生姜汤送下二十丸。

《梅师方》治上气咳嗽，呷呀息气，喉中作声，唾黏，以蓝实叶水浸良久，捣绞取汁一升，空腹顿服，须臾以杏仁研取汁，煮粥食之，一两日将息，依前法更服，吐痰尽方瘥。

《圣惠方》治伤中，筋脉急，上气咳嗽，用枣二十枚去核，以酥四两火煎，入枣肉中，滴尽酥，常含一枚，临卧微微咽之。

《杜壬方》治上焦有热，口舌咽中生疮，嗽有脓血。

桔梗一两　甘草二两

上为末，每服二钱，水一盏煎六分，去滓温服，食后细细呷之。亦治肺痈。

《经验方》治咳嗽甚者，或有吐血新②鲜，桑根白皮一斤，米泔浸三宿，净刮去黄皮，剉细，入糯米四两，焙干，一处捣为末，每服米饮调下二钱，临卧服。

一方，治咳嗽，下热气，调中，杏仁炒，去皮尖，寒食面和合，不拘时服之。

一方，治咳嗽，桃仁三升，去皮尖，捣，著器中密封头，蒸之一炊顷③，出曝干，绢袋贮，以酒二斗中浸六七日，临卧可饮四五合，酒尽效。

本草云：治咳嗽，饴糖六两，干姜六两，为末，豆豉二两，先以水一升先煮豆豉三沸，次入饴糖消，次入干姜末，搅匀，不

---

① 杨文蔚：《证类本草·所出经史方书》有《杨文蔚方》，则当为北宋或更早时医家。

② 新：《证类本草》卷十三作"殷"。

③ 炊顷：原作"次倾"，据《肘后备急方》卷三改。

拘时日五六服。

一方，治久嗽不已，用猪肾二枚细切，干姜三两为末，水七升同煮二升，临卧徐徐服，覆之取汗。

一方，治肺寒咳嗽，用生姜汁、百部汁各半盏，同煎七分，作二次食后服。

一方，治咳嗽，用百部根四两，以酒一斗渍一宿，食后每服一升，温服效。

一方，治久嗽，用川椒二百粒为末，杏仁二百枚炒，去皮尖，枣百枚去核，合捣极烂，徐徐捏如枣大，每服三五丸，临卧，细嚼咽之。

一方，治嗽不已，以生姜三两捣取汁，干姜屑三两，杏仁一升，去皮尖，同捣，为丸如樱桃大，每服三丸，日五六服，食后细嚼咽下。

一方，治咳嗽，以葶苈一两炒，干枣三枚，水三升，先煮枣，取水一升，去枣，入葶苈煎，去粗，取五合，大人食后分三服，小儿量服之。

一方，治咳嗽，用猪胆一具薄切，以苦酒煮，食尽①，食后，不过三服。

一方，治久嗽，以芫花二两，水二升煮取一升，去粗，入白糖一斤，熬成膏，临卧每服一大匙噙化，徐徐咽之。

一方，治久咳嗽十年二十年者，服诸药不瘥方，用猪胰三具，枣百枚，酒三升浸数日，不拘时，日服三二合至五六合，服之效。

《古今传信方》：疗久嗽不瘥，此方甚佳。紫菀去芦头、款冬花各一两，百部半两，三物捣罗为散，每服三钱匕，生姜三片，乌梅一个，同煎汤调下，食后、欲卧各一服。

一方，治嗽，用生龟三枚，治如食法，去肠，以水五升煮取三升，以渍曲，酿秫②米四升如常法，熟，饮二升令尽，服此

---

① 食尽：《肘后备急方》卷三作"食令尽"三字。

② 秫：原字漫漶，据《肘后备急方》卷三补。

永瘥。

一方，治久嗽，以蝙蝠除头，烧令焦，为末，用米饮调服一钱。

《崔知悌方》治久嗽不已熏法：每旦取款冬花如鸡子大，入蜜少许，拌花使润，内一升铁铛中，又用瓦碗一个钻一孔，孔内安一竹筒①，或笔管子亦得，碗铛相合，将竹筒插入碗底孔中，周围面泥之，勿令漏气，铛下著炭，少时款冬花烟自从筒出，则口含筒吸取烟，咽之。如胸中少闷，须举头，即将指头捻筒头，勿使漏气，吸烟使尽止。凡如是，五日一为之，待至六日，则饱食羊肉或馎饦一顿，永瘥。

一方，治咳嗽，以生天门冬捣取汁一斗，酒一斗，饴一斤，紫菀四两，合于铜器内盛，放火上煎成膏，丸如杏子大，每服一丸，食后嚼化，一日可用三服，效。

一方，治嗽不已，取松屑一分，官桂三分，皂角二两炙，去皮子，共为末，炼蜜为丸如桐子大，每服十五丸，食后白汤送下。

一方，治卒咳嗽不止，用白蚬壳不拘多少，为细末，每服一钱，食后米饮调服，一日三四服，效。

《胜金方》治肺疾咳嗽，以罂粟子半升，淘洗焙干，于铫内炒令黄熟，为末，以沙糖丸如弹子大，每服　丸，临卧绵裹含之。

《斗门方》治肺破出血不止，忽嗽血不止者，用海犀膏一大片，于火上炙令熟黄色后，以酥涂之，又炙再涂，令透②可碾，为末，白汤化三大钱，放冷，食后服之，即止，水胶是也，大验。

《食医心镜》治上气咳嗽，胸膈痞满，气喘，桃仁三两，去皮尖，以水一升研取汁，和粳米二合煮粥，食之不拘时。

一方，治一切肺病咳嗽，脓血不止，好酥五斤，镕三遍，停取凝，当出醍醐，服一合，瘥。

一方，治积年上气，咳嗽喘促，唾脓血，以萝卜子一合研，

煎汤，食后服之。

一方，治痨嗽，呕吐不已，以蓖麻叶不拘多少，晒干，为细末，用羊肝一具切片，将蓖麻叶末掺上，用火鳖焙令熟，不拘时服，效。

《初虞世方》① 治肺痿咯血多痰，防己、葶苈等分，为末，每服一钱，食远糯米饮调服。

《席延宾②方》治有热，咳嗽脓血，口舌烂干，不可服凉药，用好黄芪四两，甘草一两，为末，每服三钱，食远茶清调服。

一方，治肺劳久嗽，及③血妄行，用剪草净洗，为末，入生蜜一斤和为膏，磁器盛之，勿犯铁器，九蒸九晒，病人五更时面东，不得语，以匙抄药，和粥服约三四两，良久用稀粥压之。可治劳瘵，三四服即愈。

一方，治肺劳久嗽，睡卧不宁，用杏仁、胡桃仁各去皮，等分为膏，入炼蜜少许和，为丸如弹子大，每服一二丸，食后、临卧细嚼，姜汤送下。

一方，治劳咳痰喘不已，自汗者，用粟壳炒，为末，每服二钱，入乌梅一个同煎，水一盏食后温服。有汗，加小麦三十粒。

一方，治久患气嗽，用生诃梨④一枚，含之咽汁。瘥后口不知味，却煎槟榔汤一碗，服之立便知味。

《广利方》治肺痿，久咳嗽，涕唾多，骨节烦闷，寒热，甘草十二分，多捣为末，每日取小便三合，甘草末一钱匕，搅令散，服。

《梅师方》：补肺排脓，以黄芪六两剉碎，以水三升煎取一升，去滓，服。

《集验方》治咳嗽，冷气结胀，干姜为末，热酒调半钱服。

---

① 初虞世方：宋代初虞世所撰方书。初虞世，字和甫，居灵泉山（今河南襄城），后入释门，著有《养生必用方》《初虞世方》等，皆佚，部分佚文见《证类本草》。

② 宾：《证类本草·所出经史方书》作"赏"。

③ 及：原作"咄"，据《医学纲目》卷十七改。

④ 诃梨：诃黎勒。

喘证门

严氏云：人之五脏皆有上气，而肺为之总，故经云诸气皆属于肺[1]，居五脏之上而为华盖，喜清虚而不欲窒碍。调膈失宜，或为风寒暑湿邪气相干，则肺气胀满，发而为喘，呼吸坐卧，促迫不安。又有因七情之气干于五脏，郁而生痰。或体弱之人，脾肾俱虚，不能摄养，一身之痰皆能令人发喘。治疗之法，当究其源，如感邪气则驱散之，气郁则调顺之，脾肾虚者温理之。又当于各类而求。凡此证，脉滑而手足温者生，脉涩而四肢寒者死，数者亦死，谓其形损故也。

治　法

喘病，乃气虚并阴虚也。

凡久喘之证，未发宜扶正气为主，已发用攻邪为主。

气虚短气而喘，不可用苦寒之药，火气盛故也，宜导痰汤、千缗汤。有痰，亦短气而喘。

阴虚，自小腹下火起而上喘者[2]，宜降心火，补阴。

有火炎者，宜降心火，清肺金。

有痰者，用降痰下气为主。

上气喘而躁者，为肺胀，欲作风水证，宜发汗则愈。

有喘急风痰者，千缗汤佳。

有阴虚痰喘者，四物汤加枳壳、半夏，补阴降火。

诸喘不止者，用劫药一二服则止，劫之后因痰治痰，因火治火。

劫药，以椒目研极细末，一二钱，生姜汤调下止之。

又法，萝卜子蒸熟，为君，皂角子烧灰，等分为末，生姜汁、

---

① 诸气皆属于肺：语本《素问·五藏生成》。

② 而上喘者：《丹溪心法》卷二作"冲于上，喘者"五字。

炼蜜丸如梧桐子大，每服五七十丸，嚼化止之。

气虚者，用人参、蜜炙黄柏、麦门冬、地骨皮之类。

气实人，因服黄芪过多而喘者，用三拗汤以泻气。

若喘者，须用阿胶。

若久病气虚而发喘，宜阿胶、人参、五味子补之。

若新病气实而发喘，宜桑白皮、苦葶苈泻之。

导痰汤 见痰饮门

四物汤 见妇人门

华盖散 方见咳嗽门 治风寒冷气伤于肺经，上气喘促，不得睡卧，或声音不出者。

三拗汤 治感冒风邪，鼻塞声重，语音不出，咳嗽喘急。

甘草不炙 麻黄不去节 杏仁不去皮尖，各等分

上㕮咀，每服五钱，水一盏，姜五片，煎服，以得汗为愈。一方加荆芥穗、桔梗各等分，名五拗汤。

麻黄散 治伤风喘急，坐卧不安，痰涎壅塞，涕唾稠粘，手足冷痹。

麻黄去节，四钱 肉桂二钱四分 款冬花三钱 诃子肉二钱 甘草炙，一钱 杏仁去皮尖，钱半

上咀，分二贴，每贴水二钟，好茶五分，煎八分，去粗，食后温服。

加味三拗汤 治肺感寒发喘。

麻黄四钱 杏仁去皮尖，二钱半 陈皮三钱 甘草钱半 五味子二钱半 桂枝一钱半

上咀，分二贴，每贴水二钟，姜三片，喘甚者加马兜铃、桑白皮各二分，煎八分，去粗，食后温服。

九宝汤 治经年喘嗽通用。

麻黄去节 陈皮去白 薄荷 桂枝 紫苏 桑白皮炙 杏仁去皮尖，炒 大腹子连皮 甘草炙，各一钱六分

上咀，分二贴，每贴水二钟，姜三片，乌梅一个，煎八分，去粗，食远温服。更入童便煎，妙。

金沸草散方见咳门　治壅热喘嗽，加苦葶苈炒研、桑白皮炙。

洗心散方见咳嗽门　治心肺劳热喘急，睡卧不安。

小柴胡汤方见伤寒门　治虚劳咳嗽，喘急不止。

八正散方见淋秘门　治肺热暴喘，内加大黄细末一钱半，汲新水食后调服。

四磨汤　治七情伤感，上气喘急，妨闷不食。

人参　槟榔　沉香　乌药各等分

上四味磨浓水，和煎三五沸，食后送下。

养正丹方见中寒门。

分气紫苏饮方在气门　治上气喘急咳嗽。

苏子降气汤方见气门　内加盐、梅、杏仁、五味子各一钱，煎，送下黑锡丹见后，治喘尤妙。

神秘汤　治上气喘急，不得卧者。

陈皮　桔梗　紫苏　五味子　人参各三钱

上㕮咀，分二贴，每贴水二钟煎八分，去柤，临卧服。卧①则喘者，水气逆上，乘于肺也。一方无桔梗、五味，有桑皮、木香、茯苓、生姜。

杏苏饮　治因坠堕惊恐，渡水跌仆，疲极筋力，喘急不安。

人参　桑白皮炒　陈皮　大腹皮　槟榔　紫苏叶　白术　诃子肉煨　半夏汤洗　桂心　杏仁去皮尖，炒　紫菀洗　炙甘草各等分

上咀，每贴七钱，水二钟，姜三片，煎八分，去柤，食远温服。

葶苈散　治过食煎煿，或饮酒过度，致肺壅喘不得卧，及肺痈咽燥不渴，浊唾腥臭。

甜葶苈炒　桔梗　瓜蒌实　升麻　薏苡仁　桑白皮炙　葛根各二钱　甘草炙，一钱

上㕮咀，分二贴，每贴水二钟，姜三片，煎八分，去柤，食后温服。

---

① 卧：原脱，据《奇效良方》卷三十二补。

葶苈丸　治肺气喘嗽，面目浮肿，喘促睡卧不得，小便赤涩。

汉防己　木通　贝母各一两　苦葶苈炒　杏仁去皮尖，炒，各二两

上为末，枣肉捣膏，为丸如桐子大，每服二十丸，食后煎桑皮汤下。

郁李仁丸　治水气乘肺，动痰作喘，身体微肿。

苦葶苈炒　杏仁去皮尖，炒　防己　郁李仁去皮，炒研　紫苏子炒　陈皮去白　赤茯苓各一两，去皮

上捣为细末，炼蜜为丸如梧桐子大，每服五十丸，食后煎紫苏汤下。

玉液散　治久近喘嗽，口干作渴。

瓜蒌根　贝母炒　知母各四钱　甘草炙，一钱　人参二钱

上㕮咀，分二贴，每贴水二钟入腊①少许，煎八分，去租，食后温服。

人参胡桃汤　治喘急不得卧。

人参一钱半　胡桃五十个，汤浸，去皮取仁

上㕮咀，作一贴，水一盏半，姜三片，煎八分，去租，食后温服。

杏仁煎　治喘嗽。

杏仁去皮尖，炒　胡桃肉去皮，各等分

上研膏，入炼蜜为丸如弹子大，每服一丸，细嚼，临卧姜汤下。又胡桃肉三个，姜三片，临卧嚼吃，饮汤三两口，再嚼再饮，就卧，止嗽无痰。

人参定喘汤　治肺气上喘，喉中有声，坐卧不安，胸膈紧满。

人参　麻黄去节　半夏曲各钱半　阿胶炒　甘草炙，钱半　桑白皮炙　五味子各二钱二分半　粟壳蜜炒，三钱

上㕮咀，分二贴，每贴水二钟，姜三片，煎八分，去租，食后温服。

---

① 腊：《世医得效方》卷五作"黄蜡"二字。

安神散　治喘嗽。

粟壳蜜炒　人参去芦　陈皮去白　甘草炙，各等分

上为末，每服一二钱，煎乌梅汤调，食后服。

人参散　治喘嗽。

枯矾一两　甘草三钱　人参一钱

上为细末，每服一钱，临卧干咽之，白汤调服亦可。

一方，治久年喘嗽。

肉桂　枯矾　款冬花各等分

上为细末，用竹筒干吸少许，咽之，吐涎为愈。次用药：

紫菀　肉桂　枯矾　款冬花　杏仁炒，去皮尖　当归酒洗　黄芩　甘草炙，各等分

上为细末，每服二三钱，茶汤调下，或作咀煎亦可，五更时待冷服。

芦筒散

灵宝烟筒方并见咳嗽门

一方，治痰饮喘满。

滑石末　半夏洗，各五钱　皂荚三个，去子，到六段

上咀，分二贴，每贴水二钟，姜三片，入蜜少许，煎八分，去相，食后服。

加味控涎丸　治风热上攻，壅盛中脘，停痰留饮喘急，又治四肢浮肿，脚气入腹中，诸气结聚，服之得利即效。

大戟　芫花醋炒　甘遂炮　苦葶苈隔纸炒，各三钱　巴豆去油，一钱　牵牛末炒，一两

上为细末，水糊丸如绿豆大，每服五七丸，食远茶清送下，白汤亦可。

大利膈丸　治风痰壅实，喘满咳嗽，风气上攻。

牵牛末二两　槐角炒，五钱　半夏洗，一两　皂荚去皮弦子，醋炙，一两　木香二钱半　青皮一两　槟榔　大黄各二钱半

上为末，姜汁糊丸如梧桐子大，每服五十丸，食后姜汤下。加后药效，枯矾、南星各二钱，人言少许。

千缗汤　治痰喘。

半夏七个，洗，每个切四片　皂角去皮弦子，炙，寸　甘草节一寸
生姜一块，如指大

上㕮咀，作一贴，用生绢袋盛，水一碗煎至半碗，食后顿服，
数贴瘥。

解毒雄黄丸一名金粟丹，方见喉舌门　治哮喘，因年少饮[1]冷水，
惊恐所致，宜服此。

一方

古文钱七个，洗净　白梅七个

上水一钟同浸三宿，空心一呷，良久得吐，效。

定喘丹　治久患咳嗽，肺气喘促，倚息不得睡卧，䑛𪘓嗽
并治。

蝉蜕洗，去土足翅，炒　杏仁去皮尖，炒　马兜铃各二两　人言煅，
六钱

上为细末，蒸枣肉为丸如葵子大，每服六七丸，临卧葱花茶
清送下，服后忌热物，半日效。

神应丹　治咆哮喘嗽。

绿豆一合　人言一钱

上二味，入沙锅内，水煮豆烂熟，研为糊，焙干，再研为末，
神曲糊丸如麻子大，大人服二十丸，小儿十五丸，七岁以下六七
丸，冷茶清临卧送下。忌热物一日。此方其效如神，秘之慎之。

一方

人言一钱　白矾二钱　南星三钱　半夏洗，四钱　青黛五钱　蚌
粉六钱

上为末，姜汁糊为丸如绿豆大，每服十丸，食后齑水下。

一方，治哮喘，信二钱，用五月五日飞罗面四钱，水为丸如
麻子大，大人每服七丸，小儿五丸，食远冷米汤送下。

陈皮汤　治痰喘。

---

① 饮：原脱，据《本草纲目》卷八引《仁存方》补。

陈皮汤浸洗，去白，半斤　明矾二两半，铫内飞，与陈皮同炒香熟

大半夏五两，汤煮，每个切四片，用明矾化汤浸，露七日七夜漉出，用姜汁捣成饼，慢火焙干　甘草炙，二两

上为末，每服一二钱，米汤调下，不拘时常服不倦，自有奇效。

人参保肺汤　治五痨七伤，喘气不接，涎痰稠粘，骨蒸潮热。

人参　柴胡　当归酒浸　芍药　桑白皮炙　知母　白术　川芎　黄芪炙　紫菀　荆芥　地骨皮各半钱　茯苓去皮　黄芩　连翘　大黄　薄荷各一钱　甘草炙　桔梗炒，各二钱　石膏　滑石　寒水石各一钱，炒

上㕮咀，分二贴，每贴水二钟，姜三片，煎八分，去粗，食后温服。肺痈燥热口干，喉咙臭气，可加射干煎服，经效。

一方，治肺气不利喘急。

人参　木香　杏仁去皮尖，炒　五味子　半夏洗　桑白皮炒　防己　葶苈隔纸炒　苏子研　核桃去皮　甘草　腊茶各等分

上㕮咀，每贴七钱，姜三片，水二钟，煎八分，去粗，食后温服。

清气散　定喘止嗽。

粟壳　五味子　桑白皮炙　紫苏　甘草　青皮　陈皮去白　款冬花　枳壳

上各等分，慢火炒焦色，每贴八钱，水二钟，急倾入水内，煎八分，去粗，食后服。加生姜、半夏尤妙。

宁肺汤　治证同前。

粟壳蜜制　陈皮去白　桔梗　南星炮　半夏汤洗　桑白皮炒　干姜　人参各等分

上咀，每贴七钱，水二钟，姜三片，煎八分，去粗，食远温服。

杏仁饮　治身热咳嗽喘急。

柴胡　前胡　枳壳麸炒　桔梗　紫苏　陈皮去白　半夏汤洗　甘草炙　茯苓　人参　杏仁各等分

上咬咀，每服七钱，水二钟，姜三片，煎八分，去粗，食后温服。

杏苏散 治诸嗽喘急。

桑白皮炒　粟壳蜜制　陈皮去白　麻黄去节　阿胶炒珠　半夏洗　杏仁去皮尖，炒　紫苏　枳壳麸炒　桔梗　甘草　五味子各等分

上咬咀，每贴七钱，水二钟，姜三片，煎八分，去粗，食后温服。

黑锡丹 治痰气壅塞，上盛下虚，心火炎炽，肾水枯竭，一应下虚之证，及妇人血海久冷无子，赤白带下，并宜服之。

肉桂半两　沉香　附子炮，去皮脐　胡芦巴酒浸炒　破故纸炒　茴香舶上者，炒　肉豆蔻面裹煨　阳起石研细水飞　金铃子蒸，去皮核　木香各一两　硫黄　黑锡去滓秤，各二两

上用黑盏或新铁铫内，如常法结黑锡硫黄砂子，地上出火毒，研令极细，余药并杵罗为末，一处和匀，自朝至暮以研至黑光色为度，酒糊丸如梧桐子大，阴干，入布袋内擦令光莹，每服四十粒，空心盐姜汤或枣汤下，女人艾枣汤下。

一方，治冷嗽喘急，五味子百粒搥碎，水煎，用理中丸一弹大化开，食后服。

理中丸方见冷证门

白石英汤 治肺气虚弱，恶寒咳嗽，鼻流清涕，喘息气微。

白石英　细辛　五味子　陈皮去白　钟乳粉　阿胶炒　桂心　人参去芦　甘草炙，一钱四分　紫菀二钱八分

上咀，分二贴，每贴姜五片，水二钟煎至八分，去粗，食远服。

灸　法

肺俞二穴，在第三椎下两旁各寸半，灸三七壮。

天突一穴，在颈结喉下，灸七壮。

哮

紫金丹 治哮须三年后可用，以精猪肉一十两，切作骰子块，用信一两明者研极细末，拌在肉上令匀，分作六分，用纸筋黄泥包

之，用火烘令泥干，却用白炭火于无人处煅，青烟出尽为度，取放地上一宿，出火毒，研细，以汤浸蒸饼丸如绿豆大，食前茶汤下，大人二十丸，小儿七丸，量大小虚实与之。

一方，治哮治积方，用鸡子一个，略敲壳损，膜不损，浸尿缸内三日三夜，煮，吃之效，盖鸡子能去风痰。

易简诸方

《圣惠方》治上气喘急，遍身浮肿。用甜葶苈一升，隔纸炒令紫色，捣令极细，用生绢袋盛，以清酒五升浸三日后，每服一茶匙，用粥饮调下，日进三四服，不拘时。

一方，治支饮久不瘥，腹大水肿，喘促不止。用甜葶苈二两，隔纸炒令紫色，捣如膏，每服一丸如弹子大，以水一盏，枣四枚，煎至五分，去粗，不拘时服。

《食医心镜》治气喘促，浮肿，小便赤涩。杏仁二两，去皮尖，炒研，和米煮粥极熟，空心吃二合。

《胜金方》治久患肺气喘急，至效。杏仁去皮尖，二两，童子便浸，一日一换，夏月一日三四换，浸半月，焙干研烂，令极细，每服一枣大，薄荷一叶，蜜一茶匙，水一盏，同煎取七分，食后服，甚者不过二剂，瘥，永不发动。忌腥物。

歌曰：

喘嗽何忧久近年，橘皮半夏紫苏煎。

生姜乌梅罂粟壳，气急痰涎目下痊。

《衍义》曰：杏仁，汤去皮，研一升，以水一升半翻复绞取稠汁，入生蜜四两，甘草一茎，约一钱，银石器中慢火熬成稀膏，瓷器盛，食后夜卧入少①酥，沸汤点一匙服，治肺燥喘热，大肠秘。

---

① 少：原作"小"，据《证类本草》卷二十三改。

痨瘵门

《袖珍方》①云：痨瘵之证，非止一端，其始②也，未有不因气体虚弱，痨③伤心肾而得之。又有外感风寒暑湿之气，先为疟疾，以致咳嗽，寒邪入里，失于调治，又不能保养，过于房劳，伤于饮食，久而成痨瘵之候。其为证者，令人肌肉羸瘦，皮毛干枯，寒热盗汗，遗泄白浊，或腹中有块，或脑后两边有小结核，或聚或散，或咳嗽痰涎，或咳唾脓血，及传变，则为二十四种或三十六种或九十九种。又有所谓五尸者，曰蜚尸、遁尸、寒尸、丧尸、尸注者是也。有名状虽不同，传变虽不一，其实所伤不过五脏。故传于肝者，面白目枯，口苦自汗，心烦惊怖④；传于心者，面黑鼻干，口疮喜忘，大便或秘或泄；传于脾者，面青唇黄，舌强喉哽，吐涎体瘦，饮食无味；传于肺者，面赤鼻白，痰吐咯血，喘咳毛枯；传于肾者，面黄耳枯，胸满腹痛，白浊遗沥。又有一十四种劳蒸者，亦可因证验之。蒸在心也，少气烦闷，舌必焦黑；蒸在小肠也，腹内雷鸣，大肠或秘或泄；蒸在肝也，目昏眩晕，躁怒无时；蒸在胆也，耳聋口苦，胁下坚痛；蒸在肾也，耳轮焦枯，腰脚酸痛；蒸在右肾也，情意不定，泄精白絮；蒸在肺也，喘嗽咯血，声音嘶远；蒸在大肠也，右鼻干疼，大肠隐痛；蒸在脾也，唇口干燥，腹胁胀满，畏寒不食；蒸在胃也，鼻口干燥，腹胀自汗，睡卧不宁；蒸在膀胱也，小便黄赤，漩浊如膏；蒸在三焦也，或寒或热，中脘膻中时觉烦闷；蒸在膈也，心胸噎塞，疼痛不舒；蒸在宗筋也，筋脉纵缓，小肠隐痛，阴器自强；蒸在回肠也，肛门秘涩，传道之时里急后重；蒸在玉房也，男子

---

① 袖珍方：医书名，又名《袖珍方大全》，明代李恒等纂。
② 始：原作"治"，据《普济方》卷二百三十五改。
③ 痨：嘉靖本、《普济方》卷二百三十五并作"劳"。
④ 怖：原作"布"，据《古今医统大全》卷四十六改。

遗精，女子白淫；蒸在脑也，眼眵头眩，口吐浊涎；蒸在脾也，肌肤鳞起，毛折发焦；蒸在骨也，版齿黑燥，大杼酸痛；蒸在髓也，肩背疼倦，胻骨酸痛；蒸在筋也，眼昏胁痛，爪甲焦枯；蒸在脉也，心烦体热，痛刺如针；蒸在肉也，自觉身热，多不奈何，四肢𥆧动；蒸在血也，毛发焦枯，有时鼻衄，或复尿血。蒸传及此，未易言治。若病之浅者，服药之外，惟有早灸膏肓、崔氏四花穴①，然生者可谓有命。诸方所载，皆云此证有虫啮心肺间，治法先当去之，然后调养五脏。至若传尸一证，名骨蒸殗殜，复连尸疰、痨疰、虫疰、毒疰、热疰、冷疰、食疰、鬼疰是也。夫疰者注也，自上注下病源无异，是之谓传尸。此证相传灭门者有之，素无治法，但今人多于病者未死之先逃于他所而幸免者，慢于于此②。

《直指方》云：瘵疾至于骨痛骨痿，声沉声哑，脉槁面黧，断不可活。

《医经小学》云：骨蒸劳热，脉数而虚。热而涩小，必殒其躯。如汗加嗽，非药可除③。

治 法

瘵虫食人骨髓，血枯精竭，不救者多。人能平时爱护元气，保有精血，瘵不可得而传，惟夫纵欲多淫，若不自觉，精血内耗，邪气外乘，是不特男子有伤，妇人亦不免矣。然而气虚腹馁，最不可入痨瘵者之门，吊丧问疾，衣服器用，中皆能乘虚而染触。间有妇人入其房，睹其人，病者思之，劳气随入染患，日久莫不化而为虫。治疗之法，大抵以保养精血为上，去虫次之，安息、苏合、阿魏、麝、犀、丹砂、雄黄，固皆驱伐恶气之剂，亦须以天灵盖行乎其间。盖尸疰者鬼气也，伏而未起，故令淹缠，得枯

---

① 崔氏四花穴：参看《针灸资生经》卷三、《针灸大成》卷六。
② 慢于此：文义未详。
③ 骨蒸……可除：语出《医经小学》卷二。

骸枕骨治之，魂气飞越，不复附人，于是乎瘥。

凡治瘵疾所用药品，永不得与病人知之也。

附：养生方导引法

一法，以两手着头相叉，长气即吐之，坐地缓舒两脚，以两手外抱膝中，疾低头入两膝间，两手交叉头上，十三通，愈三尸也。

一法，叩齿二七过，辄①咽气二七，如此②三百通乃止③，为之二十日邪气悉去，六十日小病愈，百日大病除，三虫伏尸皆去，面体光泽也。

五蒸汤　治骨蒸劳热。

甘草炙，七钱半　茯苓二钱二分半　人参一钱半　竹叶一钱半　生地黄　葛根各二钱二分半　知母　黄芩各一钱半　石膏三钱七分半

上㕮咀，每服八钱，水二盏，入白粳米一钱半，煎八分，去粗，不拘时温服。以小麦煮汤煎药亦可。忌海藻、菘菜、芜荑。凡二十二种骨蒸证状治法，本方中加药，开列于后：

肺蒸，喘嗽咯血，喉干声嗄④，鼻干，天门冬去心、麦门冬去心、桔梗、紫菀、乌梅去核；皮蒸，肌肤鳞起，毛折发焦，石膏、桑白皮；气蒸，喘促鼻干，遍身气热，不自安息，人参、黄芩、栀子；大肠蒸，右鼻干疼，大肠隐痛，大黄、芒硝；心蒸，少气烦闷，舌焦干苦，或舌疮；黄连、生地黄、当归酒浸；肺蒸，心烦体热，脉缓急不调，生地黄、当归；血蒸，毛发焦枯，有时鼻衄，或复尿血，生地黄、当归酒浸、童子小便；小肠蒸，下唇焦，赤茯苓去皮、木通、生地黄；脾蒸，唇焦拆，或生口疮，芍药、木瓜、苦参；肉蒸，别人觉热自觉冷，食无味而呕，或烦燥不安，芍药；胃蒸，鼻口干燥，肚腹膨胀，自汗，睡卧不安，舌下痛，石膏研、

---

① 辄：原作"取"，据《诸病源候论》卷二十三改。
② 此：原脱，据《诸病源候论》卷二十三补。
③ 止：原作"上"，据《诸病源候论》卷二十三改。
④ 嗄（shà霎）：声嘶哑。

粳米、大黄、芒硝、干葛；胆蒸，眼目失光，耳聋口苦，胁下坚痛，柴胡、栝楼；三焦蒸，乍寒乍热，中脘膻中时觉烦闷，石膏、竹叶；肝蒸，或时眼前昏黑，或眩晕，躁怒无时，川芎、当归酒浸、前胡；筋蒸，眼昏胁痛，爪甲焦枯，川芎、当归酒浸；肾蒸，耳轮焦枯，腰脚痛酸，情意不定，泄精白絮，生地黄、石膏研、知母、寒水石研；脑蒸，头眩热闷，眼眵，口吐浊涎，生地黄、防风、羌活；髓蒸，髓沸，骨中热，肩背痛倦，胻骨酸痛，天门冬、当归酒浸、生地黄；骨蒸，版齿黑燥，大杼酸痛，腰疼足逆，疳食脏腑，鳖甲炙、地骨皮、当归酒浸、牡丹皮、生地黄；玉房蒸，男子遗沥失精，妇人经闭白淫，知母、黄柏、当归酒浸、芍药；胞蒸，小便赤黄，泽泻、茯苓、生地黄、沉香、滑石；膀胱蒸，右耳焦，小便凝浊如膏，泽泻、茯苓、滑石。

凡此诸蒸，亦有热病后食肉油腻、房劳饮酒犯之而成者，久蒸不除，变成疳病，即死矣。亦有疟久不愈，以致咳嗽，调治失宜，渐成骨蒸劳瘵之证者，多当推标本而治之。

秦艽鳖甲散　治骨蒸壮热，肌肉消瘦，唇红颊赤，困倦盗汗。

地骨皮　柴胡各二钱三分　秦艽　知母　当归酒浸，各一钱六分　鳖甲酥炙，三钱二分

上咀，分二贴，每贴乌梅一个，水二钟煎八分，去粗，空心、午前、临卧各一服。

经验方　治男子妇人骨蒸劳瘵，增寒壮热。

青蒿春夏用叶，秋冬用子，童便浸，晒干，一两　白术　地骨皮　鳖甲醋炙　白茯苓去皮　粉草炙　柴胡　人参　栝楼根□亦可　桑白皮蜜炙，各五钱

上㕮咀，每服七钱，水二钟，姜三片，煎八分，去粗，不拘时服。

秦艽扶羸汤　治肺痿骨蒸，劳嗽，或寒或热，声嗄不出，体虚自汗，四肢怠堕。

柴胡二钱五分　人参　鳖甲醋炙　秦艽　地骨皮各一钱四分半　半夏汤洗七次　紫菀　甘草炙，各一钱二分　当归酒浸，二钱六分

上咬咀，分二贴，每贴水二钟，姜三片，枣一枚，乌梅一个，煎八分，去柤，食远服。

麦煎散 治少男室女骨蒸，妇人血风攻疰四肢。

赤茯苓去皮　当归酒浸　干漆生　鳖甲醋炙　常山　大黄煨　柴胡去芦　白术　生地黄　石膏各一钱半　甘草炙，七钱半

上咀，分二贴，每贴小麦百粒，水二盏煎八分，去柤，食后、临卧服。有虚汗，加麻黄根一钱半。此黄州吴判官方，疗骨蒸，黄瘦口臭，肌热盗汗，极效，吴君宝之如希世之珍，奇效如神。

柴胡饮子方见热证门

人参保肺汤方见喘门　二方治证皆同前。

地骨皮枳壳散 治骨蒸壮热，肌肉消瘦，少力多困，夜多盗汗。

地骨皮　秦艽　柴胡　枳壳麸炒　知母　当归酒浸　鳖甲醋炙黄，各等分

上咬咀，每贴七钱，水二盏，用桃柳枝①头各七茎，姜三片，乌梅一个，煎八分，去查，临卧服。

团鱼丸 治骨蒸潮热咳嗽，累效。

贝母　知母　前胡　杏仁去皮尖，炒　柴胡各等分　团鱼一个，去肠肚

上用药同鱼煮熟，提起去头取肉，连汁食之，却将药焙干，就用鱼甲及骨煮汁和药，为丸如梧桐子大，每服三十丸，煎黄芪汤，食远送下。

续断散 治骨蒸热劳，传尸劳病，潮热烦燥，喘嗽气急，身疼盗汗。

续断　紫菀　桔梗　青竹茹　五味子各一钱二分　生地黄　桑皮蜜炙，各二钱　甘草炙，八分　赤小豆四钱

上咬咀，分二贴，每贴入小麦五十粒，水二盏煎八分，去柤，食后服。兼治咳嗽唾脓血，小儿亦可服。

---

① 枝：原作"肢"，据嘉靖本、《博济方》卷一改。

人参散　治邪热客于经络，肌热痰嗽，五心烦燥，头目昏痛，夜有盗汗，四肢倦怠，妇人虚劳骨蒸，尤宜服之。

白茯苓去皮　人参　白术　柴胡去芦　当归酒浸　半夏曲　葛根　甘草炙　赤芍药各等分

上㕮咀，每贴七钱，水二盏，姜三片，枣二枚，煎八分，去查，食后服。

清骨散　治男妇五心烦热，欲成劳瘵。

柴胡　生地黄各三钱　人参　防风　熟地黄　秦艽　赤茯苓各钱半　胡黄连一钱半　薄荷一钱

上㕮咀，分二贴，每贴水二钟煎八分，去查，食后温服。患骨热者，先服荆蓬煎丸方见积聚门，一服得微利了，可服此。

柴胡梅连散　治骨蒸劳热，久而不瘥。

胡黄连　柴胡去芦　前胡去芦　乌梅各三钱

上㕮咀，每贴四钱，用童便一盏，猪胆一个，猪脊髓一条，韭根白半钱，同煎至七分，去查，温服不拘时。亦治五劳七伤虚弱。

人参黄芪散　治虚劳客热，肌肉消瘦，四肢倦怠，五心烦热，口燥咽干，颊赤心忪，日晚潮热，夜多盗汗，胸膈不利，咳唾脓血稠粘。

人参六分　秦艽　芍药　茯苓　黄芩各一钱二分　知母一钱八分　桑白皮九分　桔梗六分　紫菀九分　柴胡一钱八分　黄芪蜜炒，二钱一分　生地黄二钱二分　半夏洗，九分　鳖甲酥炙，一钱八分　天门冬去心，一钱八分

上咀，分二贴，每贴水二盏，姜三片，煎八分，去粗，不拘时服。

黄芪鳖甲散方见劳嗽门　治证同前。

鳖甲地黄汤　治劳证，手足烦热，心忪悸，妇人干血气，羸瘦，饮食不为肌肤。

柴胡去芦　当归酒浸　麦门冬去心　鳖甲醋炙　石斛去根　白术　熟地黄酒洗　茯苓去皮　秦艽各钱半　人参七钱半　官桂半钱　甘草半钱，炙

上咬咀，分二贴，每贴水二钟，姜三片，乌梅一个，煎八分，去查，食远温服。

逍遥散方见妇人门　治男妇骨蒸热，肌肉消瘦，宜服之。

清肌十全散　治法同前。

柴胡三钱二分　生地黄　地骨皮　桔梗各一钱二分　防风　茯苓人参各二钱六分　甘草　当归酒浸　秦艽各六分

上咀，分二贴，每贴水二盏煎八分，去粗，食远温服。

子芩散　凉心肺，解劳热，使荣卫调和。

黄芪一两,蜜炙　芍药　黄芩　人参　茯苓去皮　麦门冬去心桔梗　生地黄各五钱

上咬咀，先用竹叶一握，小麦七十粒，姜三片，水二盏煮至一半，入药三四钱重，再煎七分，去粗，食远温服。

清神甘露丸　治男妇虚劳，大骨枯，大骨陷，并皆治之。

生地黄汁　白藕汁　牛乳汁

上三味各等分，用砂石器内，用文武火熬成膏子，用后药：

人参　白术　黄连　黄芪蜜炙　五味子　胡黄连

上各等分，为末，用前膏子丸如梧桐大，每服五十丸，食远人参汤送下。

神应丹　治虚劳客热，肌肉消瘦，四肢倦怠，五心烦热，口燥咽干，颊赤心忪，日晚潮热，夜多盗汗，胸胁不利，减食多渴，咳唾稠粘，时有脓血，传尸劳病。

锦文大黄半斤，用酽米醋一斗于银石器内文武火煮一日夜，醋干为度，晒干　血竭五钱

二味为细末，酒糊丸如弹子大，朱砂为衣，每服一丸，男子用木香同酒煎化一丸服，妇人用红花酒煎化一丸服，并空心服。选破开除日①清晨，面东坐服，忌生冷腥荤三日。木香用青木香更好。

---

① 破开除日：旧时历法有"十二值位"，分别为建、除、满、平、定、执、破、危、成、收、开、闭，各有宜忌。

太上混元丹　紫河车者，天地之先，阴阳之祖，乾坤之橐籥，铅汞之匡廓，胚晖①将兆，九九数足，我则载而乘之，故谓之河车。《历验篇》中名曰混沌皮，非金石草木夜露晓霜之所比伦，服之不辍，诚以返本还元，补益之道，诚得其要。

紫河车一具，用少妇初生男子者良，带子全者，于东流水断血脉，入麝香二钱在内，缝定，用生绢包裹，悬放砂锅内，入无灰酒五升，慢火熬成膏子　沉香另研　朱砂另研，水飞，各一两　人参　苁蓉酒浸　乳香另研　安息香酒熬，去砂石，各二两　白茯苓三两

上为细末，入河车膏和药末，杵千百下，丸如梧桐子大，每服七丸，空心温酒下，沉香汤送下尤佳。久服可以轻身延年，补损扶虚。若有病之人，详证有增添之法，详具于后：

男子真阳气衰，荣卫虚耗，腰背疼痛，自汗怔忡，痰多咳嗽，梦遗白浊，潮热心烦，脚膝无力，宜用此，于内加后药：

鹿茸酒蒸　川巴戟去心　钟乳粉　阳起石煅　附子炮，去皮脐　黄芪蜜炒，各二两　桑寄生无，以续断代之　生鹿角镑　龙骨　紫菀各一两

同前药膏丸。

妇人血海虚损，荣卫不足，多致潮热心烦，口干喜冷，腹胁刺痛，腰痛腿疼，痰多咳嗽，惊惕怔忡，经候不调，闭断不通。

当归酒浸　石斛去根　紫石英煅，醋淬七次，水飞　柏子仁微炒，另研　鹿茸酒蒸　鳖甲醋炙，各三两　卷柏叶一两　川牛膝酒浸，一两半

嗽，加紫菀二两。如前法丸服。

犀角紫河车丸　治传尸劳，服三月必平复，其余劳证，只数服愈。

紫河车一具，即头生见包②衣也，米泔浸一宿，洗净焙干，用男孩儿妙　鳖甲酥炙　桔梗　胡黄连　芍药　大黄　败鼓皮心酥炙　贝母　龙

---

① 胚晖；乾坤未分的状态。
② 包：同"胞"。《玉篇·包部》："包，今作'胞'。"

胆草　黄药子　知母已上各二钱半　广茂　犀角末　芒硝各一钱半　朱砂二钱，另研

上为末，炼蜜丸如梧桐子大，朱砂为衣，每服二十丸，空心温酒下。

十全大补汤方见虚门　治气血俱虚，阴阳并损亦服。若发热，加柴胡；嗽，加五味子；痰，加半夏；汗，加牡蛎粉；虚寒甚，加附子、干姜；骨蒸，倍加柴胡；气短，加人参；恶寒，加桂；肌热，加地骨皮。

龙胆丸　治积热，劳瘦不食，压热壅，消疮肿，解肌骨，散解毒滞。

草龙胆　柴胡　黄芩一方不用此味，加茯苓、地骨皮　鳖甲醋炙，各一两　桃仁去皮尖　山栀子　陈皮　当归酒浸　大黄　甘草炙，各半两

上为细末，炼蜜为丸如梧桐子大，每服二十丸，空心用白汤吞下。如小儿，减九数服之。

无比丸　治传尸劳，服至一月愈，其余劳瘦之疾，数服取效。

紫河车二两，煮，醋浸一宿，焙干为末　芍药　鳖甲醋炙，各半两　桔梗　胡黄连　大黄煨　甘草炙　草龙胆　苦参　黄药子　秋石研　知母　贝母　豆豉炒　蓬术　芒硝　犀角屑各二钱，一①方无此味

上件为细末，炼蜜丸如梧桐子大，每服二十丸，温酒吞下。如肠中热，食前服；膈上热，食后服。

夺命散　治证同前。

桃仁二十个，去皮尖，麸炒　甘草　人参各半两　鳖甲醋炙　知母　天灵盖醋浸一宿，一两，酥炙　青蒿　柴胡各一两　阿魏四枣子大　葱白一握

上以天灵盖、鳖甲为末，次下人参、知母、柴胡、甘草，又同捣，次下葱白、青蒿、桃仁、阿魏，杵成饼子，慢火焙干，为末，称二钱，用童子小便二盏煎至一盏，去查，露星斗下一宿，

---

① 一：原脱，据文义补。

至五更三点暖服半盏，服了，衣被盖卧，天明又暖半盏，扶行病人服之，强行五七步，三日更不得洗手面指头，候生毛为验。每日早晨先吃白汤，投之。

天竺黄饮子 治证同前。

天竺黄一两　人参　茯苓去皮　甘草　茯神各半两　生地黄　远志去心　龙骨各半两　玄胡索七枚　防风半两　麦门冬二两　大腹子七个　犀角屑二钱

上㕮咀为末，每服七钱，水二盏煎至八分，不拘时温服。忌一切毒物。如治久卧床枕服此药，先看十指，毛色如藕白者可治，紫黑色者难治。

麝香散 治妇人室女一切蓄热，腹内闷著，骨蒸，室女经脉不行，瘦劳肌热。

威灵仙四两　干漆一两，剉，炒令烟尽　雄黄　麝香各二钱半，另研

上件为末，再研，每服一大钱，水半盏煎至四分，空心和渣温服，当有恶秽毒物下，并是病根。此药颇难服，可以蒸饼糊为丸如梧桐子大，每服十五丸至二十丸，茶汤任下。次服桃仁散。

桃仁散 治证同前。

桃仁一两，汤泡，去皮尖，麸炒令黄　赤茯苓一两，去皮　芍药　人参各一钱　槟榔四个　陈皮七钱半，去白　犀角　安息香各二钱半　麝香二钱

上为细末，研匀，每服二钱，姜三片，水一盏煎至六分，早晚食前服。若取下其虫头赤，便服天竺黄饮子补护心脏，未取下虫，亦须先服之护心。

柴胡散 治童稚骨蒸热，及解伤寒后肌热。

柴胡　川大黄　干漆炒烟尽　秦艽　甘草　常山各一两　鳖甲三两，醋炙

上㕮咀，每服一钱，用水一盏，入小麦一撮，同煎七分，冷服不拘时。

轻骨散 治骨蒸劳嗽。

乌梅　龙胆草　黄连　贝母　知母　鳖甲醋炙　桔梗　秦艽
柴胡　甘草炙　山栀子去皮　人参　青蒿酒煮　阿胶炒　杏仁去皮
尖，麸炒，各等分

上件晒干，为末，用好京墨一寸，以井花水磨，调前药末作饼子，如大指头大，透风处阴①干二七日方用，每服一饼，井水磨化，又用没药五钱，磨成一盏，于五更又用黄柏末二钱，同煎数沸，却②入盏内，频频打转，通口于五更时轻轻起吃，才服了便睡，令病人仰卧，甚者不过三服。

蛤蚧散　治劳瘦。

白茯苓一两，去皮，入铫内，慢火炒令燥便住　桑白皮二两，醋酥刷炙五次，令黄紫色　杏仁六两，汤泡洗，去皮尖并双人③者，以纸簟入铛内炒干，入臼内捣为粉，用皮纸去油尽为度　知母二两，用酥醋刷炒令黄熟　蛤蚧雌雄一对，入酥醋内浸透，慢火炙干，再用酥醋刷炙五七次，令黄熟，不得烧损，无力了　贝母二两，用醋酥刷炙令黄色，三五次　甘草二两，搥碎，用酥醋刷炙三五次，令紫黄色　人参一两，大者，用酥醋刷炙三五次，令黄熟　乳酥真好者，四十文，切作骰子大块，入铫内成汁，入米醋极酸者半④升，已下和匀，同刷炙前药，醋不宜多，只用以四合多为的，庶好刷用，否则稀矣

上件为末，每服二大钱，水一盏煎七分，去柤，食远服。忌油腻冷毒物。如久患嗽者，初服此药，斗⑤嗽加甚，须勤服，久则可安，须自保惜为妙。

一方，治劳热，止肺损，止嗽。

蛤蚧一对，洗净，醋酒浸炙　黄芩半两　胡黄连　秦艽　甘草
生地黄　熟地黄　青蒿　人参炒　柴胡　麻黄　知母　贝母　杏仁
去皮尖，炒，各半两　鳖甲一两，酒醋炙　桔梗　龙胆草　木香各一钱

---

① 阴：原作"窨"，据《医学正传》卷三改。
② 却：《医学正传》卷三作"倾"。
③ 人：（果核）仁。《急救仙方》卷十一作"仁"。
④ 半：原作"米"，据《急救仙方》卷十一改。
⑤ 斗：引逗。原作"闻"，据《急救仙方》卷十一改。

上咬咀，每服七钱，水二钟，用乌梅一个，姜三片，枣一枚，煎八分，去粗，食远服。

鳖甲煎　补虚劳。

鳖甲一个，醋炙　柴胡去芦，一两　当归酒浸　甘草炙　桔梗　赤芍药　人参各一两　麝香半钱　杏仁去皮尖，炒　胡黄连一钱　官桂半两，去粗皮，不见火　地骨皮一钱　木香半两　宣连一钱　真酥三两　白沙蜜三两

上件为细末，用青蒿一斤，童便五升熬青蒿汁约二升，滤去滓，入酥蜜再熬成膏，候冷，入药末搜和，为丸如梧桐子大，每服十五丸，温酒下，米饮亦可，日进三服。如秋冬时，更入桃柳心七个，与后柴胡散煎服。

青蒿饮　治劳疾。

青蒿赤根者，取子一升，叶五两，阴干　桃枝三两，嫩者　柴胡一两　柳枝三两，嫩者　甘草一两　地骨皮二两　栀子仁一两，量患人虚实用

上咬咀，每服七钱，水二盏，乌梅两个，煎至七分，不拘时温服。

柴胡散　补虚劳。

柴胡　人参　白茯苓　桔梗　芍药　川当归酒浸　宿　青皮去白　麦门冬去心　川芎　升麻　桑白皮　白术米泔浸一宿　甘草炙，各一两

上件为细末，每服二钱，水一盏煎至七分，通口连药服。

补中益气汤方见老人门　治男妇骨蒸劳热。本方内加芍药、五味子，名调中益气汤，亦治此证。

百劳散　治骨蒸劳热等证。

天仙藤　芍药　川芎　茯苓　半夏汤洗　黄芪蜜炒　知母　当归酒浸　贝母　五味子　黄芩　地骨皮　柴胡　甘草　白芷　桔梗　人参各等分

上咬咀，每服一两，水二钟，姜三片，煎八分，食远服。一方加秦艽、前胡、干葛。

传 尸

《道藏经》曰：传尸痨瘵，不可不知其详也。九虫之中而六虫传六代，三虫不传，胃虫、蛔虫、寸白虫也。或五脏中毒而生，或亲眷习染而传。六虫大率约一旬之中，遍行四穴，周而复始，三日一食，食约五日一退。方其作，苦百体有痛，虫之食也。退则还穴醉睡，一醉五日，其病作静也。候其退醉之际，乃可用药，不然虫熟于药之力，难治也。一虫在身占一十二穴，六虫共七十二穴。一月之中，上十日从心至头游四穴，中十日从心至脐游四穴，下十日从脐至足游四穴。若投药，可以审此。故经曰六十日内治者十得八九，百八十日内治者十得三四，过①此以往，未知全生。今具六代所传虫形图像于后。

传尸虫形

虫有九种，除胃、蛔、寸三虫不传，今止图六虫之形。

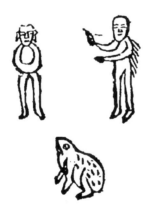

第一代

第一代虫，谓如受病后顿觉非常，其虫如婴儿，背有长毛，或如鬼形，或如虾蟆，令人梦寐颠倒，魂魄飞扬，精神离散，饮食减少，百体疼痛。如此等证，其虫遇丙丁日食起，醉归心腧穴

---

① 过：原作"遇"，据《急救仙方》卷十改。

中四穴，俟虫大醉方可医灸，取虫出后，用药补心，宜服守灵散。

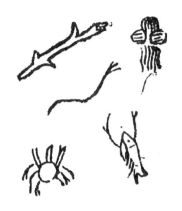

第二代

第二代虫如乱发，长三寸许，又似守宫，或似蜈蚣，或如虾状，令人神色如醉，梦与亡人为伴，心胸满闷，日益羸昏，盗汗发热。如此等证，其虫遇庚辛日食起，醉归肺腧穴中四穴，俟虫大醉方可医治，取出虫后，补肺则瘥，宜服虚成散。

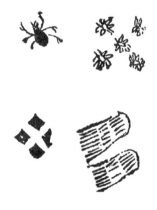

第三代

第三代虫如蝼蚁、蚊子，或如碎血片，如鳖，又如刺猬，令人三焦多昏，日常思睡，呕逆苦汁，或清水粘涎，口鼻生疮，唇黑面青，精神恍惚，气噎声干，汗出如油，目昏多泪，此等证，其虫庚寅日食起，醉归厥阴穴中四穴，俟虫大醉方可治，取虫后补气，多瘥。

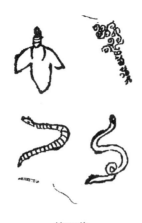

第四代

第四代虫如乱丝，或如猪肝，或如蛇，令人肠中痃癖如块，寒热交杂，肚大筋青，其嗽微鸣不能已，或气促，或梦，或乱思，食皆非常味，如此等证，其虫遇戊己日食起，醉归脾腧穴中四穴，俟虫大醉方可治医，取出虫后，补脾为瘥，宜服魂停散。

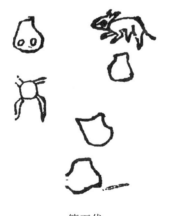

第五代

第五代虫如鼠，如瓶儿状，浑无①表里背面，或有手无足，或有足无头，又如精血片，无形状，此虫入肺，迳归肾，得血而变更也，病热羸怠，四肢解散，日不能食，或面红润如平时者，或

① 浑无：此二字原脱，据《急救仙方》卷十补。

有通灵而言未来事者，如此等证，其虫壬癸日食起，醉归肝俞穴中四穴，俟虫大醉方可医救，取虫出后，补肝乃得瘥，宜金明散。

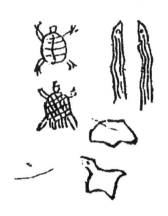

第六代

第六代虫如马尾，有两条，云是雌雄，又如鳖，如烂面，或长或短，或如飞蝠有翅足，令人思食百物，身体尪羸，腰膝无力，髓寒骨热，四体干枯，眼见火生，其虫遇丑亥日食起，醉归肾腧穴中四穴，俟虫大醉可医治，取虫后补填肾精，□，宜育婴散。

又传尸痨虫药方。

鬼哭饮子 取传尸痨虫。

天灵盖一分，酥炙　鳖甲醋炙　柴胡去芦　阿魏　安息香　贯众各二钱半　甘草二寸，生，剉　木香一钱二分半　桃仁二十一个，去尖，炒　豆豉心半合　青蒿半握　槟榔二钱半　辰砂一钱二分半，另研　赤脚蜈蚣以竹筒盛，姜汁浸，干，二钱半　麝香一钱，另研　乌鸡粪一分，先令鸡于五日前以火麻子仁喂之，向夜取粪

上件自槟榔起已后五味研匀，分为三贴，于六甲①建日或除日，此药先以童子小便二升，隔夜浸前药十一味于星斗露天之下，至四更时煎至八分，滤去粗，分为三服。每服用散药一贴，五更初温热顿服，即稳睡卧，至三点时又吃一服，至日出时觉腹中欲

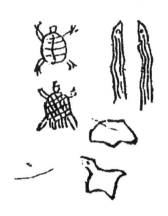

① 六甲：六个天干为甲的日子，即甲子、甲戌、甲申、甲午、甲辰、甲寅。

利，如未觉，又进一服，是第三服，如利，即不用进此第三服也。取下恶物并虫，以盆盛之，其虫或似蜣螂蛇虺①，或如蜈蚣、蜘蛛、蚯蚓状，急以油火并秽物并烧杀之，其身上所着衣服荐褥尽易烧之，食葱粥将近不住服。若主疗数日后夜梦人哭泣相别，是其验也。如取下得虫，看其嘴，或青赤黄色可疗，如黑色与白色，乃是食人精髓，即不可疗也。虽不可疗，亦绝后患。又合此药时，却不得令患人闻其气息，恐虫闻其气后难取下，并煎时亦不得令闻知，合药亦不得在病家。

天灵盖散　治瘵取虫，经验。

天灵盖两指大，以檀香煎汤洗浸，用酥涂炙，咒七遍云：雷公神，灵母圣，逢传瘵，便须定，急急如律令　槟榔如鸡心者，五个，为末　麝香三分，另研　阿魏二分，细研　辰砂一分，另研　连珠甘遂②二分，为末，一本不用此药　安息香三分，铜刀子切，钵内研，同诸药拌匀

上六味研极细，和令匀，每服三大钱，同③后汤送下。

薤白二七茎　青蒿二握　甘草二茎，五寸　葱白二七茎　桃枝以下并用向东南嫩④者　柳枝　桑白皮　酸石榴根

上八味，须选净洁处采，用童子小便四升，于银石器内文武火煎至一升，滤去粗，分作三盏，将前药末调下，五更初服。男患女煎，女患男煎。服药后如觉欲吐，即用白梅肉含之，五更尽腹内雷鸣，须转下虫，及恶物黄水，异粪异物。若一服未下，如人行五七里又进一服，至天明更进一服，并温吃。如泻下，止用龙骨、黄连等分为末，熟水调下五钱，次吃⑤白梅粥补之。

麝香散　治男子妇人传尸骨蒸，食热五瘵。

天灵盖二钱半　麝香二钱半　犀角屑半两，镑　柴胡一两　甘草三寸，患人中指长，男左女右量之　东引桃枝　青蒿　东引柳枝　石榴

---

① 虺（huǐ 毁）：蜥蜴，也指毒蛇
② 连珠甘遂：形如连珠的甘遂。
③ 同：当作"用"。
④ 嫩：原作"服"，据《急救仙方》卷十改。
⑤ 吃：原作"契"，据嘉靖本、《急救仙方》卷十改。

皮已上四味各一握　阿胶二钱半　薤白　葱白各七寸

上件为细末，童子小便二升浸药一宿，明日早晚煎至升半，去粗服之。若男子病，女人煎药，女人病，男子煎药。忌猫鸡犬驴马，僧尼孕妇，生人孝子，并不令①见之。煎成饮后，分为三服，入槟榔末三钱，温服。初服，人行五里②，再进一服。虑有恶心，以白梅与他含之。止服三五服止，即泻出异物若虫，如头发马尾，身赤口黑，身上如蚁行，不可名状。泻后葱粥饮补之，同时煎药补五脏，宜服茯神散方见后。忌风一月，忌食油腻湿面咸味，并牛猪鸡鸭犬等物，服此药即瘥。凡天下治痨，服之累日及年，犹未全③去病源者，不似此方，至远年重病，不过两剂，如病未多，即一剂效。

茯神散　不问远年近日取效，下虫红色便可治，肚下黑成痞，肚下白色是食髓也，万不一瘥。取下虫之后，宜服此药。

白茯苓　茯神　人参　远志去心　龙骨　肉桂　甘草各一两
陈皮一两　当归　五味子各一两半　黄芪二两　大枣五十六个

上咬咀，每服七钱，入枣七个，生姜二钱，水二钟煎八分，去粗，趁前药后吃，亦空心服，神效。此是神人所授灵妙秘方。

杀虫神效散　此方传之于河源郡干府，济世极多，功不可量。

川椒二斤，择去子及合口者，炒出汗

上为细末，每服二钱，空心米饮调下，必麻痹晕闷少顷。不能禁者，即以酒糊丸如梧桐子大，每服三五十丸，亦可。

又取痨虫方法

凡取痨虫，可于三节骨上一穴，膏肓④二穴，每穴灸七壮，然后饮食调理，方下取虫药。其虫或如乱丝，或如红丝线者，是也。

---

① 令：此下原衍"人"字，据《急救仙方》卷十一删。
② 人行五里：《急救仙方》卷十一作"约人行三五里远"七字。
③ 全：原作"痊"，据《急救仙方》卷十一改。
④ 肓：原作"盲"，据嘉靖本、《急救仙方》卷十一改。

四季取虫宜用药

春宜用：雄黄另研　硫黄各二分，另研　巴豆一粒，去油　豆豉七粒

上同为细末，面糊为丸如桐子大，每服十丸，空心用童子小便一合、好酒一盏相和，温送下。

夏宜用：芦伏子①　鹤虱　硫黄各二分，另研　巴豆一粒，去油　豆豉七粒

上为细末，丸服依前。

秋宜用：锡灰　雄黄另研　雌黄另研　绿豆粉各二分　巴豆一粒，去油　豆豉七粒

上为细末，丸法依前。

冬宜用：雄黄　雌黄　锡灰各二分　巴豆去油　豆豉各七粒

上为细末，丸服依前。

取六代痨虫后服五补药方。

虚成②散　补肺脏痨极。

枳实麸炒　秦艽去芦　白茯苓　芍药　麻黄　玄胡索　当归酒洗　茴香炒，各半钱　甘草炙，一分

上为细末，每服二钱，水一盏，入银耳环一双，蜜五点，同煎至八分，去粗，不拘时通口服。

育婴散　补肾脏虚痨极。

香附子炒黑　附子炮，一个　木香　白蒺藜去角，各一分　白茯苓五钱　甘草炙，一钱

上为细末，每服三钱，水一盏，姜七片，葱白三寸，煎至七分，去粗，空心服。

金明散　补肝脏痨极。

人参　知母酒炒　茯苓　秦艽去芦　甘草炙　石膏煨

上为细末，每服三钱，水一盏，葱白三寸，煎八分，去粗，

---

①　芦伏子：《古今医统大全》卷四十六作"萝蔔子"。芦伏，即"莱菔""芦菔"，音转而异。

②　成：原作"戊"，据《急救仙方》卷十一改。

不拘时通口服。

守灵散 补心脏痨极。

白茯苓　丁香　诃子　桔梗　芍药　羌活　甘草炙，各一分

上为细末，每服三钱，水一盏，入银①耳环一只，葱白三寸，煎八分，去粗，通口服，不拘时。

魂停散 补脾脏痨极。

白药子　桔梗　人参　诃子皮　茯苓　甘草炙　丁香各一钱

上为细末，每服三钱，水一盏入蜜一匙，煎八分，不拘时通口服。

灸　法

《黄帝灸二十一种痨图》并序②

　　夫人含灵受气，禀于五常，摄之乖理，降之六③疾。至若岐黄广记，抑有旧④经，经法⑤单行，显灵斯术⑥。骨蒸病者，亦名传尸，亦名殗殜，亦名伏连，亦名无辜。丈夫以元气为根本，妇人以血海为根源，无问少长，多染此疾，婴孺之流，传注更苦⑦。其病状也，发干而短⑧，或聚或散，或腹中有块，或脑门结核，或卧盗汗，梦见鬼交，虽目视分明，而四肢无力，上气食少，渐至沉羸，纵⑨延岁月，遂至殒灭。余⑩昔忝⑪任潞州司马，三十日灸活

　　① 银：原作"锤"，据《急救仙方》卷十一改。
　　② 《黄帝灸二十一种痨图》并序：见《外台秘要》卷十三，原题"崔氏《别录》灸骨蒸方图并序中书侍郎崔知拂（一作"悌"）撰"。
　　③ 六：原作"大"，据《外台秘要》卷十三改。
　　④ 旧：原作"六"，据《外台秘要》卷十三改。
　　⑤ 经法：《外台秘要》卷十三作"攻灸"。
　　⑥ 显灵斯术：《外台秘要》卷十三作"罕取今术"。
　　⑦ 无问……更苦：此一十六字原脱，据《外台秘要》卷十三补。
　　⑧ 短：《外台秘要》卷十三作"耸"。
　　⑨ 纵：原作"终"，据《外台秘要》卷十三改。
　　⑩ 余：即崔知悌，唐代许州鄢陵（今属河南）人，著有《崔氏纂要方》《崔氏别录》等。
　　⑪ 忝：原作"黍"，据嘉靖本、《外台秘要》卷十三改。

一十三人，前后瘥者数过①二百②。至于狸骨獭肝，徒闻囊说，金牙铜鼻，罕见其能。未知此方，扶危救急③，非止单攻骨蒸，兼亦疗风，或瘴或劳，或邪或僻，患状既广，灸愈亦多，不可具录，聊述大概。又恐传说讹谬，以误将来，今具图形，庶令览者，易于悉使，所在流传，颇用家藏，未暇外请名医④，旁求上药⑤，返魂还魄，何难之有？遇斯疾者，可不谨欤？

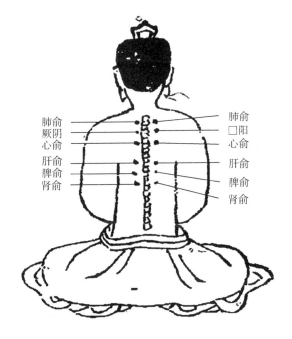

肺俞　　肺俞
厥阴　　□阳
心俞　　心俞
肝俞　　肝俞
脾俞　　脾俞
肾俞　　肾俞

黄帝灸二十一种瘵图

第一次二穴

先令患人平身正立，取一细绳蜡之⑥，勿令展缩，顺脚底贴肉坚踏之，男左女右，其绳前头与大拇指端齐，后头令当脚根中心

---

① 过：原作“通”，据《外台秘要》卷十三改。

② 百：此下原衍“里”字，据《外台秘要》卷十三删。

③ 急：原脱，据《外台秘要》卷十三补。

④ 外请名医：原作“明医”二字，据《外台秘要》卷十三改。

⑤ 上药：原作“立业”，据《外台秘要》卷十三改。

⑥ 蜡之：《神应经·灸四花穴法》作“用蜡蜡之”四字。

向后，引绳循肚贴肉直①上，至曲㴬中横纹截断。又令患人解发，分两边令见头缝，自囟门平分至脑后，乃平身正坐，取所截一头，令与鼻端齐，引绳向上，正循头缝至脑后，贴肉垂下，循脊骨引绳向下，至绳尽处，当脊骨以墨点记之，墨点不是灸处。又取一绳子，令患人合口，将绳子按于口上，两头至吻，却勾起绳子中心至鼻柱根如"△"，此便齐两吻截断。将此绳展令直，于前来脊骨墨点记处横量取平，勿令高下，绳子先将中摺，当中以墨记之，却展开绳子横量，以绳子上墨点正压脊骨上墨点为正，两头取平，勿令高下，于绳上两头以白圈记，此是灸处。

次二穴

令本人平身正坐，稍缩臂膊，取一绳绕头向前双垂，与鸠尾齐。鸠尾是心蔽骨，人有无心蔽骨者，从胸前岐骨下量取一寸，即是鸠尾也。即双截断，却翻绳头向后项，以绳子中停取心，正令当结喉骨上，两头夹②项双垂，循脊骨以墨点记之，墨点不是灸处。又取一绳子，令其人合口横量，齐两吻截断，还于脊上，以墨点横量如前法，绳子两头以白圈子记之，此是灸处。

已上二次点穴，四处同时下火，灸时别各七壮至二七，累灸一百或一百五十壮为妙。候疮欲瘥，又依后法灸二穴。

又次二穴

以第二③次量口吻绳子，于第二次双绳头尽处墨点，当脊直下止竖点，令绳子中停中心，再点墨上，于上下绳尽头以白圈两穴记之，此是灸处。若一月后觉未瘥，复与初穴上再灸。

已上第④三次点两穴各百壮，三月三日艾佳。百日内慎饮食房室，安⑤心静处将息。

---

① 直：原作"宜"，据《急救良方》卷十一改。
② 夹：原作"尖"，据《神应经·灸四花穴法》改。
③ 二：原脱，据《苏沈良方拾遗》卷上补。
④ 第：原作"药"，据《苏沈良方拾遗》卷上改。
⑤ 安：原脱，据《苏沈良方拾遗》卷上补。

灸三里穴法

在脚膝犊鼻下三寸，灸三七壮，先灸膏肓四花，疮发欲瘥，可灸此穴，皆以下气。

遇仙灸劳瘵捷法

取癸亥日二更时，六神①皆聚之时，解去下体衣服，直身平立，用笔于腰上两傍微陷处点定，针家谓之腰眼，然后上床，合面而卧，每灼小艾七壮，两腰眼共一十四壮，劳虫或吐出，或泻下，即可平安断根。要不传染，将虫用火焚之，弃于江河中，恐害人故也。宜服后将军丸。

将军丸 治传尸劳瘵。前灸法并此药乃异人传授，曾经验。

锦纹大黄九蒸，焙干　麝香一钱，研　管仲②炒　猪牙皂去皮，醋灸　桃仁去皮，炒　槟榔　雷丸各一两　芜荑半两　鳖甲二两③，醋灸黄

上为末，先将蒿叶二两，东边桃、柳、李、桑叶各七片，水一碗煎至七分，去粗，入蜜一大盏，再熬成膏，入前药末及麝香末，安息香，捣丸如梧桐子大，每服三十丸，食前枣汤送下。

三汁丸 灸后宜服此药。

生地黄汁　青蒿汁　薄荷汁　童便　好酒

上各二升，同煎成膏，却入后药末：

柴胡去芦　鳖甲醋灸　秦艽各一两　朱砂　麝香各半两，俱另研

上五味药同为细末，入前药膏内和，为丸如桐子大，每服十五或一十丸，不拘时，温酒送下。忌一切生冷毒物。

易简诸方

一方，治劳瘵，赤䊔儿俗名王瓜焙干，为末，酒调二钱服。

《外台秘要方》治骨蒸，以生地一斤捣取汁，空心服三服，若

---

① 六神：道教认为五脏及胆各有神明主宰，称"六神"。
② 管仲：贯众。
③ 两：原脱，据《仁斋直指方论》卷九补。

利即减之，以身凉为度。

一方，治蒸病，五日内蒸。所以言内者，必外寒内热，把手附骨而热也，其根在五脏六腑之中，必因患后得知，骨肉自消，食饮无味，或皮燥而无光，蒸盛之时，四肢渐细，足跗①肿起，以石膏十两，研如乳粉法，每服一钱，不拘时水调服，以体凉为度。

一方，治骨蒸痨，以桃仁一百二十个，洗，去皮及双仁者，留尖，杵和丸，平旦井花水顿服尽，服讫量性饮酒令醉，仍须吃水，能多最精，隔日又服一剂。百日不许食肉。

《圣惠方》治骨蒸劳，心烦不得眠。用酸枣仁一两，水二大盏研绞汁，下米二合煮粥，候熟，下地黄汁一盏再煮，不拘时食之。

崔元亮《海上方》治骨蒸鬼气，取童子小便五大斗，澄过，青蒿五斗，八九月采带子者最好，细剉，二物相合，入大釜中，以猛火煎取三大斗，去粗，净洗釜干，再倾汁于釜中，以微火煎至二斗，去蒿，取猪胆十枚相合，再煎至一大斗半，除火待冷，以新瓷器盛。每欲服，取甘草二三两熟炙，捣为末以煎，和捣一千杵，为丸如梧桐子大，每服二十丸，空心粥饮送下，渐增至三十丸，或四十丸亦可。

黄狗肉丸 治男子妇人虚劳，体热盗汗，四肢怠堕。用童子狗一只，去肠脏并皮毛，用内外肾，研沙锅内，酒醋八分，水二分，用地骨皮一斤，前胡、黄芪各四两，剉，再包苁蓉二两，同狗朝煮至晚，将药去肉，再煮一宿至明，去头骨，再煮如泥，倾石器内研如泥，入当归末四两，莲肉一斤，平胃散二斤，与狗肉和药，杵千下，丸如桐子大，每服五十丸，空心盐酒送下平胃散，方见脾胃门。

一方，治虚痨，用杏仁一斤去皮尖，生姜六两剉碎，咳嗽，加人参四两剉碎，同放砂锅内，用河水一斗，以文武火熬，水尽为度，去生姜、人参粗，每服五七个杏仁，或二十个，细嚼，频频服之，效。

① 跗：同"跗"，足背。《玉篇·足部》："跗，足上也。'跗'同上。"

一方，治传尸痨瘵，用童子小便二盏，无灰酒一盏，以新瓷器盛之，取猪腰子一对，入在瓶内，用蒻叶①封扎瓶口，日晚用重汤煮之，至中夜止，待五更以火温之，乘热任意饮酒，食腰子，病危者只一月见效。平日瘦怯者可服，此盖以血养血，胜金石草木之药也。

一方，治痨，以獭肝一具，阴干捣末，每服一钱，不拘时温酒调服。

《卫生易简方》用雄黄一两，为末，松脂一两镕和，为丸如莲子大，平旦吞一丸，七日三尸②尽去。

一方，治五劳七伤，诸虚百损，肌肉消瘦，四肢倦怠，五心烦热，口燥咽干，颊赤心忪③，夜多盗汗，胸膈不利，咳唾脓血腥臭，并宜治之。以地鵏④一只刺死，滚汤退去毛，剥除肠肚，洗净切碎，以水一斗煮极烂，入五味，如常法食肉饮汁，重者不过三五只，效。

一方，治痨杀虫，用黑猫生取肝，晒干为末，月首五更空心酒调服，或以酒浸食之，效。

一方，治劳瘵用，三月四月取香草叶二三斤，熟捣，解衣坐之，令气入下部，透腹中，则尸虫尽去。仍以香草煮汤频浴，其虫必死。

一方，用白兔粪，中秋夜取四十丸，硇砂共研为末，炼蜜丸如桐子大，每服七丸，甘草半两生搥碎，水一盏揉取汁，若患人瘦弱，甘草炙用，五更空心冷服，过二日再服，下虫为准。须上旬服。

一方，用熟地黄三两，干漆半两，炒，桂心一两，为末，炼蜜丸如桐子大，每服七丸。

---

① 蒻（ruò 弱）叶：嫩蒲叶。
② 三尸：道教认为有"三尸神"，与人俱生，居人体中，喜向上天道人罪过，并教人为恶，故修仙者须先去三尸。
③ 忪（zhōng 中）：惊悸。
④ 地鵏（bǔ 哺）：大鸨，一种地栖鸟。

胁痛门

丹溪曰：胁痛者，肝火盛，木气实，有死血，有痰流注，肝急者①。

《巢氏病源》云：邪气客于足少阳之络，令人胁痛，咳，汗出。阴气击于肝，寒气客于脉中，则血泣脉急，引胁与小腹。诊其脉弦而急，胁下如刀刺，状如飞尸，至困不死。左手脉大，右手脉小，病右胁下痛，寸口脉双弦，则胁下拘急，其人涩涩而寒②。

治　法

木气实，苍术、川芎、青皮之类；痛甚者，肝火盛，以当归龙荟丸、姜汁，下泻火之要药；死血，用桃仁、红花、川芎；痰流注，以二陈汤加南星、苍术、川芎；咳嗽胁痛，以二陈汤加南星、香附、青皮、青黛，入姜汁；胁痛，有瘀血，行气药中加桃仁不去皮尖并香附之属；痛而不得伸舒，蜜丸龙荟丸最快；胁下有食积，一条红起，用吴茱萸、炒黄连；控涎丹治一身气痛及胁痛，挟死血，加桃仁泥，丸服；右胁痛，用推气散；左胁痛，用前药为君，加柴胡，或小柴胡汤亦可治。

附：养生方导引法

一法，卒左胁痛，念肝为青龙，左目中魂神将五营兵，千乘万骑，从甲寅直符吏入左胁下，取病去。

一法，右胁痛，念肺为白帝，右目中魄神将五营兵，千乘万骑，从③甲申直符吏，入右胁下，取病去。

---

① 胁痛……急者：语本《丹溪心法》卷四。
② 邪气……而寒：语本《诸病源候论》卷五。
③ 从：原脱，据《诸病源候论》卷五补。

胁侧卧，伸臂直脚，以鼻内气，以口出之，除胁皮肤痛，七息止。

一法，端坐伸腰，右顾视目，口内气，咽之三十，除左胁痛，开目。

一法，手①交项上，相握自极，治胁下痛。

坐地，交两手著不周遍握，当挽，久行实身如金刚，令息调长，如风云，如雷。

二陈汤方见痰饮门

控涎丹方见风痛门

小柴胡汤方见伤寒门

当归龙荟丸　治内有湿热，两胁痛，先以琥珀膏方见疮门贴痛处，却以生姜汁吞此丸。热甚者，须炒令热服。

草龙胆酒洗　当归　大栀子　黄连　黄芩各一两半　大黄　芦荟各半两　木香一钱半　黄柏一两　麝香少许

上为细末，曲糊丸如桐子大，每服三五十丸，姜汤下。一方加川芎、柴胡各半两。

抑青丸　泻肝火。

黄连半斤

上为细末，汤浸蒸饼丸如桐子大，每服五七十丸，姜汤下。

枳芎散　治左胁肋刺痛不可忍。

枳实炒　川芎各六钱　甘草炙，二钱

上咀，分二贴，每贴水二钟，姜三片，枣一枚，煎八分，去粗，食前温服。作末酒调服，亦可。

四磨汤　治男子妇人胁痛不可忍，赤白带下。

木香　沉香　槟榔　乌药

煎枳壳汤　磨服，不拘时。

推气散　治右胁疼痛，胀满不食。

枳壳麸炒　桂心　片子姜黄各一两　甘草炙，六钱

---

① 手：《诸病源候论》卷五作"举手"二字。

上为末，每服三四钱，姜枣煎汤，调服。食远酒调，亦可。

枳壳煮散 治悲哀烦恼，有伤肝气，至两腋骨痛，筋脉拘急，腰脚重滞，股胁挛痛，四肢不举，渐至背膂挛急①，大治胁痛。

防风 川芎 细辛 枳壳麸炒 桔梗炒，各一钱半 甘草炙，一钱 干葛一钱

上咀，每贴七钱，姜三片，水二钟，煎八分，去粗，食远温服。

枳壳散 治胁间痛，如有物插。

枳壳麸炒，去穰，二两半 甘草炙，七钱半

上为细末，每服三钱，煎葱白汤调，食远服。

神保丸

木香 胡椒各二钱半 全蝎七个 巴豆去壳膜油，十个，研取霜

上末如豆霜，研匀，汤浸蒸饼丸如麻子大，辰砂为衣，每服十丸。心膈痛，柿蒂、灯芯汤下；腹痛，柿蒂煨姜汤下；血痛，炒姜醋汤下；肺气甚者，白矾、蛤粉各三钱，黄丹一分，同研散，煎桑白皮糯米饮调下；气小喘，用桑白皮糯米饮下；肾气胁下痛，炒茴香煎酒下；大便不通，蜜汤调槟榔末一钱下；气噎，木香汤下；宿食不消，茶酒任下。诸气，惟膀胱气、胁下痛最难治，此药治之辄效。有人病项筋痛，诸医作风治之，数月不瘥，流入背膂，久之注右胁，挛痛甚苦，乃合服之，一投而瘥。又发，一服除根。

三和散方见气门 治背痛胁痛，有妨饮食。

木通散 治男妇胁肋苦痛。

木通去节 青皮去白 川楝子取肉，各一两，用去壳巴豆五钱同炒黄色，去豆不用 萝卜子微炒 茴香炒，各一两 莪②术 木香 滑石各五钱，另研

上为末，葱白汤调三钱，食前服，即愈，甚者不过三服。

赚气散方见气门 治两胁刺痛攻心。

---

① 挛急：此二字原脱，据《世医得效方》卷三补。

② 莪：原作"雷"，据《妇人大全良方》卷七改。

芍药散 治妇人胁痛。

香附子二两，醋一升、盐半两同干 肉桂 玄胡索炒 白芍药各一两

上为末，每服三钱，白汤调，食前温服。

煮黄丸方见心痛门 治胁下疢癖如神。方与局方酒癥丸同，只无蝎梢，加蝎梢更妙。

枳实散 治肝气不足，两胁痛。

枳实一两，炒 白芍药炒 芎䓖 人参各五钱

上为细末，每服四钱，食前姜汤调服。

桂枝散 因惊伤肝，两胁疼痛。

枳实小者，炒 桂枝各五钱 枳壳一两，麸炒

上为末，每服三四钱，食前姜枣煎汤调服。

大柴胡汤方见伤寒门 治胁痛，口燥渴饮水，痛不可忍，宜此，仍间服煮黄丸。

十枣汤方见伤寒门 治胁痛甚效。病人气实可用，虚人不可服。

针灸法

一法，治胁卒痛如打方。以绳横度两乳中间，屈绳从乳横以趋痛胁下，灸绳下屈处三十壮，便愈。

一法，治胁痛不得卧，章门二穴，在大横外，直脐季肋端，侧卧，屈上足，伸下足，举臂取之，灸七壮。

一法，治胸胁满痛，不得息，丘墟二穴，在外踝下如前陷中，去临泣三寸，灸三壮，针五分；中渎二穴，在髀骨外膝上五寸分肉间陷中，灸五壮，针五分。

易简诸方

一方，治胁痛如打，大豆半升炒令焦，好酒一升煮之沸，热饮①取醉，不拘时。

---

① 饮：原作"酒"，据《肘后备急方》卷四改。

一方，治胁痛，芫花、菊花各等分，踯躅花半斤，布囊贮，蒸令熟，乘热以熨痛处，冷复易之。

息积气

《内经》曰：病胁下满，气逆，二三岁不已，名曰息积。此不妨于食①，不可灸刺，积为导引服药，药不能独治也。

白术丸　治息积病，胁下满逆妨闷，喘息不便，呼吸引痛，不可针灸，宜导引服药。

白术　枳实炒　官桂各一两半　陈皮　桔梗醋炒　甘草炙，各一两

上为末，炼蜜丸如梧桐子大，每服五十丸，食远温酒送下。

磨积丸　治肠胃因虚，气癖于肓膜之外，流于季胁，气逆息难，积日频年，医所不治，久则荣卫停凝，一旦败浊溃为痈脓，多致不救。

胡椒一百五十粒　木香二钱半　全蝎十个，去毒

上为细末，粟米饭丸如梧桐子大，每服十五丸，陈皮汤食远送下。

化气汤　治息积，癖于胁下，偏胀膨满，不思饮食，诸药②不能取转，及治心脾疼，呕吐酸水，丈夫小肠气，妇人脾血气。

砂仁　桂心　木香各二两　茴香炒　丁皮　青皮炒　陈皮去白　白姜炮　蓬术煨，各四两　胡椒　沉香各一两　甘草四两

上为末，每服二钱，姜苏盐煎汤，空心调服，妇人醋汤调服。

肥气丸　治肝之积，在左胁下，如覆杯，有头足如龟鳖状，久不已，令人发痎疟。

青皮去白，炒，一两　当归一两　蛇含石③火煅，醋淬七次，七钱半

---

① 于食：此二字原倒，据《素问·奇病论》乙正。
② 诸药：此二字原脱，据《三因极一病证方论》卷八补。
③ 蛇含石：一种褐铁矿结核。

苍术米泔浸,一两　蓬术　三棱各一两半　铁艳粉①一两半,同棱、术入醋煮一伏时

上为末,醋煮米糊丸如梧桐子大,每服四十丸,食远当归酒下。

息贲汤　治肺之积,在右胁下,大如覆杯,久不愈,病洒洒寒热,气逆喘咳,发为肺痈。

半夏洗七次　吴茱萸炒　桂心各三钱　人参　桑皮炙　苦葶苈炒,各一钱四分　甘草炙,一钱

上咀,分二贴,每贴水二钟,姜三片,枣一枚,煎八分,去柤,食远温服。

《本事方》治肝积气滞,在左胁下,遇发作则手足头面昏痛。

干葛四分　麻黄三分　侧子二分　川芎　防风　枳实炒　芍药桂枝　羌活　甘草炙　当归各一钱六分　干姜一钱

上咀,分二贴,每贴水二钟煎八分,去柤,食远温服。有汗避风。

---

①　铁艳粉:即铁胤粉,亦即铁华粉。参见卷一"铁胤粉"条注。

腰痛门

《直指方》云：腰者，肾之外候，一身所恃以转移阖辟①者也。盖诸经皆贯于肾而络于腰脊，肾气一虚，凡冲风受湿，伤冷蓄热，血沥②气滞，水积堕伤，与夫失志作劳，种种腰疼，叠见而层出矣。冲风者，汗出乘风，风邪风毒之胚③胎也；受湿者，践雨卧湿，重著肿滞之萌蘖④也。腰间如水为伤冷，发渴便闭为蓄热。血沥，则转侧如锥之所刺；气滞，则郁郁闷闷而不伸。积水沉重，则小肠不得宣通；坠堕损伤，则瘀血为之凝结。沮剉⑤失志者，肾之蠹；疲精劳力者，肾之戕。举是数证，肾家之感受如此，腰安得而不为痛乎？《内经》曰：腰者，肾之府，转摇不能，肾将惫矣。审如是，则痛在少阴，必究其受病之原而处之为得。虽然，宗筋聚于阴器，肝者肾之同系也；五脏皆取气于谷，脾者肾之仓廪也。郁怒伤肝则诸筋纵弛，忧思伤脾则胃气不行，二者又能为腰痛之寇，故并及之⑥。

《病源》云：诊其尺脉沉，主腰背痛；寸口脉弱，腰背痛；尺寸俱浮，直下⑦，此为督脉，腰强痛。

丹溪曰：脉若弦而沉者为虚，沉者为滞，涩者瘀血，缓者为湿，滑与伏者是痰⑧。

又云：脐下忽作大痛，又人中如黑色者多死⑨。面上忽见红点

---

① 阖辟：开合。

② 沥：淤积。

③ 胚：原作"脉"，据《仁斋直指方论》卷十八改。

④ 萌蘖（niè 涅）：萌芽。蘖，树木砍去后长出的新芽。

⑤ 沮剉：因挫折而灰心。

⑥ 腰者……故并及之：语本《仁斋直指方论》卷十八。

⑦ 直下：《诸病源候论》卷五作"直上直下"四字。

⑧ 脉若……是痰：语本《丹溪心法》卷四。

⑨ 脐下……多死：按此句见《丹溪心法》卷四之"腹痛门"，与腰痛无关。

者多死①。

治 法

肾虚，杜仲、龟板、黄柏、知母、枸杞、五味之类，为末，猪脊髓丸服；瘀血，用补阴丸加桃仁、红花；湿热，苍术、杜仲、黄柏、川芎之类。

凡诸痛皆属火，寒凉药不可峻用，必用温散之药。诸痛不可用参，盖补气则气旺，不通则疼愈甚。

附：养生方导引法

一法，一手向上极势，手掌四方转回，一手向下努之，合手掌努指，侧身敧②形，转身向似看，手掌向上，心气向下散适，知气下缘上，始极势，左右上下四七亦然，去膊并肋腰脊疼闷③。

一法，平跪，长伸两手，拓席向前，待腰脊须转，遍身骨解气散。长引腰极势然，始却跪，便急如似脊肉冷气出许，令臂膊④痛，痛欲似闷痛，还坐，来去二七，去五脏不和，背痛闷。

一法，凡人常⑤觉脊强，不问时节，缩咽髆⑥内，似回搏内⑦，仰⑧面努搏并向上也，头左右两向⑨按之，左右三七一住，待血行气动定，然始更用，初缓后急。若无病人，常欲得旦起、午时、日没三辰，如用，辰别⑩三七，除寒热，脊腰胫痛。

麻黄苍术汤 治寒湿所客，身体沉重，腰痛，面色痿黄。

麻黄　泽泻　白茯苓　炒曲　陈皮各一钱　苍术二钱　杏仁十

---

① 面上忽见红点者多死：语出《丹溪心法》卷四。
② 敧（qī 七）：倾侧。
③ 一手……疼闷：语本《诸病源候论》卷五。
④ 膊：胁部。《山海经·西山经》郭璞注："膊，犹胁也。"
⑤ 常：此下原衍"须"字，据《诸病源候论》卷二删。
⑥ 髆：原作"转"，据《诸病源候论》卷二改。
⑦ 似回搏内：《诸病源候论》卷一、卷二、卷五、卷二十九无此四字。
⑧ 仰：原作"似"，据《诸病源候论》卷二改。
⑨ 向：原作"句"，据《诸病源候论》卷二改。
⑩ 别：各。

个　桂枝　草豆蔻　半夏　猪苓各半钱　黄芪三分　甘草炙，二钱

上㕮咀，作一服，水二盏煎八分，去柤，食前服。

苍术汤　治湿热腰腿疼痛。

苍术三钱　柴胡二钱　黄柏　防风各一钱

上㕮咀，作一服，水二盏煎八分，去柤，空心温服。

川芎肉桂汤　治冬月露卧，感寒湿腰痛，用此代针。

羌活一钱半　柴胡　肉桂　桃仁　归尾　苍术　甘草炙　川芎各一钱　独活　曲炒，各半钱　防风　汉防己酒制，各一分

上㕮咀，作一服，好酒三盏煎至一盏，食前暖处温服。

摩腰膏　治寒湿腰痛。

附尖　乌头尖　南星各三钱半　砂姜①一钱　雄黄　樟脑　丁香各一钱半　麝香五粒

上末，炼蜜为膏，姜汁化如弹子大，放掌中，火上烘热，摩之。

牛膝酒　治肾伤风毒，攻刺腰痛，不可忍者。

地骨皮　五加皮　薏苡仁　川芎　牛膝各一两　甘草　生地黄十两　海桐皮一两　羌活一两

上㕮咀，用绢帛裹药，入无灰酒内，冬浸七日，夏三五宿，每服一杯，日三四服，长令酒气不绝。一法加炒杜仲一两。

杜仲酒　治风冷伤肾，腰痛不能屈伸。

杜仲一斤，切，姜汁制炒，断丝

上用无灰酒三升浸十日，每服二三合，日四五服。一方为末，酒调一钱，空心服。

枳壳汤　治腰背气动发痛。

枳壳五两　甘草

上为末，葱白汤调下一二钱，服讫即卧少时。

五积散方见伤寒门　治寒伤肾经，腰痛不可俯仰，加姜五片，桃仁七个，甚者加炒黑牵牛末半钱。

---

①　砂姜：《丹溪心法》卷四作"干姜"。

一方

官桂　破故纸　小茴香各等分

上为末，每服五钱，食前温酒调服。

术附汤　治湿伤肾经，腰重冷痛，大便泄泻自利。

附子炮　白术各五钱　杜仲三钱，酥炒，去丝

上㕮咀，分二贴，每贴水二钟，姜三片，煎八分，去粗，空心温服。

独活寄生汤　治肾气虚弱，腰背疼痛，此病生卧冷湿地，当风所得，若不速治，流入腰膝，为偏枯冷痹，缓弱疼重，或腰痛脚重。

白芍药　当归酒浸　防风去芦　人参　白茯苓去皮　杜仲酥炒，去丝　细辛　桂心　熟地黄　牛膝酒浸　秦艽　芎䓖　桑寄生　甘草各一两　独活三两

上㕮咀，每服四钱，水一盏半煎七分，去粗，空心服。气虚下痢，除地黄。并治新产腹痛，不得转动，及腰脚挛痛痹弱，不得伸屈，此汤最除风消血。《肘后方》有附子一枚，无寄生、人参、甘草、当归。近人治历节风并脚气流注，甚有效。

代灸贴脐腰疼膏

附子　马蔺子　蛇床子　木香　吴茱萸　肉桂各等分

上为细末，白面、药末各一匙，姜汁调煨成膏，摊贴关元、气海、肾俞，治腰腹疼，可代灸百壮。

肾着汤　治居处卑湿，或雨露所袭，湿伤肾经，腰重冷痛，如带五千钱，冷如水洗，热物着痛方少宽，不渴，小便自利。

甘草灸，一钱　白术二钱半　干姜炮　茯苓各五钱

上㕮咀，分二贴，每贴水二钟煎八分，去粗，空心温服。

一方，治证同前。

白术　芍药　桂心　黑附子各等分

上为末，每服三钱，空心，热酒调服。虚弱，加附子一倍。

一方，治坐卧湿地，湿入肾经，外肾肿，腰背曲，痛楚甚，用五苓散煎，入坯子少许，送下青木香丸五十丸方在气门，得脏腑

利，痛止。

神应丸　治肾经不足，风冷乘之，腰痛如折，痛引背膂，不能俯仰，或劳役伤于肾，或寝湿地，或坠堕伤损，风寒客搏，皆令腰痛。

威灵仙二两　桂心　当归各一两

上为末，酒糊丸如梧桐子大，每服五十丸，空心温酒或茴香汤下，妇人桂心煎汤下。忌茶面等物。

一方，治腰痛神效。菴𦸂子捣碎，入乳香少许，酒调三钱，空心服。

如神汤一名舒筋汤　治男妇腰痛，闪肭①血滞，腹中疗痛，产后更妙。

玄胡索略②炒　当归酒浸　桂心各等分

上为细末，每服三钱，空心温酒调服。一方加杜仲，或加桃仁、牛膝、续断，尤妙。

牵牛丸　治冷气流注，腰疼不可俯仰。

玄胡索略炒　补骨脂炒　黑牵牛三味另炒，另捣末，各一两

煨蒜研膏，丸如桐子大，每服五十丸，葱酒或盐汤任下，空心。

　　方，用黑牵牛、补骨脂炒等分，为末，酒糊丸如梧桐子大，每服三十丸，空心盐酒送下。

一方，黑牵牛好者，羊脂熬出油，入牵牛炒，略爆便离火，拨令冷干了，每服百粒，空心酒下，不问内外所因皆效，必三五服安，日进二服。

立安散　专治腰痛。

杜仲酥炒，去丝　橘核取仁，炒，各等分

上为末，每服三钱，空心用盐酒调下。

补骨脂丸　治腰痛不可忍。

---

① 闪肭（nà 纳）：筋肉扭伤。
② 略：原作"各"，据嘉靖本改。《奇效良方》卷二十七作"微"。

破故纸二两，酒浸一宿，用麸炒

上为末，入杏仁、桃仁泡，去皮尖各一两，烂研和匀，浸药酒糊，丸如梧桐子大，每五十丸，空心盐汤或酒送下。

一方，用橘核二钱，盐少许，煎汤，送下小七香丸八十丸，空心方见气门，治郁怒忧思或朒闪气滞腰痛。

歌曰：

生取橘核炒令香，好酒同研汁似浆。

青木香丸咽五十，腰疼一服便如常。

一方

白芷　香附　红曲各等分

三味入乳香少许，为末，每服三钱，空心酒调服。

神曲酒　治闪挫腰痛。

神曲二块，拳大，烧令通赤　好酒二大盏

淬酒，便饮令尽，仰卧睡一觉，即安。仍用米醋糟和平胃散，罨患处见□□。

一方，治一切气闪朒，腰脚不可转侧。

杜仲三两，去皮，姜汁浸三宿，慢火炒　莳萝①一两，炒

上为细末，每服三钱，空心温酒调服。

乌沉汤　治证同前方见气门。加砂仁、木瓜各一钱，盐少许，入酒半盏煎，空心热服。

一方，治打扑腰痛，恶血蓄痛处，不可忍。

大黄　生姜

二味并咀，各五钱，一处炒令焦，以水二盏浸一宿，五更服，天明下如豚肝，即恶物也。

趁痛丸　治腰疼极效，亦治闪朒。

附子炮，五钱　牵牛末一两

上为细末，酒糊丸如梧桐子大，每服五十丸，空心盐汤送下。

---

①　莳萝：一种原产波斯的草药，参见《证类本草》卷九、《本草纲目》卷二十六。

独活汤 治因劳役得腰痛如折，沉重如山。

羌活　独活　防风　肉桂　大黄煨　泽泻各九分　桃仁去皮尖，十七个　当归稍，酒浸　连翘各一钱半　甘草炙，六分　防己酒炒　黄连酒炒，各三钱

上咀，分二贴，每贴水酒各一盏煎八分，去柤，食后热服。

安肾丸方见虚门　治肾虚腰痛，煎橘核盐汤下。加草薢尤佳。

八味丸方见虚门　治房劳伤肾腰痛，加鹿茸、当归、木瓜、续断，盐汤下。

歌曰：

腰痛有药却难传，赎得青蛾不老丸。

四君子汤堪作引，连吞数服即安然。

青娥不老丸 治肾气虚弱，风冷乘之，一切腰痛，悉能治之。

胡桃仁去皮，二十枚　蒜研膏，四两　破故纸酒浸炒，八两　杜仲去皮，姜汁浸炒，一斤

上为末，蒜膏丸如梧桐子大，每服五十丸，空心盐酒下，妇人醋汤下。常服壮筋骨，活血脉，乌髭须，益颜色。

一方，治证同前。

杜仲去皮，到，酥炒，去丝，乘热略杵碎，酒洒匀再炒　破故纸同芝麻炒，各六两　胡桃仁二十枚[①]，去壳，研

上为细末，酒糊丸如梧桐子大，每服五十丸，空心温酒或盐汤下。

一方，治老人腰痛，皆因阳气衰弱，肾虚所致。

鹿茸半两，酥炙　附子炮，一个　棠球子即山楂子，五十粒

上为咀，每五钱，姜三片，水二盏，煎八分，食远温服。或为末，姜汁糊丸如桐子大，每服五十丸，空心温酒送下。

二至丸 治证同前。

鹿角　麋角各二两　附子炮，一两　桂心　破故纸　杜仲炒　鹿茸酒蒸焙，各一两　青盐五钱

---

① 枚：原脱，据文义补。

上为末，酒糊丸如桐子大，每服七十丸，空心细嚼，胡桃肉盐酒汤下。恶热，去附，入苁蓉。

菴茼丸 治坠堕闪肭，血气凝滞，腰痛。

菴茼子五钱　没药二钱半，另研　乳香二钱半，另研　杜仲炒　破故纸炒　威灵仙　官桂　当归酒浸焙，各半两

上为末，酒糊丸如梧桐子大，每服七十丸，空心盐酒①任下。

健步丸方见痿门　治下虚湿热，腰腿疼痛。

黄芪建中汤方见虚损门　治男女诸虚不足，身重短气，腰背强痛。

补髓丹 治老人虚弱，肾伤腰痛，不可屈伸。

杜仲炒　破故纸各十两，用芝麻五两同研，以芝麻黑色无声为度，筛去芝麻不用　鹿茸一两，燎去毛，酒浸炙　没药一两，另研

上为末，和匀，用胡桃肉三十个浸，去皮，杵为膏，入面少许煮糊，丸如梧桐子大，每服百丸，温酒、盐汤任下。

加味四物汤方见妇人门，治瘀血腰痛。

本方加桃仁、红花。

地龙散 治打扑伤损，从高坠下，恶血在太阳经中，令人腰脊或胫腨臂痛，股中痛不可忍，鼻壅塞不通。

中桂四分　桃仁六个　羌活二钱　独活　黄柏各一钱　麻黄半钱当归一分　地龙四分　甘草一钱　苏木六分

上㕮咀，每服五钱，水一盏半煎七分，食前温服。

熟大黄汤 治坠堕闪肭，腰痛不能屈伸。

大黄炒　生姜各半两

上㕮咀，水浸一宿，五更去粗，顿服之。

小七香丸 治郁怒忧思，或因闪挫攧②扑，一切气滞腰痛。

丁皮　香附　甘草各一两二钱　蓬术　砂仁各二钱　甘松八钱益智六钱

---

① 盐酒：《奇效良方》卷二十七作"用盐汤或盐酒"六字。

② 攧（diān 巅）：跌。

上为细末，水浸蒸饼丸如绿豆大，每服三二十丸，米饮下。

针灸法

一法，治腰痛不可俯仰，令患人正立，以竹杖拄地，度至脐，用黑点记，乃以度背脊，灸竹尽头处，随年壮灸。灸讫藏竹，勿令人知。灸肾腧亦可，二穴在十四椎下两旁各寸半，与脐平，灸三壮或一七壮。

一法，治腰尻痛，昆仑二穴，在外踝后跟骨上陷中，灸三壮或七壮。

治腰卒痛，灸穷骨①上一寸七壮，左右一寸各灸七壮。

凡腰脚肿痛，刺委中出血，久固宿疹亦皆立已，二穴在腘中央约文中动脉中。

雷火针法

咒曰：天火地火，三昧真火，针天天开，针地地裂，针鬼鬼灭，针人人得长生，百病消除，万病消灭。吾奉太上老君急急如律令。

摄过此法，可遇患人应痛处针之，用纸三层或五层，量病加减，衬纸于痛处穴上，将针向灯火点着，随后念咒三遍，针疾立愈。其针可用五月五日东引桃枝，削去皮，两头如鸡子样，长五寸，用尖。

易简诸方

一方，治寒湿腰腿疼痛。用荞麦面不拘多少，以陈酱和如鸡子大一块，捏作饼子，安于患处，用艾十数炷上许，一人灸之，令透出汗为度。其饼破，不效，不破病痊。将饼送于东流水中，永不再发。

一方，治人举手攀高，转其肠，疼痛不能伸腰者。就令患人依旧举手，攀其原处，尽饮温蜜水二三碗，其肠自顺。

---

① 穷骨：尾骨。

一方，治反腰有血痛方。捣杜仲三升许，以苦酒和，涂痛处，干复涂，并灸足踵白肉际三壮。

一方，治㿀腰痛①，生葛根嚼之，咽其汁，多多益佳。

一方，生地黄捣绞，取汁三升，煎取二升，内蜜一升，和煎之三五沸②，日服③一升，日三服，不④瘥，则更服之，空心。

一方，治腰膝疼痛久不已。糟底酒，摩腰脚及痛处筋挛处。

一方，治卒腰痛，暂转不得。鹿角一枚，长五寸，酒二升，烧鹿角令赤，内酒中浸一宿，饮之，空心。

《肘后方》治腰卒痛不得俯仰，鳖甲一枚，捣末，酒调一钱，空心服。

一方，治反腰有血痛。捣桂，筛三升许，以苦酒和涂痛上，干复涂。

一方，治积年久痃腰痛，有时发动。六七月取地肤子，干末，酒服方寸匕，日五六服。

一方，治腰背痛。杜仲一斤切，酒二升渍十日，服三合。

《斗门方》治腰重痛，用槟榔末，食远酒调下一钱。

一方，治腰痛。用大黄半两，更入生姜半两，同切如小豆大，于铛铛内炒黄色，投水两碗，至五更初顿服，天明取下腰间恶血物，用盆器盛，如鸡肝样，痛即止。

《经验方》治腰痛神妙，破故纸为末，空心酒下三钱匙。

一方，治腰痛。威灵仙一斤，洗干，好酒浸七日，为末，面糊丸如桐子大，以浸药酒下二十丸，空心。

一方，治丈夫腰膝积冷痛，或顽麻无力。菟丝子洗，称一两，牛膝一两，同浸于银器内，用酒过一寸，五日暴干，为末，将元⑤

---

① 㿀（guì贵）腰痛：腰部突然作痛。㿀，原作"肾"，据《证类本草》卷八改。

② 煎之三五沸：此五字原脱，据《外台秘要》卷十七补。

③ 日服：此二字原脱，据《外台秘要》卷十七补。

④ 不：原作"立"，据文义改。

⑤ 元：原本。

浸酒再入少醇酒，作糊搜和，丸如桐子大，空心酒下二十丸。

《经验后方》治肾虚腰脚无力，生栗子，用绢袋盛，悬干，每日平明吃十余颗，次吃猪肾粥，瘥。

《圣惠方》治风，腰脚冷痹疼痛，用川乌头三分，去皮脐，生捣罗，盐醋调涂于故帛上，傅之，须臾痛止。

一方，治卒患腰脚疼痛，补肾。杜仲一两，去粗皮，炙微黄，剉，以水二盏煎至一盏，用羊肾二对，细切，去脂膜，入药中煮，次入薤白七茎，盐、花椒、姜、醋等入作羹，空心腹食之。

一方，治气湿痹，腰膝痛。用牛膝叶一斤切，以米三合于豆豉汁中相和煮粥，和盐酱，空腹食之。

《外台秘要》治腰脚疼痛，胡麻一升新者炒令香，杵筛，日服一小升许，服一斗即永瘥，酒饮羹汁蜜汤皆可服之，佳。

一方，疗腰痛。取黄狗皮炙，裹腰痛处，取暖彻为度，频即瘥。

《食疗》云：治腰膝急痛，取虎骨煮作汤，浴之。或和醋浸，亦良，主筋骨风急痛。用虎胫骨尤妙。

《修真神仙方》：用菟丝子一斗，酒一斗浸，良久漉出，曝干又浸，以酒尽为度。每服二钱，温酒下，日二服，后吃二五匙水饭压之，至三五七日，加至三钱匕服之，令人光泽，三年老变为少。此药治腰膝，去风，久服延年。

《外台秘要》治腰痛方：蒴藋叶，火燎，厚铺床上，趁热卧眠于上，冷复易之。冬月取根春碎，焙极热，准前用。并治风温湿冷痹，及产妇患伤冷，腰痛不得动，亦用。

一方，治急引腰脊痛。白蒺藜捣为末，蜜和丸，酒服如胡豆大，每服二丸，日进二服，效，不拘时。

《集①验方》治肾脏风壅积，腰膝沉重，威灵仙为末，炼蜜和，为丸如桐子大，初服温酒下八十丸，平明微利恶物如青浓胶，即是风毒积滞也。如未利，至夜再服一百丸，取下后吃粥药补之

① 集：原作"小"，据《证类本草》卷十一改。

一月，仍常服温补药。

孙真人云：治腰脚不履地，取皂角子一千二百个，净洗令干，少酥炒令香，为末，炼蜜丸如桐子大，空心以蒺藜子、酸枣子煎汤下三十丸。

《正元广利方》治丈夫腰脚痹缓急①，行履不稳者，以萆薢一十四分，杜仲八分，上为末，每服三钱匕②，空心用热酒调服，增至五匕。禁食牛肉。

《续千金方》治腰膝疼痛，伤败肾经，用鹿茸不限多少，涂酥炙紫色，为末，温酒调下一钱匕。

一方，治肾虚寒，腰眼疼痛。用胆矾研极细末，左痛点于右大眼角，右痛点于左眼大角，立愈。

一方，**玉红散**：治腰疼。红曲炒，为末，每服一大钱，热酒调，食前服。

一方，治腰疼痛不止。

破故纸炒，一两　黑牵牛五钱

上为细末，每服二钱，空心热酒调下。加木香，亦妙。

《集验方》治腰疼不可忍，橘子仁炒，研为末，每服一钱，酒一盏煎至七分，和滓空腹服。

《食医心镜》：益丈夫，兴阳，理腰膝冷，淫羊藿一斤，酒一斗浸，经二日饮之，佳。

《肘后方》治腰胁卒痛，背痛，大豆二升，酒三升煮取二升，顿服，佳。

---

① 急：原作"及"，据《证类本草》卷八改。
② 匕：原脱，据《证类本草》卷八补。

脚气门

陈无择曰：脚气不专主一气，亦不专在一经，故与中风、寒、暑、湿为异耳。兼有所杂生诸病，未易分别，须寻三阴三阳病所在，后察脉虚实为治。自汗走疰为风胜，无汗挛急掣痛为寒胜，肿满重着为湿胜，烦渴热烦为暑胜。四气兼中者，但推其多者为胜，分其表里以施治也。脉浮为风，紧为寒，缓细为湿，洪数为热，见于诸阳在外，宜发散；沉而弦者亦为风，沉而紧者为寒，沉细为湿，沉数为热，见诸阴在内，宜温利之。若大虚气乏，间作补汤，随病冷热而用之①。

《巢氏病源》云：凡脚气病，皆由感风毒所致。得此病，多令人不即觉，或先无他疾而忽得之，或因众病后得之，初甚微，饮食嬉戏，气力如故，当熟察之。其状自膝至脚有不仁，或若痹，或淫淫如虫所缘，或脚指及膝胫洒洒尔，或脚屈弱不能行，或微肿，或酷冷，或疼烦，或缓纵不随，或挛急，或至困能饮食者，或有不能者，或见饮食而呕吐，恶闻食臭，或有物如指，发于腨肠，径上冲心，气上者，或举体转筋，或壮热头痛，或胸心冲悸，寝处不欲见明，或腹内苦痛而兼下者，或言语错乱，有善忘误者，或眼浊，精神昏愦者，此皆病之证也。若治之缓，便上入腹，入腹或肿，或不肿，胸胁满，气上便杀人，急者不全日，缓者或一二三月。初得此病，便宜速治之。

又云：或风湿毒气，初从脚上，后转入腹而乘于气，故上气也。或血气虚弱，若受风寒湿毒，与血并行肤腠，故令痹弱。或风湿毒气与血气相搏，正气与邪气交击，而正气不宣散，故疼痛，邪在肤腠，血气则涩，涩则皮肤厚，搔之如隔衣不觉知②，是名不仁。或挟风毒，风毒则搏于筋，乘于血，故令痹挛。或风湿毒气

---

① 脚气……用之：语本《三因极一病证方论》卷三。

② 邪在……觉知：此二十一字原脱，据《诸病源候论》卷十三补。

从脚上入于内，与脏气相搏，结聚不散，故心腹胀急。或风湿毒气搏于肾经，则肾气不能宣通水液，水液不传于小肠，致壅溢腑脏，腑脏既浸渍，溢①于皮肤之间，故肿满也。或挟风毒，毒少风多，初客肤腠，后经腑脏，脏虚，乘虚而入，经游五脏，与神气相搏，则心惊悸也②。

治 法

脚气入脏，其脉有三品，内外证候相似，但脉异耳。若病人脉得浮大及缓，宜服续命汤两剂；若风盛，宜服越婢汤，加术四两；若脉转駃③而紧，宜服竹沥汤；脉微而弱，宜服风引汤二三剂。若脉浮大而紧駃，此是三品之最恶脉。脉或沉细而駃者，此脉正与浮大紧者同是恶脉。浮大者病在外，沉细者病在内，治亦不异。其形或尚可，而手脚未及至弱，数日之内，上气便死。如此之脉，急服竹沥汤，日一剂，汤势恒令相及，勿令半日之内无汤也。若服竹沥汤得下者，必佳。竹汁多，服之皆须热服，不热，停在胸膈，反为人患。若以④服数剂，病及脉势⑤未折而若胀满者，可以大鳖甲汤下之。汤势⑥尽而不得往下，可以丸药助令得下，下后更服竹沥汤，趣令脉势折，气息料理，乃佳⑦。

大凡麻者风也，痛者寒也，肿者湿也，先以禹功散或三花神佑丸下之，次以如意通圣散汗之，后以独活寄生汤及延寿丹蠲之，乃治法之一端也。

《外台秘要》云：第一忌嗔，嗔则心烦，烦则脚气发。又禁大语，大语则伤肺，肺伤亦发动。又不得露足当风入水，以冷水洗

① 溢：原脱，据文义补。
② 凡脚……悸也：语本《诸病源候论》卷十三。
③ 駃（kuài 快）：疾急。
④ 以：《诸病源候论》卷十三作"已"。
⑤ 势：原作"热"，据《诸病源候论》卷十三改。
⑥ 势：原作"热"，据《诸病源候论》卷十三改。
⑦ 脚气……乃佳：语本《诸病源候论》卷十三及卷四十。

足。两脚胫尤不宜冷，虽暑月常须著绵袴①，至冬寒倍令两胫温暖，微汗大佳，依此将息，气渐薄损。每至寅丑日割手足甲，割少侵肉，去气。夏时腠理开，不宜当风卧睡，睡觉令人按捼，勿令邪气稽留，数劳动关节，常令通畅。此并②养生之要，拒风邪之法也。寻常有力，每食后行三五百步，疲倦便止，脚中恶气随即下散，虽浮肿，气不能上也。凡脚气，服补药及用汤渫③洗者，皆医之大禁也④。

附：养生方导引法

坐，两足长舒，自纵身，内气向下，使心内柔和适散，然后屈一足，安膝下，长⑤舒一足，仰足⑥指向上使⑦急，仰眠，头不至席，两手急努向前，头向上努挽，一时各各取势，来去二七，递互亦然，去腰疼，腰髆⑧冷，血冷风痹，日日渐损。

一法，覆卧傍视，内踵伸腰，以鼻内气，目极七息，除脚中弦痛转筋，脚酸疼，脚痹弱。

一法，舒两足坐，散气向涌泉，可三通，气彻倒始收，右足屈卷，将两手急捉脚涌泉挽，足踏手挽，一时取势，手足用力，送⑨气向下三七，不失气，数寻⑩，去肾内冷气，膝冷脚疼也。

一法，一足屈之，足指仰使急，一足安膝头⑪，散心，两足跟出气向下，一手拓膝头向下急捺，一手向后拓席，一时极势，左右亦然，二七，去膝髀疼急。

---

① 袴（kù 库）：套裤，一种御寒的服饰，只有裤管，无裆无腰。
② 并：原作"病"，据《玉机微义》卷二十三改。
③ 渫（xiè 谢）：洗除。
④ 第一……禁也：语见《玉机微义》卷二十三。
⑤ 长：此上原衍"努"字，据《诸病源候论》卷二删。
⑥ 足：原作"取"，据《诸病源候论》卷二改。
⑦ 使：原作"便"，据《诸病源候论》卷二改。
⑧ 髆（pò 魄）：腰骨。
⑨ 送：原作"逆"，据《诸病源候论》卷四改。
⑩ 数寻：屡用（此法）。寻，用。
⑪ 头：此下原衍"心"字，据《外台秘要》卷十八删。

一法，一足踏地，一足向后，将足解溪安腨①上，急努两手，偏相向后，侧身如转，极势二七，左右亦然，去足疼痛，痹急腰痛也。

续命汤方见中风门

如意通圣散方见风痹门

禹功②散

三花神佑丸方③见水肿门

延寿丹方见虚损门

独活寄生汤方见腰痛门

麻黄左经汤　治风寒暑湿流注足太阳经，腰足挛痹，关节重痛，增寒发热，无汗恶寒，或自汗恶风，头疼。

麻黄　干葛　细辛　白术　茯苓　防己　桂枝　羌活　甘草炙　防风各等分

上㕮咀，每服五钱，水二盏，姜三片，枣一枚，煎八分，温服。

半夏左经汤　治足少阳经为风寒暑湿流注，发热，腰胁疼痛，头目眩晕，呕吐不食，热闷烦心，腿痹缓纵不随。

半夏汤洗　干葛　细辛　白术　麦门冬去心　茯苓　桂枝　防风　干姜　黄芩　小草　甘草炙　柴胡各等分

上㕮咀，每服五钱，水二盏，姜三片，枣一枚，煎八分，热服。热闷，加竹沥；喘急，加杏仁、桑白皮。

六物附子汤　治四气流注于足太阴经，骨节烦疼，四肢拘急，自汗短气，小便不利，手足或时浮肿。

附子　官桂　防己各四钱　甘草炙，二钱　白术　茯苓各三钱

上㕮咀，每服五钱，水二盏，姜三片，煎八分，温服。

---

①　腨（shuàn 涮）：小腿肚子。原作"踹"，据《外台秘要》卷十八改。

②　功：原作"攻"，据本卷本门"治法"正文改。

③　方：此上原衍"一"字，据文义删。

大黄左经汤 治四气流注足阳明经，使腰脚赤肿，痛不可行，大小便秘，或恶闻食气，喘满自汗。

细辛　茯苓　羌活　大黄煨　甘草炙　前胡　枳壳麸炒　厚朴制　黄芩　杏仁各等分

上㕮咀，每服五钱，水二盏，姜三片，枣一枚，煎八分，食前温服。

加味败毒散 治足三阳经受热，毒气流注，脚踝上燉赤肿痛，寒热如疟，自汗恶风，或无汗恶寒。

羌活　独活　前胡　柴胡　枳壳麸炒　桔梗　甘草炙　人参茯苓去皮　川芎　大黄　苍术各等分

上㕮咀，每服五钱，水二盏，姜三片，煎八分，温服。

竹沥汤 治两脚痹弱，或转筋，皮肉不仁，腹胀起如肿，按之不陷，心中恶，不欲食，或患冷。

竹沥五升　甘草　秦艽　葛根　黄芩　麻黄　防己　细辛桂心　干姜各一两　防风　升麻各一两半　茯苓三两　附子二枚　杏仁五十枚

上㕮咀，以水七升合竹沥煮取三升，分三服，取汗。《千金翼方》无茯苓、杏仁，有白术一两。

越婢汤 治风痹脚弱。

麻黄六两　石膏半斤　白术四两　大附子一枚　生姜三两　甘草二两　大枣十五枚

上㕮咀，每服一两，水二钟煎八分，服，覆取汗。胡洽方只五味。若恶风者，加附子一枚；多啖水者，加白术四两。

风引汤 治两脚疼痹或不仁，拘急不得行。

麻黄　石膏　独活　茯苓各二两　吴茱萸　附子　秦艽　细辛桂心　人参　防风　芎䓖　防己　甘草各一两　干姜一两半　白术三两　杏仁十六枚，去皮尖

上㕮咀，每服一两，水二钟煎八分，服，取汗。

大鳖甲汤 治脚弱风毒，挛痹气上，及伤寒恶风，湿毒，山水瘴气热毒，四肢痹弱。

鳖甲二两　防风　麻黄　白术　石膏　知母　升麻　茯苓　橘皮　芎䓖　杏仁去皮尖　人参　半夏　当归　芍药　萎蕤　甘草麦门冬各一两　羚羊角屑六铢　大黄一两半　犀角　青木香　雄黄各半两　大枣十枚　贝齿　乌头七枚　生姜一两　薤白十四枚　麝香二铢　赤小豆三合　吴茱萸五合

上㕮咀，每服一两，水二钟煎八分，去粗，食前温服，如人行十里，得下则止。一方用大黄半两，畏下，可止用六铢；一方用羚羊角半两，毒盛，可用十八铢。胡洽有山茱萸半斤，为三十二味。《千金翼》无知母、升麻、橘皮、芎䓖、人参、当归、萎蕤。

开结导引丸　治饮食不消，心下痞闷。

白术　陈皮　泽泻　茯苓　神曲炒　麦蘖曲　半夏各一两　枳实炒　巴豆霜各一钱半　青皮　干生姜各半两

上为细末，汤浸蒸饼为丸如梧桐子大，每服四五十丸或七十丸，温水下。治内伤饮食，脾胃营运之气有亏，不能上升，下注为脚气，故用此导引行水，化脾气也。然亦有致肿于身腰已上及面者，意见水肿论。

羌活导滞汤　治脚气初发，一身尽痛，或支节肿痛，便溺阻膈，先以此药导之，后用当归拈痛汤。

羌活　独活各半两　防己　当归各三钱　大黄酒浸煨，一两　枳实炒，二钱

上㕮咀，每服五钱，水二盏煎八分，食前温服。

枳实大黄汤　治脚气肿痛。

羌活一钱半　当归一钱　枳实　大黄各半两

上㕮咀，作一服，水一盏半煎至八分，去滓，空心服，下利一两行，痛止。

当归拈痛汤　治湿热为病，肢节烦疼，肩背沉重，胸膈不利，遍身疼痛，下疰①于足胫，痛肿不可忍。

羌活　甘草炙　黄芩酒浸　茵陈炒，各五钱　人参　升麻　苦参

---

① 疰：《丹溪治法心要》卷四作"注"。

酒洗　葛根　苍术各二钱　防风　当归　知母　茯苓　泽泻　猪苓
各三钱　白术一钱半

上㕮咀，每服一两，水二钟煎至一钟，去柤，不拘时温服。

除湿丹方见湿门。

槟榔汤　治脚气肿痛，顺气防壅。

槟榔　香附　陈皮　紫苏　木瓜　五加皮　甘草炙，各二钱半

上咀，分二贴，每贴水二钟，姜五片，煎八分，去柤，食远
服。妇人脚气，多由血虚，加当归；室女脚气，多由血实，加芍
药。大便秘，加大黄；壮者，加枳实。

大腹皮散　治脚气肿满，小便不利。

大腹皮二钱四分　宣木瓜二钱　槟榔　紫苏子微炒　荆芥穗　天
台乌　陈皮　紫苏叶　莱菔子炒，各四钱　沉香　桑白皮炙　枳壳
去穰，麸炒，各一钱二分

上咀，分二贴，每贴水二钟，生姜三片，煎八分，去柤，食
远温服。

石南丸　治风毒脚弱，重坠疼痹，胫肿生疮，足心隐痛，不
能踏地，脚膝筋麻，不能屈伸，上攻头面浮肿，心腹胀满，二便
秘涩。

赤芍药　五加皮各二两　萆薢四两　麻黄　陈皮　赤小豆各二两
独活四两　薏苡仁　杏仁去皮尖，炒　黑牵牛炒　石南叶各三两　木
瓜四两　大腹皮　杜仲炒　川芎各二两　牛膝三两

上为末，酒浸蒸饼为丸如桐子大，每服二三十丸，空心木瓜
汤下。

四斤丸　治肾经虚寒，下攻腰脚，不能履地。

木瓜去穰　天麻　苁蓉酒洗　牛膝焙，各一斤

已上四味，如前事治，用无灰酒五升浸，春秋各五日，夏三
日，冬十日，日足取出焙干，再入附子炮，去皮尖二两，虎骨酥炙
二两。

上为末，用没药酒打面糊，丸如梧桐子大，每服五十丸，空

心煎木瓜酒盐汤下。常服补虚除湿，大壮①筋骨。

换腿丸　治足三阴经为风寒暑湿之气所乘，发为挛痹缓弱，上攻胸胁肩背，下注脚膝疼痛，足心发热，行步艰辛。

薏苡仁　南星炮　石南叶　石斛去根　槟榔　草薢炙　川牛膝去苗，酒浸　羌活去芦　防风去芦，各一两　木瓜四两　黄芪蜜炙　当归酒浸　天麻去苗　续断各一两

上为末，酒糊丸如梧桐子大，每服五十丸，空心温酒、盐汤任下。一方加附子、肉桂、苍术各一两。

木瓜丸　治肾气虚弱，下攻腰膝，步履艰难。

熟地黄焙　陈皮去白　乌药各四两　黑牵牛炒，三两　杏仁去皮尖，炒　牛膝酒浸　石南叶　当归酒浸　苁蓉酒浸　续断　干木瓜各一两　赤芍药一两

上为末，酒煮面糊丸如桐子大，每服五十丸，空心温酒送下。

三和散方见气门　治脚气上攻，胸腹满闷，大便不通。

茱萸丸　治脚气入腹，腹内不仁，喘急欲死。

吴茱萸　木瓜去穰切片，日干，各等分

上为细末，酒糊丸如桐子大，每服五十丸至百丸，空心酒、饮任下。或以木瓜蒸烂研膏为丸，尤妙。此方内加大黄，名三将军丸。

加味香苏散　治腿脚酸疼，足面赤肿，步履艰辛。

歌曰：

湿气周游脚膝疼，香苏散煮鹭鸶藤。

木香芍药仍增入，功效如神唤得应。

紫苏散　治风毒脚气，脚重虚肿。

紫苏　木通　桑皮　小茴香炒，各一钱半　枳壳炒，二钱　羌活　独活　荆芥　木瓜　青皮　甘草炙，各七分半　大腹子②二钱二分

上咀，分二贴，每贴水二钟，姜三片，葱白一茎，煎八分，

① 壮：原作"状"，据《奇效良方》卷三十九改。

② 大腹子：槟榔。

卷之三

四三九

空心温服。

桑白皮散　治脚气盛发，两脚浮肿，小便赤涩，腹胁胀满，气急，坐卧不得。

桑白皮　郁李仁各二钱　赤茯苓四钱　木香　防风　大腹子各一钱　苏子炒　木通　槟榔　青皮各一钱半

上咀，分二贴，每贴水二钟，姜三片，煎八分，去粗，食远温服。

《澹寮方》①　治脚气入腹冲心，疼痛肿满，大小便秘。

沉香　木香　羌活　白芍　槟榔各五钱　甘草　抚芎　青皮　枳壳各二钱　紫苏叶　木瓜各一钱半　苏子六钱

上哎咀，每服五钱，水二盏，姜三片，煎八分，去粗，食远温服。

神应养真丹　治足厥阴经为四气进袭，左瘫右痪，涎潮昏塞②，半身不遂，手足顽麻，语言蹇涩，上攻头目，下注③脚膝，荣气凝滞，遍身疼痛。

四物汤加羌活、天麻。

上为末，炼蜜丸如鸡子黄大，每服一丸，木瓜、菟丝子浸酒下。

胜骏丸　治元气不足，为寒湿之气所袭，腰足挛拳，脚面连指走痛无定，筋脉不伸，行步不随，常服益真气，壮筋骨。

附子一个，炮　当归酒浸一宿　天麻　牛膝酒浸　木香　酸枣仁炒　熟地黄　防风各二两　木瓜四两　羌活　乳香各半两　麝香二钱　全蝎炒　没药　甘草炙，各一两

上为末，用生地黄三斤研如泥，入无灰酒四升，煮烂如膏，以前药和匀，杵令坚，每两作十丸，每丸细嚼，临卧酒下。如冬

---

①　澹寮方：即《澹寮集验秘方》，元代僧继洪编，今传有日本皮纸残抄本。

②　涎潮昏塞：原作"痰涎"二字，据《三因极一病证方论》卷三改。

③　上攻……下注：此六字原脱，据《三因极一病证方论》卷三补。

月无地黄，炼蜜丸如梧桐子大，每五十丸服。

洗药导气除湿汤

威灵仙　防风　荆芥　地骨皮　当归　升麻　白芍药　蒴
藋叶①

上等分，剉咀，水二斗煮一斗五升，去粗，热淋洗，无时候。

敷药方

白芷　苍术　羌活各半两　细辛二钱半

上为末，生姜汁调，敷患处。

一方，治一切风寒湿热，足膝痛赤肿，脚骨作热痛，虽一点
能令步履艰辛，一切脚气，百用百效，及腰膝臀髀大骨痛，令人
痿躄，并治。

苍术米泔水浸一日夜，剉，盐炒　黄柏酒浸一日夜，炙焦，各七钱半

上咀，分二贴，每贴水二钟煎八分，去粗，空心温服，日二
服，效。

一方，治脚气，止痛。草乌同酒糟捣烂，贴。姜汁调草乌点，
亦可。

赤小豆、南星为末，姜汁调涂。

时吃熟萝卜令饱，以下气。

醋调飞罗②面，罨痛处。

脚气涂法③

猪牙皂角不蛀者　大皂角　木香各等分

上为末，醋调，先于不肿处涂之，截断毒气，不令上冲，次
涂下肿，留指尖不涂，仍剪去足爪甲，出毒气。

矾石汤　治脚气冲心。

矾石三两

---

① 蒴藋（zhuó 灼）叶：即陆英，忍冬科植物蒴藋的全草。"藋"原作
"籱"，据嘉靖本改。

② 罗：原脱，据《普济方》卷二百四十三补。

③ 脚气涂法：此四字原脱，据《世医得效方》卷九补。

上用浆水一斗五升煎三五沸，浸脚，良。

敷药

草乌　白芷　防风　独活　羌活

上为细末，生地龙数条研烂，米醋调敷。

搜风顺气丸　治三十六种风，七十二般气，上热下冷，腰脚疼痛，四肢无力，恶疮下疰，风气脚气。一应老人小儿妇女年高气弱，并宜常服，润三焦，和五脏，润肠胃，除风湿。《瑞竹方》①有防风一两，无山茱萸。

大黄五两，半生半熟　麻仁微炒，去壳取仁，另研　山茱萸肉　山药各二两　郁李仁研　菟丝子酒浸，蒸　川牛膝酒浸，各二两　枳壳去穰，麸炒　独活各一两　槟榔二两　车前子二两半

《局方》名麻仁丸，十二味，有桂、木香、防风也。

上为末，炼蜜丸如桐子大，每服二三十丸，茶、酒、汤任下，百无所忌，平旦、临卧各一服。久服精神强健，觉脏腑微动，以羊肚肺补之。久患肠风便血，服之除根。瘫痪颤掉，语言蹇涩，服之平复。若酒后服，宿醒尽消。百病不生，无病不治，久服补精驻颜，疏风顺气。

八味丸　治脚气上入，小腹不仁，空心酒下，日二服。方见虚门。

易简诸方

《卫生易简方》治脚气，用无名异②末，化牛皮胶调匀，贴痛处。

一方，治脚气，痛不可忍，以童子小便，或自家者，暖令温，用马桶浸二脚，桶口用纸单衣被类隔其气，冷则又温。

一方，用草乌，以曲酒糟捣烂，贴痛处，即止。如无糟，姜

① 瑞竹方：即《瑞竹堂经验方》，元代沙图穆苏撰。

② 无名异：软锰矿的矿石。据《证类本草》卷三，能治金疮折伤内损，止痛，生肌肉。生于石上，状如黑石炭。

汁调末亦可。

《简要济众》治脚气连腿肿满，久不瘥方。黑附子一个，去皮脐，生用，捣为末，生姜汁调如膏，涂傅肿上，药干再调涂之，肿消为度。

一方，理脚气，头面浮肿，心腹胀满，小便涩少，马齿草和少粳米浆汁煮食之。

《肘后方》治风毒脚气，若胫已满，捻之没指者。取牵牛子捣末，蜜丸如小豆大，每服五十丸，生姜汤下，取令小便利，亦可止。

一方，治风毒脚气，若胫已满，捻之没指，但勤饮乌牛牸①溺二三升，使小便利，渐渐当以铜器取新者佳。纯黄者亦可。

《圣惠方》治脚气及风寒湿痹，四肢挛急，脚肿不可践地。用紫苏二两杵碎，水二升研取汁，以苏子汁煮粳米二合作粥，和葱豉椒姜食之。

一方，治脚气，每服用盐搽腿膝至足甲，淹少时，却用热汤泡洗。

《外台秘要》治脚气冲心闷，洗脚渍脚方。以糜穰一担内釜中，多煮取浓汁，去粗，内椒末一升，更煎十余沸，渍脚三两度。如冷，温渍洗，瘥。

《食医心鉴》疗脚气，风痹不仁，五缓筋急。熊肉半斤，于豉汁中和姜、椒、葱白、盐、酱作腌腊②，空腹食之。

《衍义》曰：有人嗜酒，日须五七杯，后③患脚气甚危。或教以巴戟半两，糯米同炒，米微转色，不用米，大黄一两剉炒，同为末，熟蜜为丸，温水服五七十丸，仍禁酒，遂愈。

《千金方》治岭南脚气，从足至膝胫肿满，连骨疼者，蓖麻子叶切蒸，薄裹，二三易即消。

---

① 牸（bó 薄）牛：母牛。
② 腊：干肉。
③ 有人……后：此一十字原脱，据《证类本草》卷六补。

一方，治岭南脚气，从足至膝胫肿，骨疼者，蓖蓬根剉碎，和酒醋共三分，根一分，合蒸熟，裹肿上，一二日即消。亦治不仁。

一方，治脚气，时吃煮熟萝卜令饱，以下其气，以米醋调细面末，罨。

一方，治脚气，十二风痹，不能行，服更生散数剂及众疗不得，另服此一剂，更①能行远，不过两剂。松叶酒：松叶六十斤，细剉哎咀，以水四石煮取四斗九升，以酿五斗米如常法，别煮松叶汁渍米并馈②饭，泥酿封头，七日发，清③饮之取醉，得此酒力者甚众。

一方，治脚气痛不可忍，用黑牛粪不以多少，以滚水调开敷患处，用布裹，以暖处盖之，其痛立止。

《简要济众》治脚气冲心，白槟榔一个，鸡心大者，为末，用童子小便、生姜汁、温酒共半盏调，只作一服，无时服。

一方，治脚气冲心，烦闷乱不识人，大豆一升，水三升浓煮取汁，顿服半升。如未定，可更服半升，即定。

---

① 更：《备急千金要方》卷七作"便"。
② 馈（fēn 芬）：蒸饭。
③ 清：《备急千金要方》卷七作"澄"。